海外館藏中醫古籍珍善本輯存（第一編）

第三十六册

劉金柱　羅　彬　主編

古方藥品考（二）

和蘭醫方纂要（一）

廣陵書社

醫方類

古方藥品考（二）

卷三—五

〔日〕内藤尚贤　著

皇都文泉堂　天保十三年刻本

古代漆器考（二）

藥品考卷之三目次

藥品考 卷之三

藥品考卷之三

古方藥品考卷之三

平安　內藤尚賢剛甫　著

勢州　小田惟弘元克　挍

猪苓善燥泄利尿道。通名。南部方言。ハギホド。

【本經】曰猪苓味甘苦平主痎瘧利水道【藥性論】主腫脹腹滿急痛【案】樹木之精液降于土中所化者味淡薄質順降故善燥水溼引膈間水滿通利尿道

【猪苓湯】脈浮發熱渴欲飲水小便不利者〇陽明病汗出多而渴者不可與猪苓湯以汗多胃中燥猪苓

湯復利其小便故也。

撰品 猪苓船來者形如猪屎而小大不均皮黑肉白充實者爲上品又邦產與舶上者無別出羽州奥州者爲勝越後產形瘠薄肉帶淡赭色者下品。

圖經曰 舊説是楓木苓今則不必楓根下乃有生土底皮黑作塊似猪糞故以名之 本邦無楓樹而產猪苓未知何樹之精

通草開竅通利水道。アケビカツラ。通草即木通古名

本經曰 通草味辛平主除脾胃寒熱通利九竅血脈

關節。〔案〕其莖有細孔，能通水氣，其味苦降，故能開九竅，通利尿道，以治淋瀝小便不利等。

〔當歸四逆湯〕手足厥寒，脈細欲絶者。

〔撰品〕通草，即今木通。邦產、舶來有二種。其舶來者，皮厚粗，黃褐色，徑寸許，細者似黃芪狀，僅一物也。凡肉黃白，作車輻解，味苦者爲良。〔物理小識〕所謂淮木通是也。又邦產，形如防已，皮灰色，截之作菊花紋，肉褐色，味微苦者可用。藥鋪此呼皮附。又去其皮白乾者，呼左良志。諸州山野皆有之。〔新編〕以木通爲葡萄苗

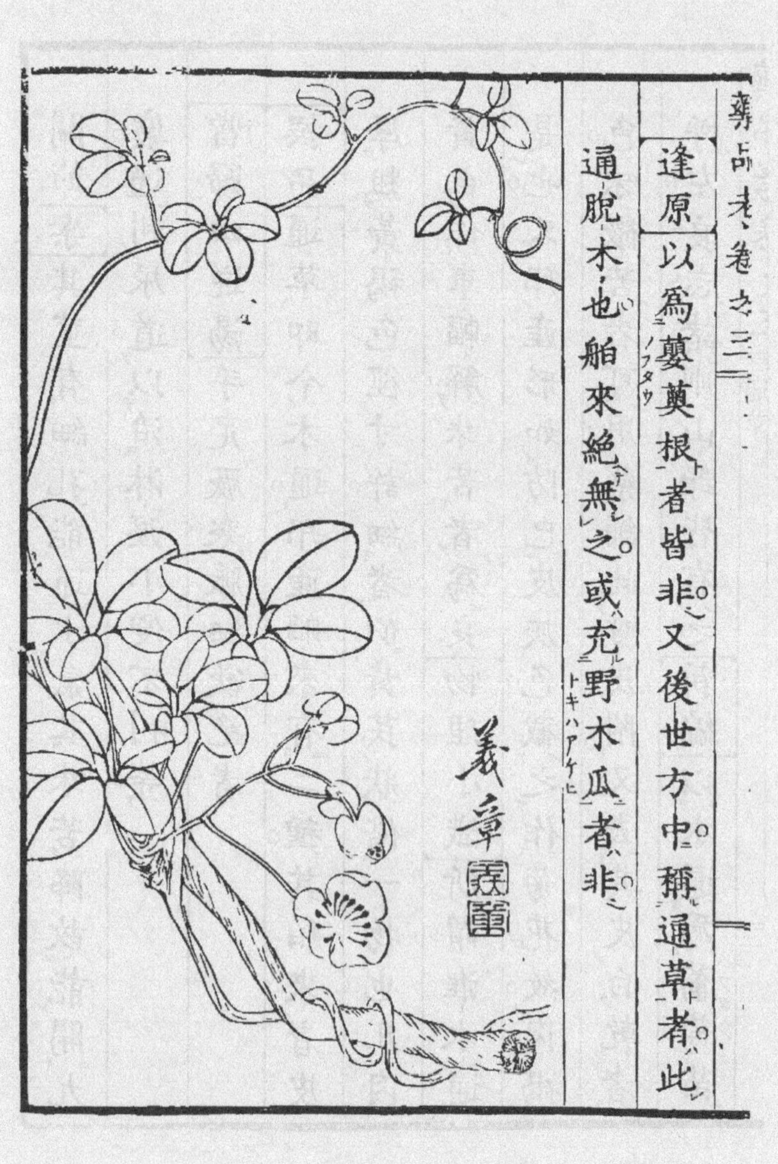

藥品考 卷之三

逢原以爲蘡薁根者皆非。又後世方中稱通草者此通脫木也。舶來絕無之。或充野木瓜者非。

義章

○通草蔓延繞竹木每節岐二三枝每一枝五葉蔟生夏發淡紫花秋結實似扁豆莢而肥大皮淡紫色瓤白味甘美核數十枚形似決明子而黑如漆

防已瀉尿水腫當消。オホツヅラフヂ

別錄曰防已味苦溫無毒療水腫風腫去膀胱熱

案其根及莖俱貫細孔能通水氣其味苦涼故能瀉尿道以支飲喘滿水腫等當消散

木防已湯膈間支飲其人喘滿心下痞堅面色黧黑其脈沈緊得之數十日醫吐下之不愈

藥品考卷之三

防已茯苓湯　皮水爲病，四肢腫，水氣在皮膚中，四肢聶聶動者。

防已黄耆湯　風濕脈浮身重，汗出惡風者。○風水脈浮，爲在表，其人或頭汗出，表無他病者，但下重從腰以上爲和，腰以下當腫及陰，難以屈伸。

撰品　防已有數種，邦產稱漢防已者佳。根形如木通而皮粗，黑灰色，截之在菊花紋，肉黄褐色者眞。其莖爲木防已，皮灰色，肉淡黄，亦在菊紋。欒鋪販者，根及莖相混用者，須辨識。

陳嘉謨曰：漢防已是根，破之紋作車輻解，黄實馨香。木防已是苗，皮皺，上有丁足子青白虛軟。今從之。凡方書中用漢防已。而不用木防已。唯仲景氏用木防已。以療膈間支飲者。蓋取其莖之高也。又用防已。以治四肢及腰下水腫者。取其根之卑也。其可見用藥之精切。又舶來稱漢防已者形如番薯皮淡赤色。肉白堅實。無細孔。味極苦。有益智氣原始所謂瓜防已是也。古方所用之漢防已。與此不同。又有一種木防已。蔓生其葉似牽牛莖中虛。不作車輻解。或謂用木防已。則以都豆良布尼為可者誤。

○防已。藤蔓易長。莖如木通。綠色。葉似楓葉而厚。根

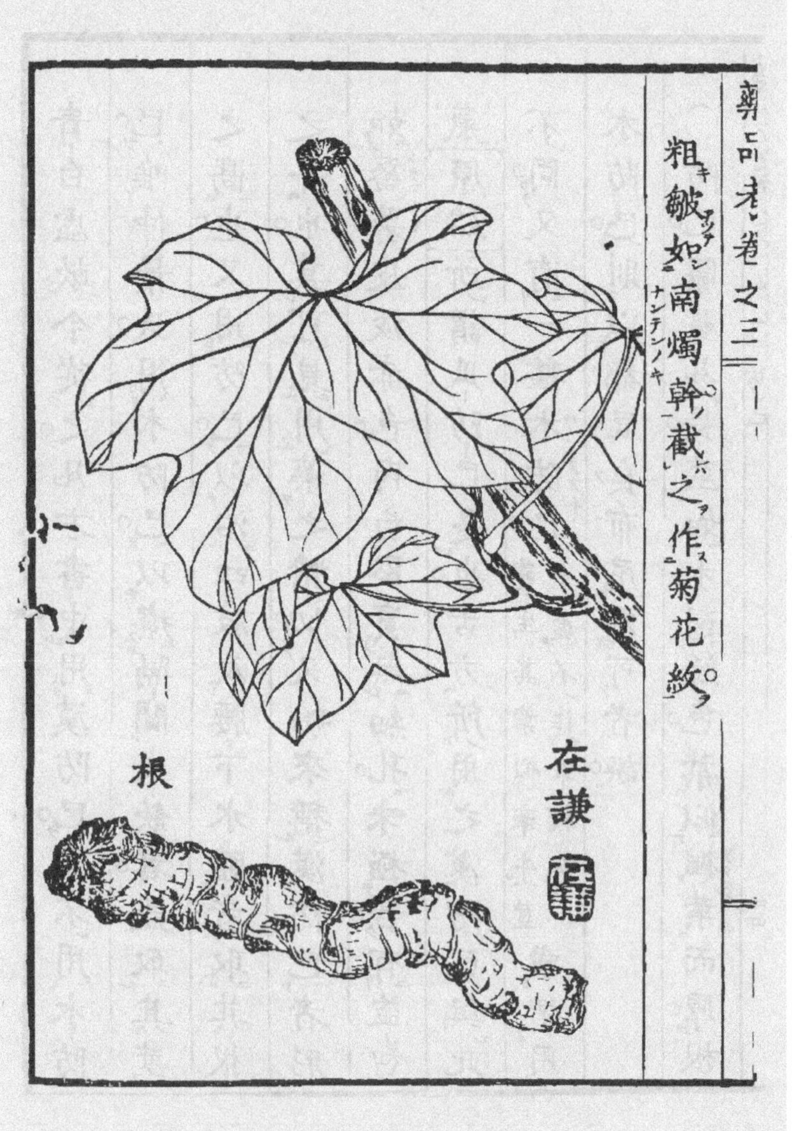
藥品考卷之三
粗皺如南燭幹截之作菊花紋
在謙
根

蔞根涼好生津潤燥キカラスウリノ根

本經曰栝蔞根味苦寒主消渴身熱煩滿大熱補虛安中續絕傷寒其根結塊連連漸長味苦微甘質涼降滋潤故有生津液潤燥渴之能

茈胡薑桂湯傷寒五六日已發汗而復下之胸脇滿微結小便不利渴而不嘔但頭汗出往來寒熱心煩者云云

茈胡去半夏加栝蔞湯治瘧病發渴者

栝蔞瞿麥丸小便不利者有水氣其人若渴

撰品栝蔞根形如甘藷大刮去其皮肉白滑澤中心

有花紋者眞藥鋪此呼伊毛樣出土州豫州豊州筑州等者爲勝紀州和州丹州諸州皆有之凡形瘠小而不滑澤者非眞或土人以土瓜カラスウリ根充栝蔞者誤

花粉潤燥同蔞根効　通名

案天花粉冬月採栝蔞根爲粉此故潤燥渴之効畧同製法與葛粉同出筑前豊後等者爲佳

撰品其色潔白性滑澤重不粘匕頭者眞

蔞實專療結胸氣勞。キカラスウリ。一名黃瓜

別錄曰栝蔞實主胸痺悅澤人面案其瓤滑味甜微

苦其子味淡甘微苦多脂俱滑澤順降故善療胸痺結胸泄滯氣勞倦等。

括蔞薤白白酒湯胸痺之病喘息欬唾胸背痛短氣。

枳實薤白桂枝湯胸痺心中痞留氣結在胸胸滿脇下逆搶心。

小陷胸湯寒實結胸無熱證者云云

撰品括蔞實形似王瓜而黃色其子似方柹核而扁小皮褐色肉綠色者眞藥舖此呼比良括蔞（或奴女様）又形如絲瓜子有緣者呼利无様爲次俗總稱括蔞仁又京舖以王瓜實稱實括蔞者繆又其子呼多麻豆

左此充栝蔞仁者並非。

仲景氏曰栝蔞實一枚或曰一個而不言分量由是觀之古子瓤偕用明矣。圖經曰治胸痹痛方取大實一枚切薤白半升以白酒七升煮云云證治準繩肥大結實連子皮細切用云云後世唯用仁而無用實者今也從古法用實冀有効驗矣

○栝蔞春生苗蔓延葉似苦瓜而有光澤夏開白花似瞿麥而大後結實如王瓜而大晚秋熟黄橘色抱核數枚形似方柿核秋冬掘根形如甘藷而連生

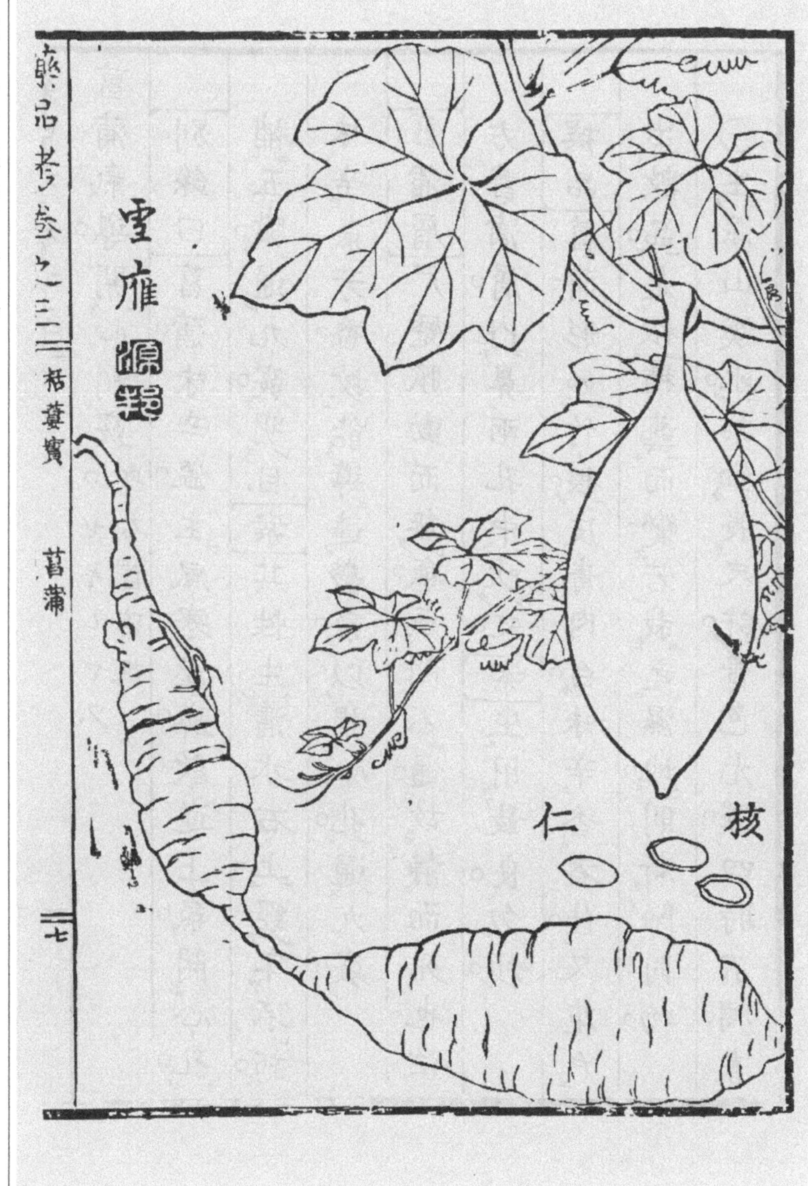
藥品考卷之二
栝蔞實
菖蒲
七
雪扉
核
仁

菖蒲氣導。開心利竅。セキシヤウ 即石菖蒲根

別錄曰 菖蒲味辛溫。主風寒溼痹欬逆上氣。開心孔。補五臟。通九竅。明目。案 其性生清水石上。經年不朽。味辛。氣芳香。故能導達鬱氣。以開心孔。通九竅。

菖蒲屑 尸蹷脈動而無氣。氣閉不通。故靜而死也。治方菖蒲屑。內鼻兩孔中。吹之。案 生用最良。勿炒。

擇品 菖蒲。形如竹根。皮青肉白。味辛香者佳。又花戶出數品。是依種藝而變。若栽之濕地。則漸歸同物。○生深山溪水。葉細長尺許。青色光澤。四時不凋。春

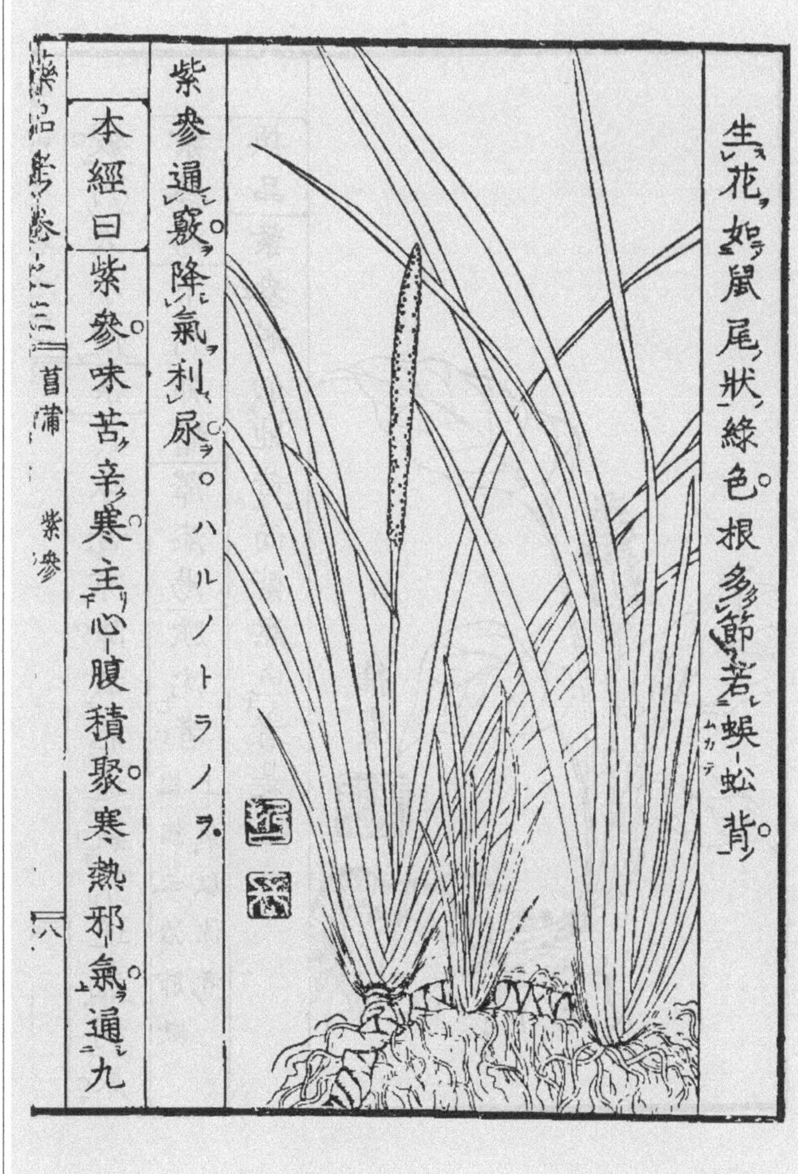
生花如鼠尾狀綠色。根多節若蜈蚣背。

紫參通竅。降氣利尿。ハルノトラノヲ。

本經曰紫參。味苦辛寒。主心腹積聚。寒熱邪氣。通九

藥品考卷之三　菖蒲　紫參　八

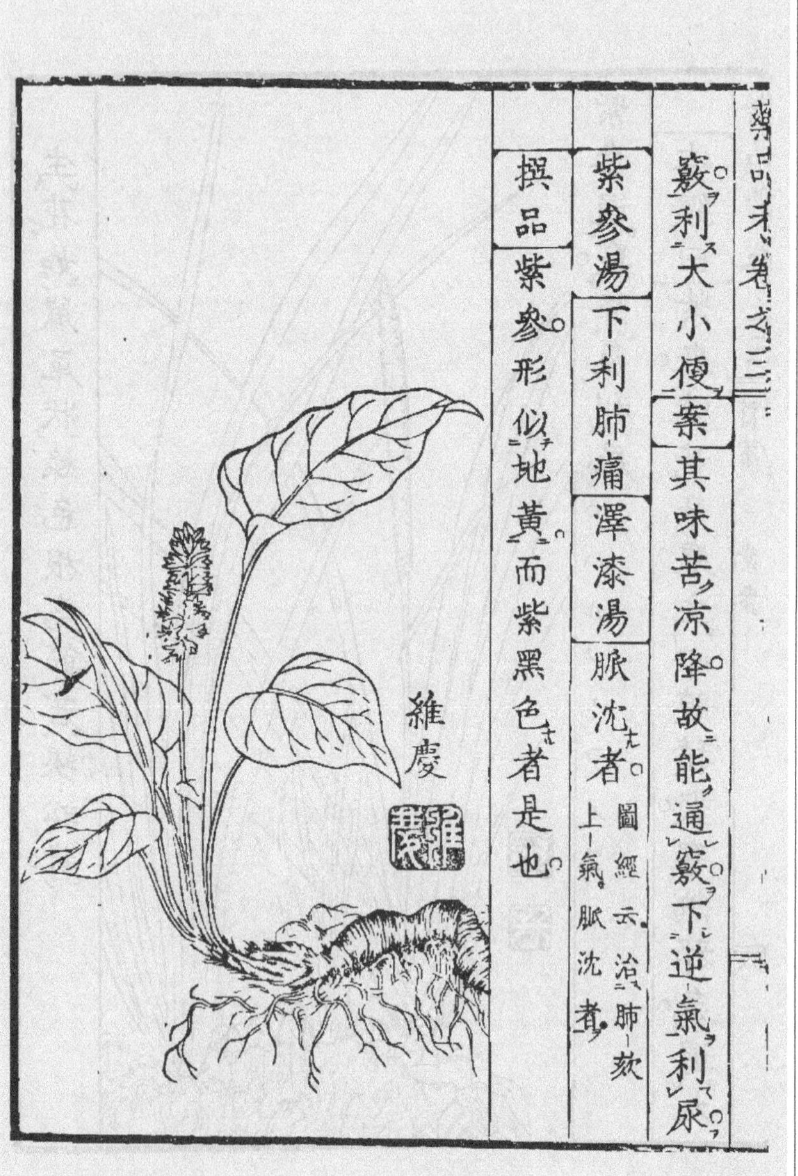
藥品考卷之三

竅利大小便【案】其味苦涼降故能通竅下逆氣利尿

【紫參湯】下利肺痛【澤漆湯】脈沈者圖經云治肺欬上氣脈沈者

【撰品】紫參形似地黃而紫黑色者是也

○紫參生深山溪側葉似蛇茵草而小莖三四寸至春出穗開水紅花似蓼花而小根紫黑色橫生作連珠又有圓葉及細葉者根形色皆同。

石韋熱消通利尿道。ヒトツバ

本經曰石韋味苦平主勞熱邪氣五癃閉不通利小便水道。癃音隆。小便不利也。

案其性生幽谷石上味淡澀下降。故用此則邪熱消散能通利尿道。

鼈甲煎丸病瘧以月一日發當以十五日愈云云

○石韋一莖一葉形如桃葉而厚硬面青背淡赭色。

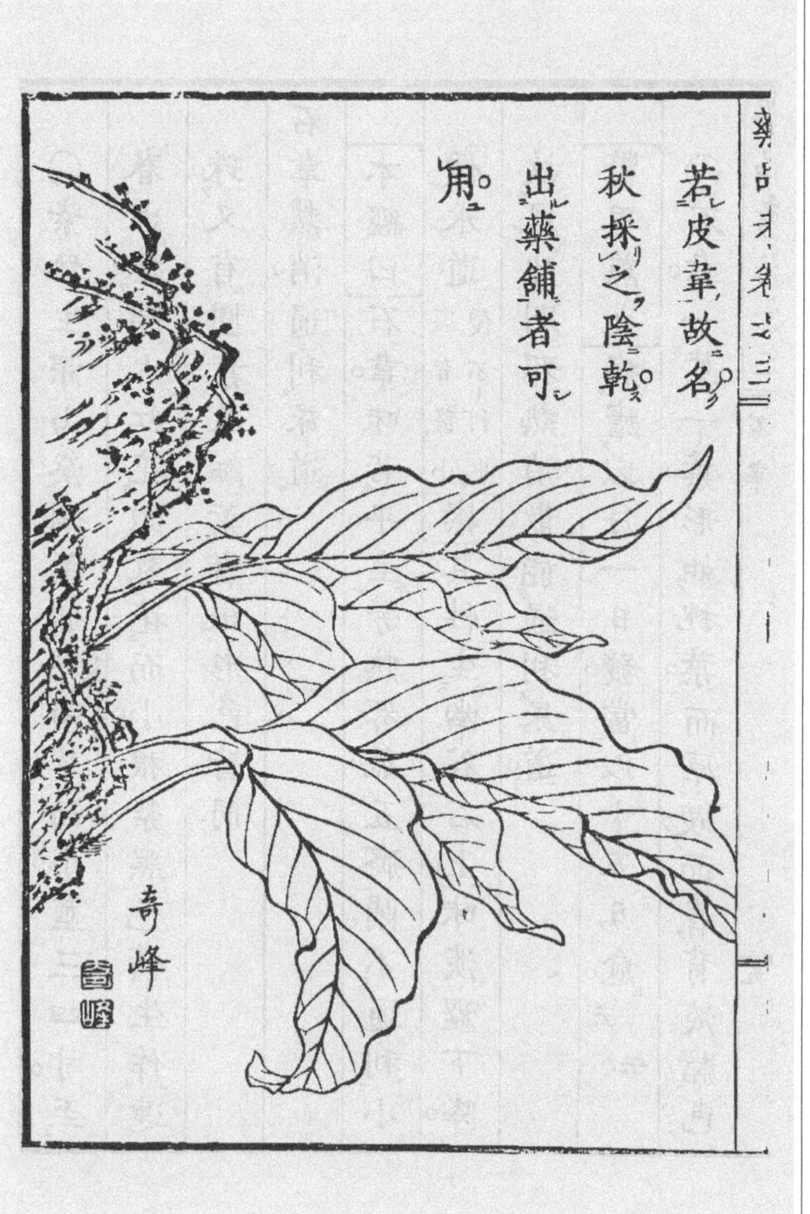
藥品考　卷之三

若皮韋故名。
秋採之陰乾。
出藥鋪者可用。

奇峰

黃連寒長解熱心臟（和名鈔カクマクサ今通名。一名王連。）

本經曰黃連味苦寒主熱氣目痛眥傷泣出腸澼腹痛下痢

元素曰其用有六瀉心臟火一也去中焦溼熱二也諸瘡必用三也去風溼四也赤眼暴發五也止中部見血六也張仲景治九種心下痞五等瀉心湯皆用之

案其爲性生寒陰溼地根經年不朽味極苦寒降故其能勝血熱瀉心臟實火以治譫語煩亂吐血衄血○解附子巴豆熱毒

黃連湯傷寒胸中有熱胃中有邪氣腹中痛欲嘔吐

黄連阿膠湯 少陰病得之二三日以上心中煩不得卧瀉心湯 心氣不足吐血衄血

撰品 黄連 邦產有數種其形似殭蠶而皮淡綠色肉深黄味極苦者爲最上藥鋪此呼殭蠶樣或呼加賀黄連其葉似芹故名出加州越州等又丹波黄連形色同上癠小其葉似水芹故名出丹州若州紀州等凡堅實肉黄色味極苦者俱可用又有製黄連下品是取其細根以糊衣黄粉剉者又有松針黄連或呼都留黄連形纖細味甚苦亦可用其葉似五加故名出越前若狹等又有三葉者細葉者又

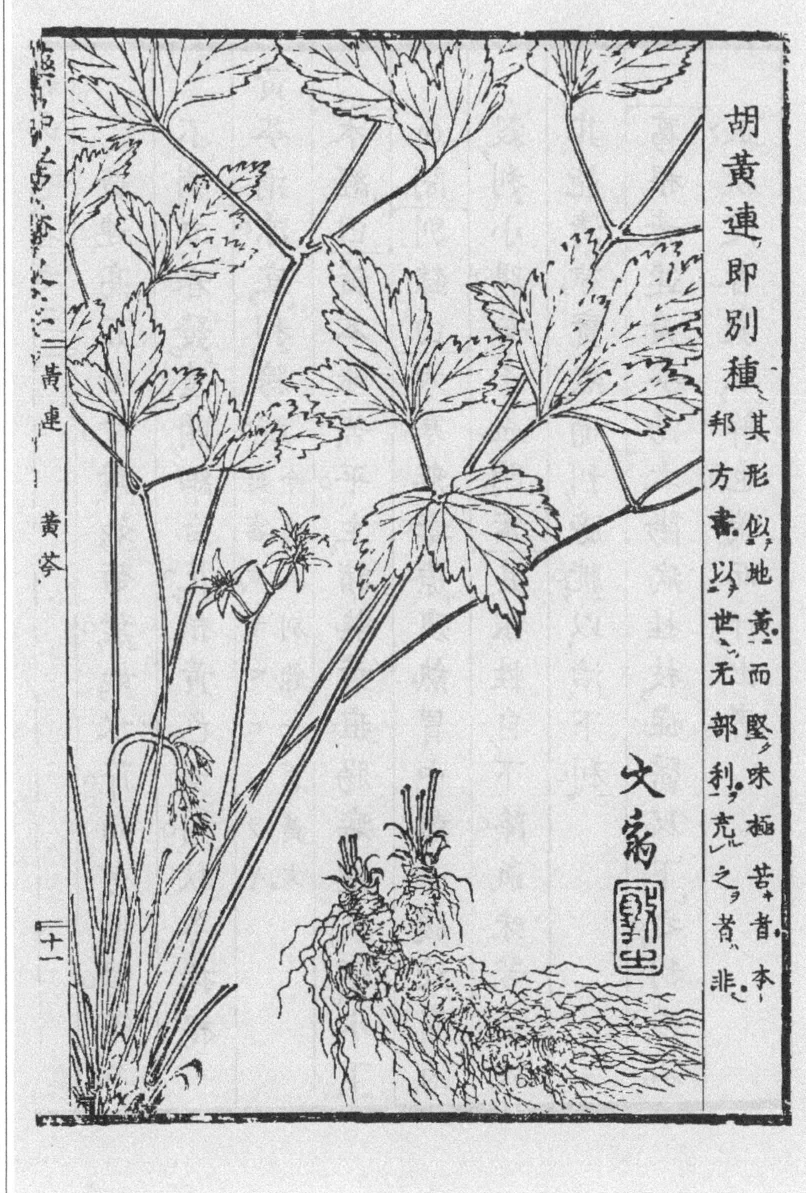

胡黃連即別種其形似地黃而堅味極苦者本邦方書以世无部利充之者非

黃連　黃芩　十一

○黄連高五七寸。葉如菊葉。如水芹而有光滑。經冬不凋。立春發莖。開細白花。根黄色。多鬚。秋冬採根。

黄芩清涼。宜利膀胱。延喜式ヤマヒヽラギ。今通名。別錄一名黄文。

本經曰。黄芩味苦平。主諸熱。黄疸。腸澼。洩痢。逐水。下血閉。別錄曰。大寒無毒。療痰熱。胃中熱。小腹絞痛。消穀。利小腸。女子血閉。案。其根性自下降。氣味苦寒。故其能清涼。實熱。通利膀胱。以治下利。

葛根黄連黄芩湯。太陽病桂枝證。醫反下之。利遂不止。脈促者。表未解也。喘而汗出者。

黄芩湯　太陽少陽合病自下利者云云

揀品　黄芩邦產舶來有數品其漢渡者形如茈胡而重實皮茶褐色肉黄緑色苦味厚者爲良品呼爲唐黄芩又朝鮮黄芩形色如唐黄芩而肥大肉深黄苦味不厚者次之藥舖分其緊實者呼尼久様所謂條芩或子芩是也又分其老根及中虛者呼比良様所謂枯芩或片芩是也今俗好朝鮮黄芩之肥大深黄者是以市人取唐黄芩肥大者僞呼爲朝鮮黄芩其倒置虛妄如此大抵不拘根大小肉黄緑色味極苦

者可撰用。又邦產者總稱眞黃芩。形如唐黃芩。而長五七寸。不去粗皮者呼加波都幾出薩州上州遠州者可用。此呼唐種或江戶黃芩。又長尺許刮去粗皮。色鮮黃者。呼也末武幾。出和州伊州等此爲次。凡多脂膩色易變黳黑者不堪用是皆享保中所傳之漢種。然以不應風土與舶來者不同。又舊說以南燭根及博落回根贋作云。今無之。

○黃芩。春生芽方莖。高二三尺。叢生葉似千屈菜。而兩々相對。秋發穗開紫花。根如桔梗而黃色。

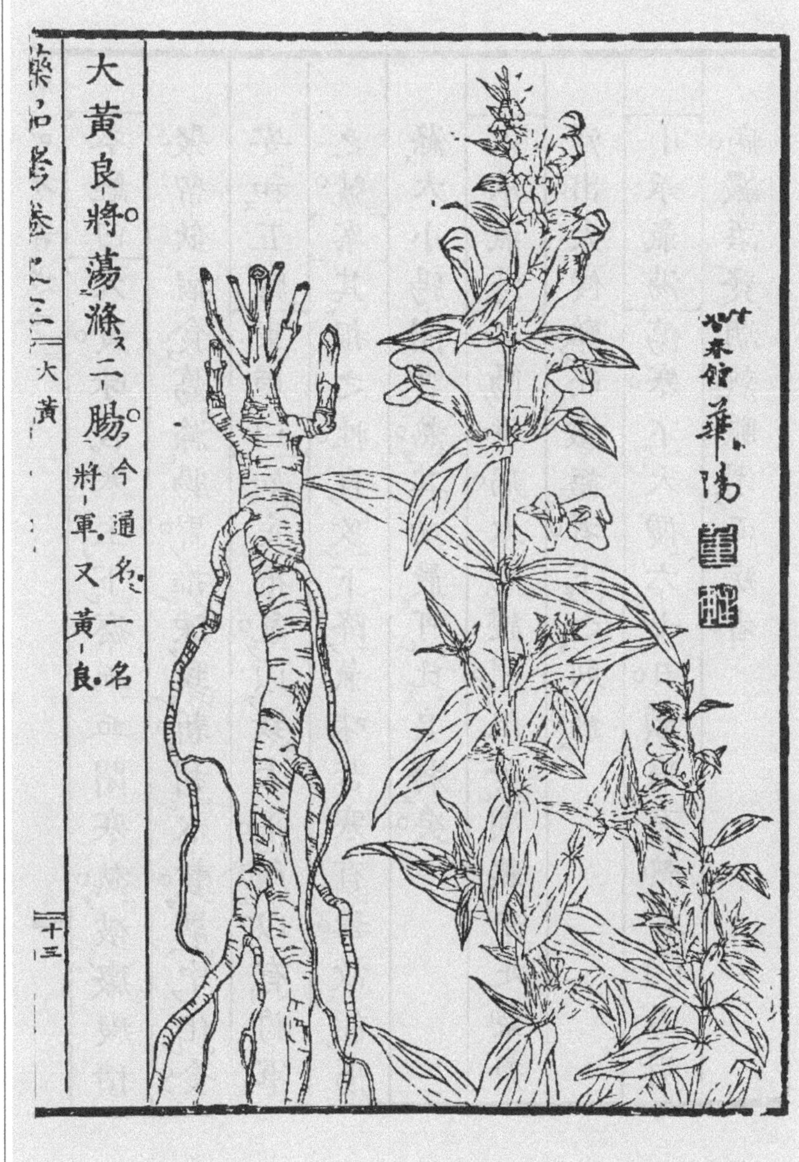
大黄良將蕩滌二腸今通名一名將軍又黄良
藥品考卷之三
大黄
十五
春館華陽

本經曰大黃味苦寒。主下瘀血血閉寒熱。破癥瘕積聚。留飲宿食。蕩滌腸胃。推陳致新。利水穀。調中化食。安和五臟。東垣曰如定禍亂以致大平。所以有將軍之號。察其根之性。自致下降。氣味苦寒有毒。故能蕩滌大小腸間實熱。其功最可比良將矣。

大承氣湯 二陽併病。太陽證罷。但發潮熱。手足漐漐汗出。大便難。而讝語者。下之則愈。

小承氣湯 傷寒。不大便六七日。頭痛有熱者○陽明病。讝語發潮熱。脈滑而疾者。

揀品　大黃。舶來有新舊甲乙之別。大抵肥大充實深黃。或黃紫斑紋者。稱錦紋。對之黃色者爲上品。或色黑。或帶白色。輕虛者下品。又有紅毛大黃。形似漢產。色黃黑亦可用。舊舶有穿眼大黃良品。又有牛舌片爲次。此二品。近年不載來。又邦產形如舶來而色黃黑。氣厚而蕩瀉之能薄。此呼種大黃。今出和州。是享保中傳漢種者。而以不應土地。與漢產不同。又有土大黃。形狀相似。而葉微狹。此呼眞大黃。又有羊蹄大黃。葉長根黃色。上二種不堪用。或爲外藥耳。

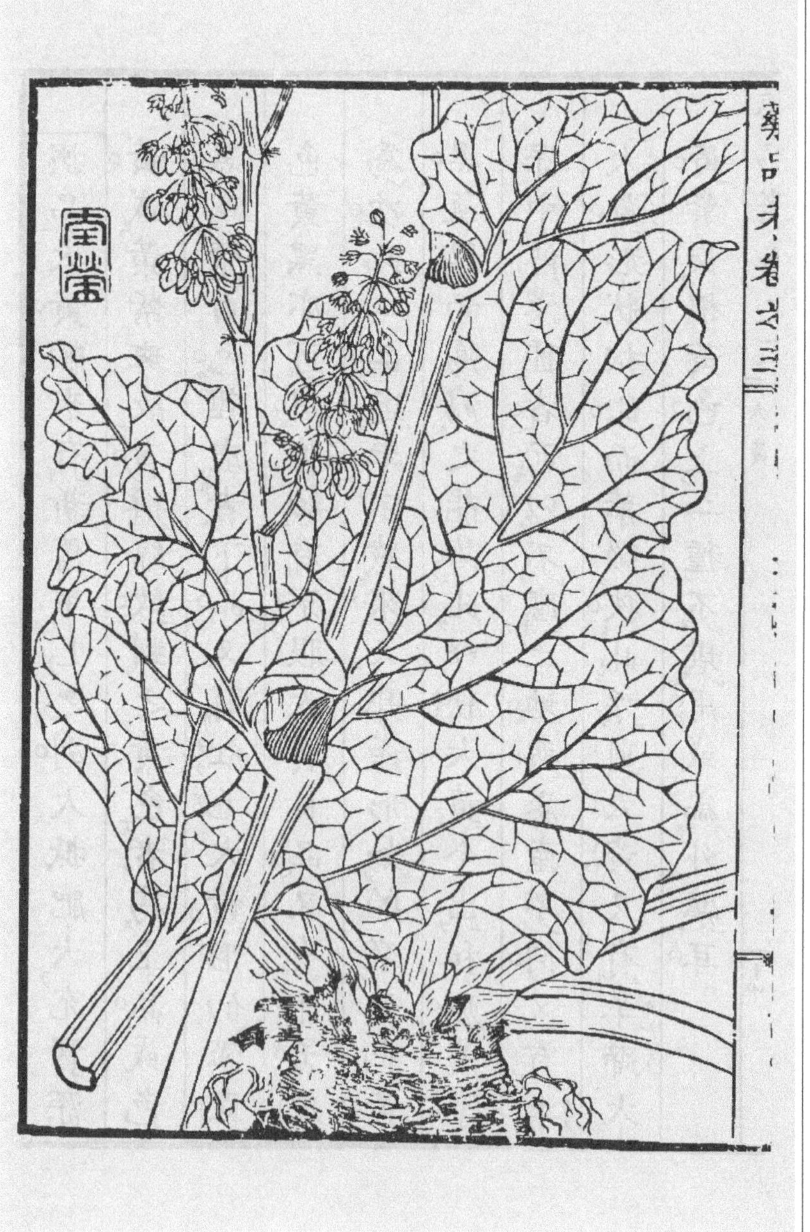

○大黄春生芽於宿根葉似桐葉而濶滑澤夏抽莖三四尺莖頭發細綠花如羊蹄花根似商陸而黄色。

竹茹　靖涼痰火逆上。ハチクノアマハダ。

別錄曰淡竹皮茹微寒主嘔啘溫氣寒熱吐血云云

案竹之性不畏暑不數寒青青直上體中虛含氣刮取其青皮稱竹茹味淡苦靖涼故能降瀉痰火逆上

橘皮竹茹湯　噦逆者。

竹皮大丸　婦人乳中虛煩亂嘔逆安中益氣。

竹葉　降涼虛火上行。ハチクノ葉。

藥品考卷之三

別録曰淡竹葉味辛平大寒。主胸中痰熱欬逆上氣。

案其葉即生竹上。故主上焦氣味辛蕿凉降以治虚火上行氣逆等。

竹葉石膏湯傷寒解後。虚羸少氣。氣逆欲吐者。

竹葉湯產後中風。發熱面正赤喘而頭痛。

撰品竹種類甚多。而入藥惟用篁竹淡竹苦竹三種。今用淡竹爲佳竹葉竹茹及竹瀝皆須用新竹。○後世方中。別有淡竹葉。與古方竹葉不同也。

○淡竹。穀雨後生筍。漸長二三丈。體圓正直。互生枝。

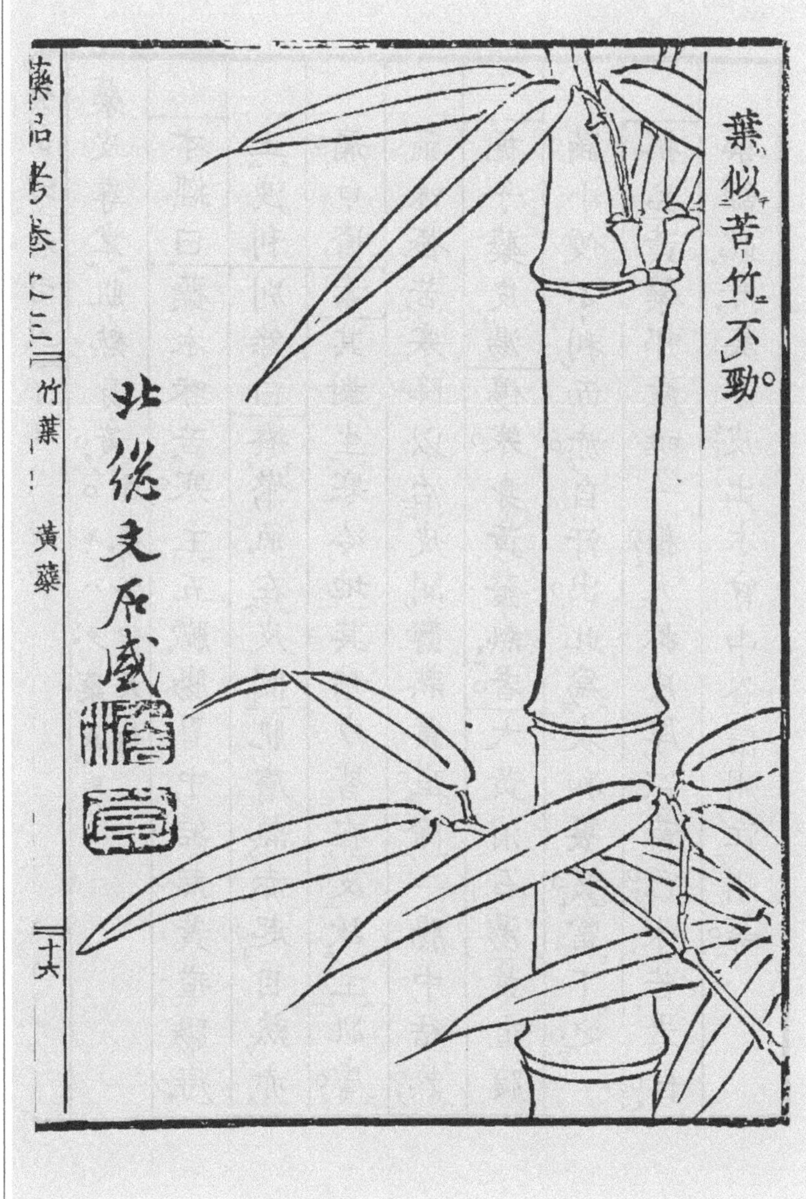
葉似苦竹不勁。
藥品考卷之三
竹葉
黄蘗
北從文成盛
十六

蘗皮專掌肌熱身黃。キハダ。蘗皮ハ即黃蘗。俗作黃柏。

本經曰蘗木味苦寒。主五臟腸胃中結熱黃疸腸痔。止洩利。

別錄曰療驚氣在皮間。肌膚熱赤起。目熱赤痛。口瘡。

案其樹生寒冷地。其精力皆在皮。故主肌膚。氣味極苦寒降。以治皮間鬱熱黃疸。除二腸中結熱。

梔子蘗皮湯傷寒。身黃發熱者。

大黃消石湯黃疸腹滿。小便不利而赤。自汗出。此爲表和裏實。當下之。

撰品黃蘗邦產唯一種。大抵皮厚深黃色味苦者佳。藥舖此呼美濃皮。出木曾山谷信州江州等。

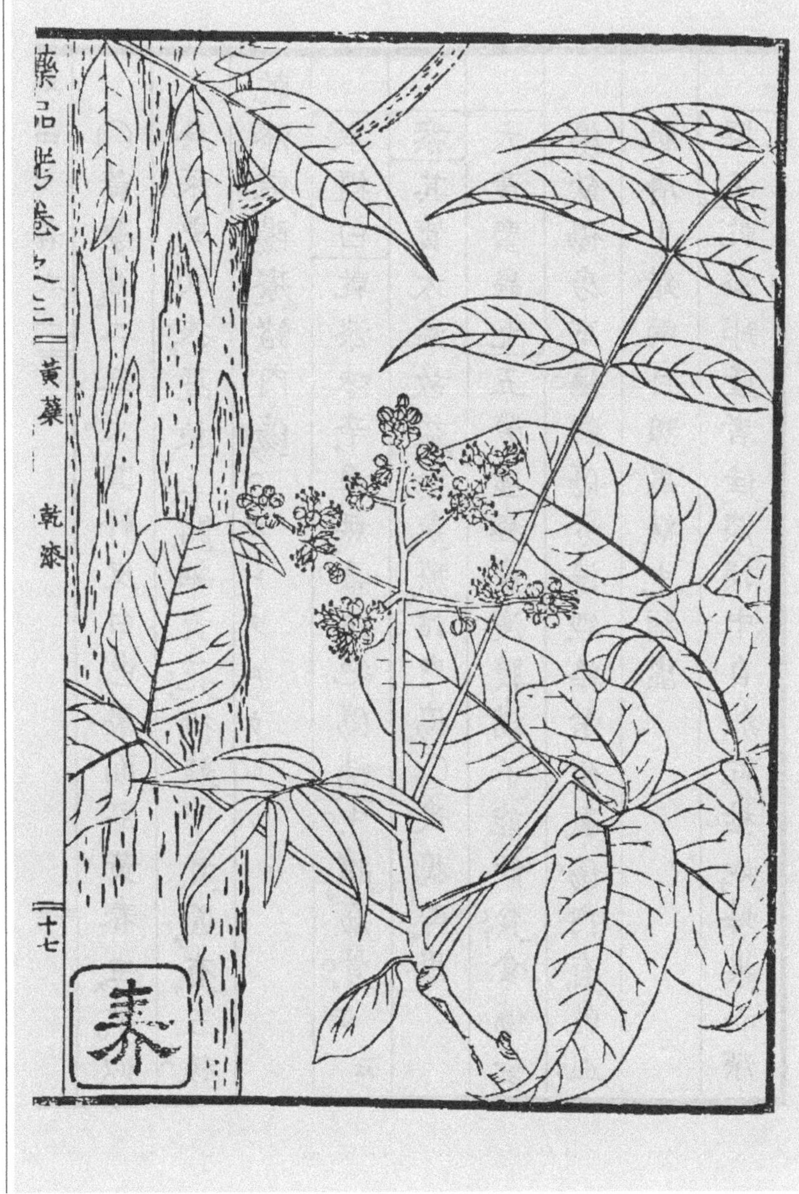
藥品考卷之三
黄蘗
乾漆
十七
漆

○黃蘗高二三丈其幹皮白色裏面深黃春生葉似呉茱萸而狹夏枝上開細黃花後結小實圓有五稜

乾漆益陽療諸內傷○カレタルウルシ

本經曰乾漆味辛溫無毒主絕傷補中續筋骨云云

案其質大溫故益陽氣療諸內傷○炙搗碎用

大黃䗪蟲丸五勞虛極羸瘦腹滿不能飲食食傷憂傷飲傷房室傷饑傷勞傷經絡榮衛氣傷內有乾血肌膚甲錯兩目黯黑緩中補虛

撰品乾漆邦產者佳漆桶中自然乾枯如蜂巢而深

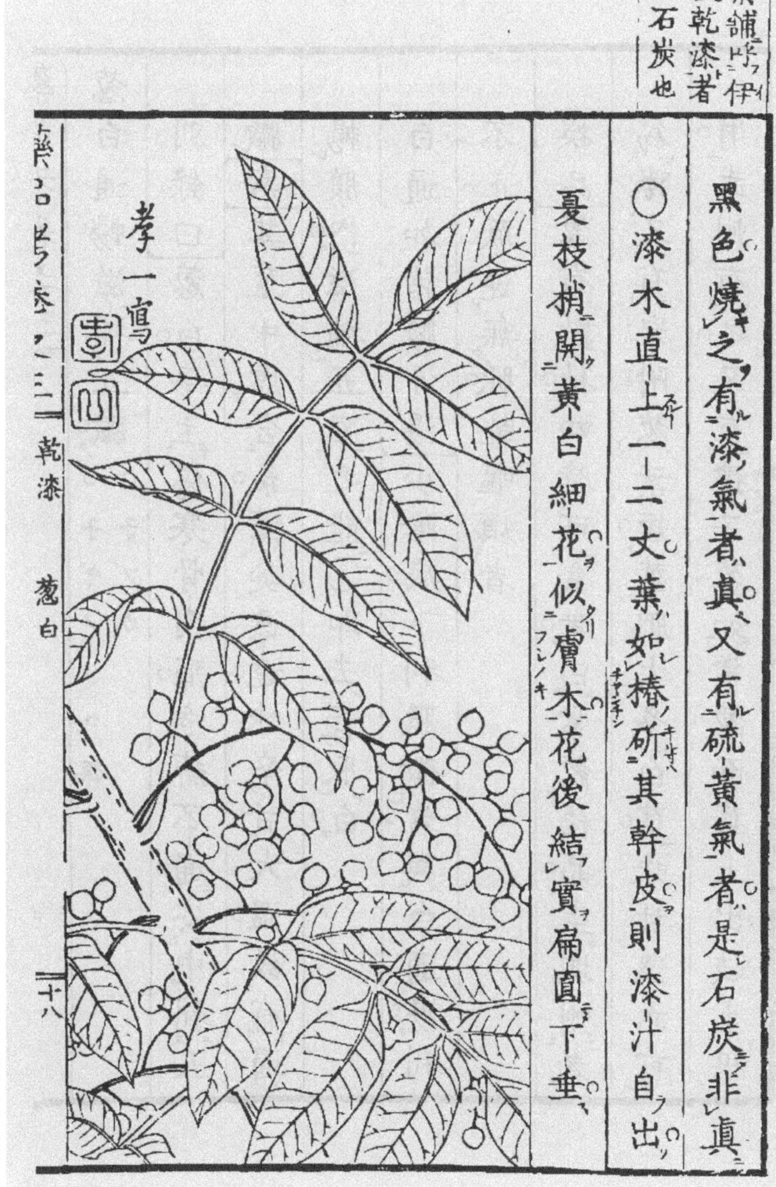

藥舗所謂伊波乾漆者即石炭也

黒色燒之有漆氣者眞又有硫黄氣者是石炭非眞

○漆木直上一二丈葉如椿斫其幹皮則漆汁自出

夏枝梢開黄白細花似膚木花後結實扁圓下垂

葱白通暢滋補五臟。○子ギノシロ根 ○子ブカ

別錄曰葱白平主傷寒骨肉痛喉痺不通安中利五臟。案其莖中虛含氣薰臭透達味辛甘大溫故有通暢腹內滋補五臟之能○即去青取白。

白通加猪膽汁湯少陰病下利脈微者與白通湯利不止厥逆無脈乾嘔煩者。

撰品葱有數種四時可食者曰常葱佳品生城州者爲勝又有岩附葱葉短莖肥大多白莖味甘溫亦可用武州有之又有樓子葱如常葱而莖上出岐生根

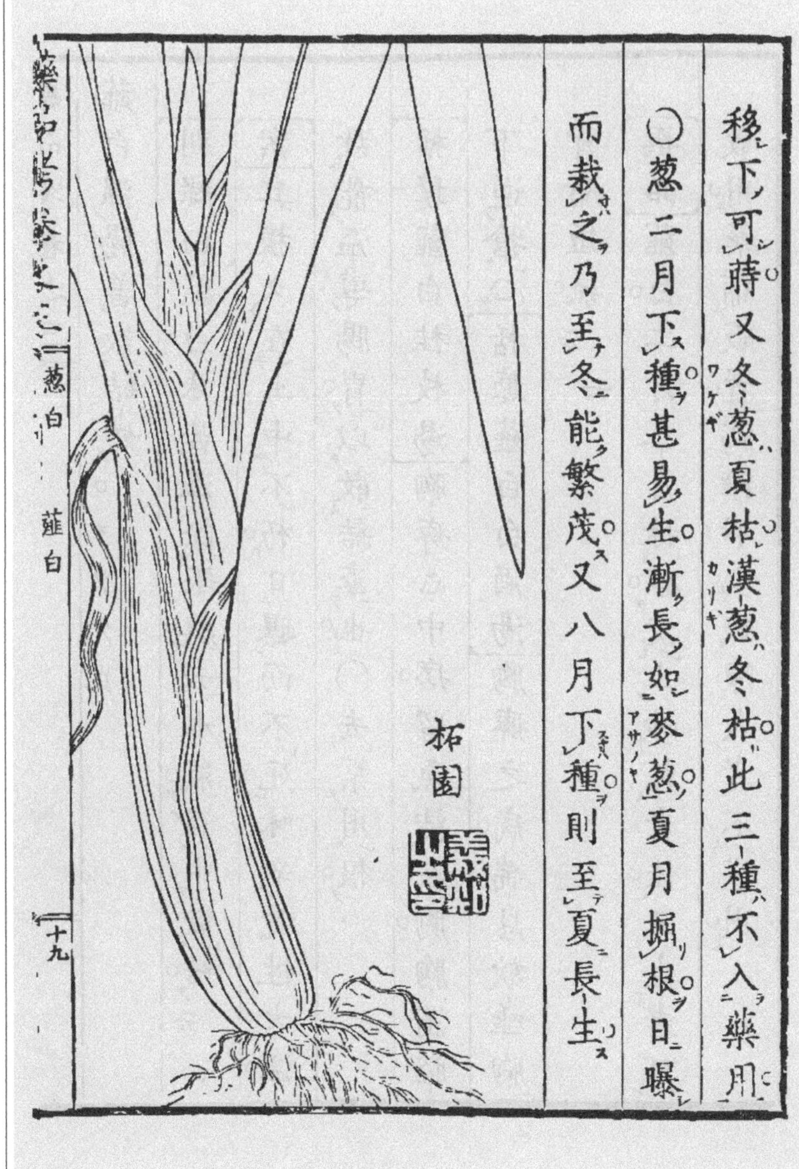

移下可蒔又冬葱夏枯漢葱冬枯此三種不入藥用

○葱二月下種甚易生漸長如麥葱夏月掘根日曝

而栽之乃至冬能繁茂又八月下種則至夏長生

柘園

薤白溫腸善散結妨。〇ラツケウ

別錄曰　薤白味苦溫除寒熱去水氣溫中散結云云

案　其根久在土中不朽日曝而不死味辛甘性大溫故能溫導腸胃以散結毒也〇去葉用根

栝蔞薤白桂枝湯　胸痺心中痞留氣結在胸胸滿脇下逆搶心

栝蔞薤白白酒湯　胸痺之病喘息欬唾胸背痛短氣云云

撰品　薤白二月八月採根洗土炒乾者佳又生者可最用藥鋪販者僞雜不少或陳久者不堪用

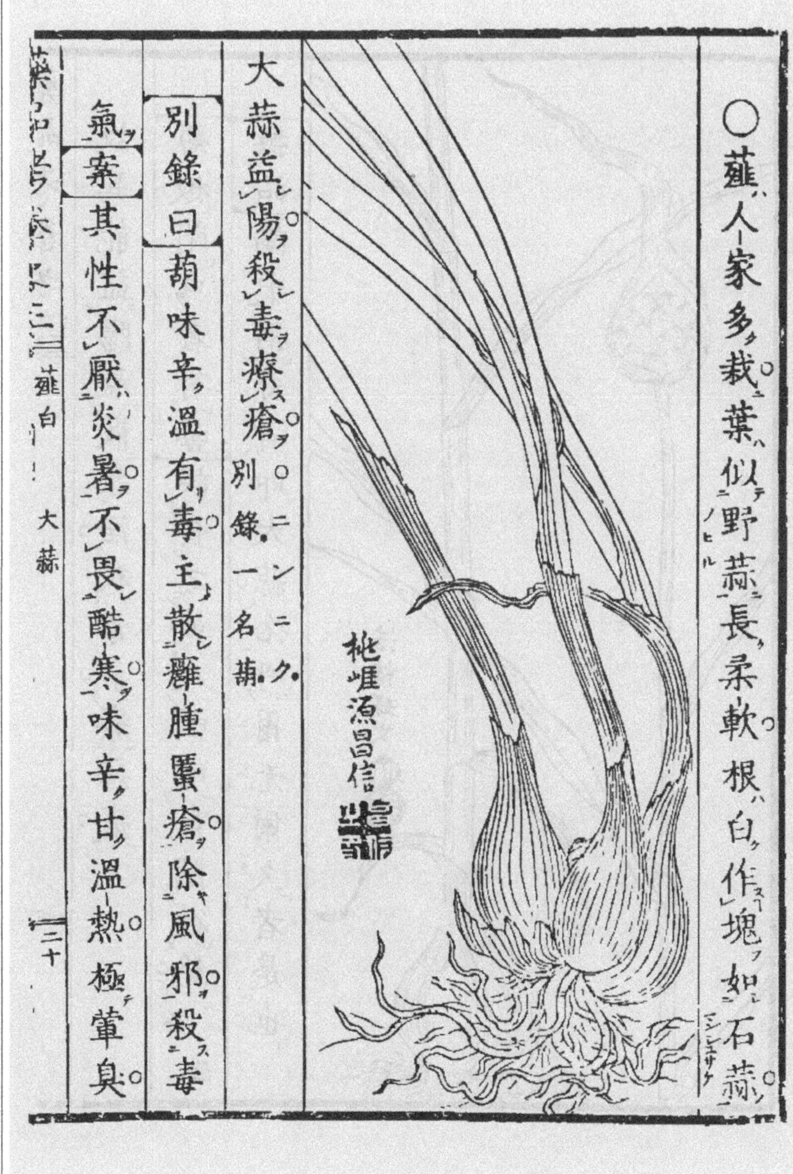

○薤人家多栽葉似野蒜長柔軟根白作塊如石蒜

大蒜益陽殺毒療瘡ニンニク 別錄一名葫

【別錄】曰葫味辛温有毒主散癰腫䘌瘡除風邪殺毒

【氣案】其性不厭炎暑不畏酷寒味辛甘温熱極葷臭

藥品考卷三　薤白　大蒜　二十

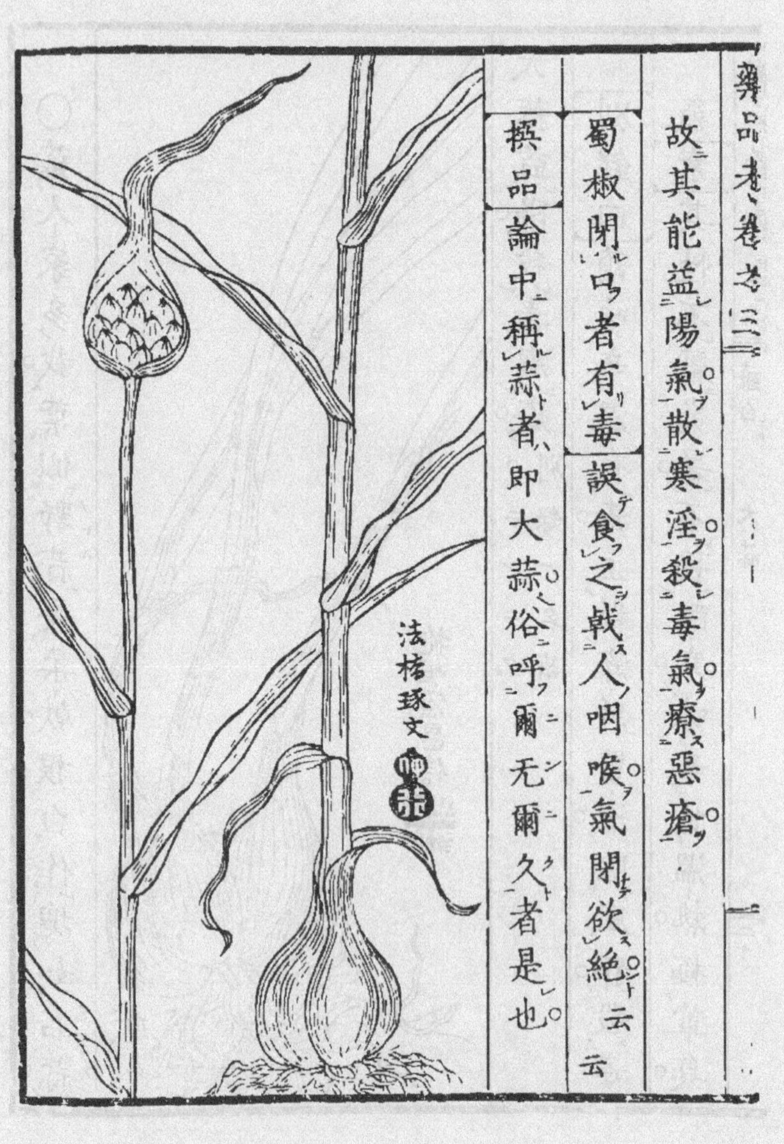

彝品考卷之三

故其能益陽氣散寒淫殺毒氣療惡瘡

蜀椒閉口者有毒誤食之戟人咽喉氣閉欲絶云云

擷品論中稱蒜者即大蒜俗呼爾无爾久者是也

法橋琢文

○大蒜。葉長薄綠色。夏莖頭開花。根白似水仙而大。

白頭翁。攻腸澼毒痛。ゼガイサウ。オキナグサ。本經。一名野丈人。

本經曰白頭翁。味苦微寒。一本作苦溫主溫瘧狂陽寒熱。癥瘕積聚癭氣。逐血止痛。療金瘡。衞生易方痔腫痛。野丈人以根搗塗之。逐血止痛。案其根入土甚深。味淡苦辛辣有毒。故其功用專攻腸澼毒痛。

白頭翁湯熱利下重者○下利欲飲水者以有熱故也。白頭翁加甘草阿膠湯產後下利虛極。

撰品邦產唯一種。形似桔梗而褐色。蘆頭有白毛生

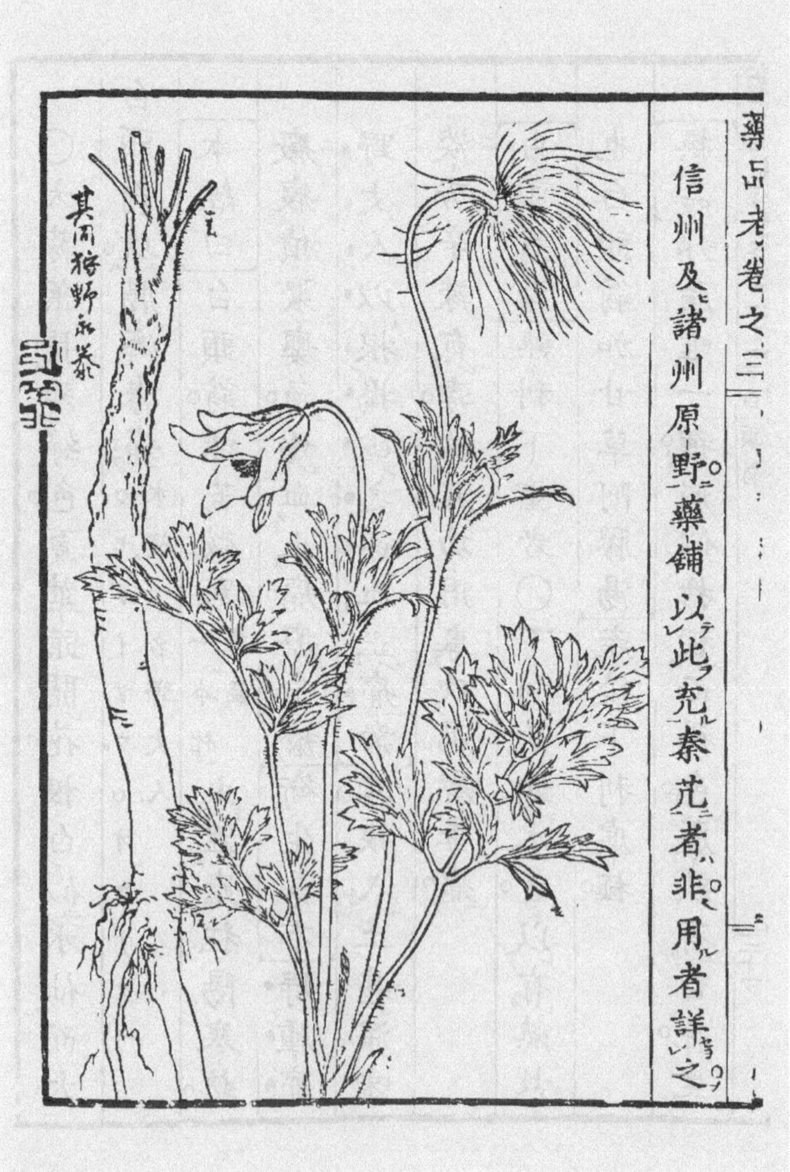
藥品考卷之三
信州及諸州原野藥鋪以此充秦艽者非用者詳之

○白頭翁。春生苗。葉似益母草而有毛茸。晩春叢中
發莖開一花似貝母而裏紫赤色。花謝後生長蘂。如
白頭老翁狀故名。秋採根。又鳥有白頭翁同名。

百合主用。百脈一宗。。サヽユリ。

本經曰百合。味甘平。主邪氣腹脹心痛。利大小便。補
中益氣。案其根味苦甘。能逐邪氣。主百脈一宗之病。
論曰百合病者。百脈一宗悉致其病也。意欲食復不
能食。常默默。欲卧不能卧。欲行不能行。欲飲食或有
美時。或有不欲聞食臭時。如寒無寒。如熱無熱。口苦

小便赤諸藥不能治得藥則劇吐利如有神靈者

百合知母湯 百合病發汗後者

百合滑石代赭石湯 百合病下之後者

百合雞子湯 百合病吐之後者

百合地黃湯 百合病不經吐下發汗病形如初者

撰品 百合形似貝母味苦者真其苗呼左々由利是四邊山谷皆有之藥鋪售者皆卷丹根而非真其他天香百合山丹等種類甚多皆不入藥用

○百合葉如竹葉而厚光澤夏抽一莖三四尺莖頭開花如卷丹而白色或淡紅色根作塊如貝母

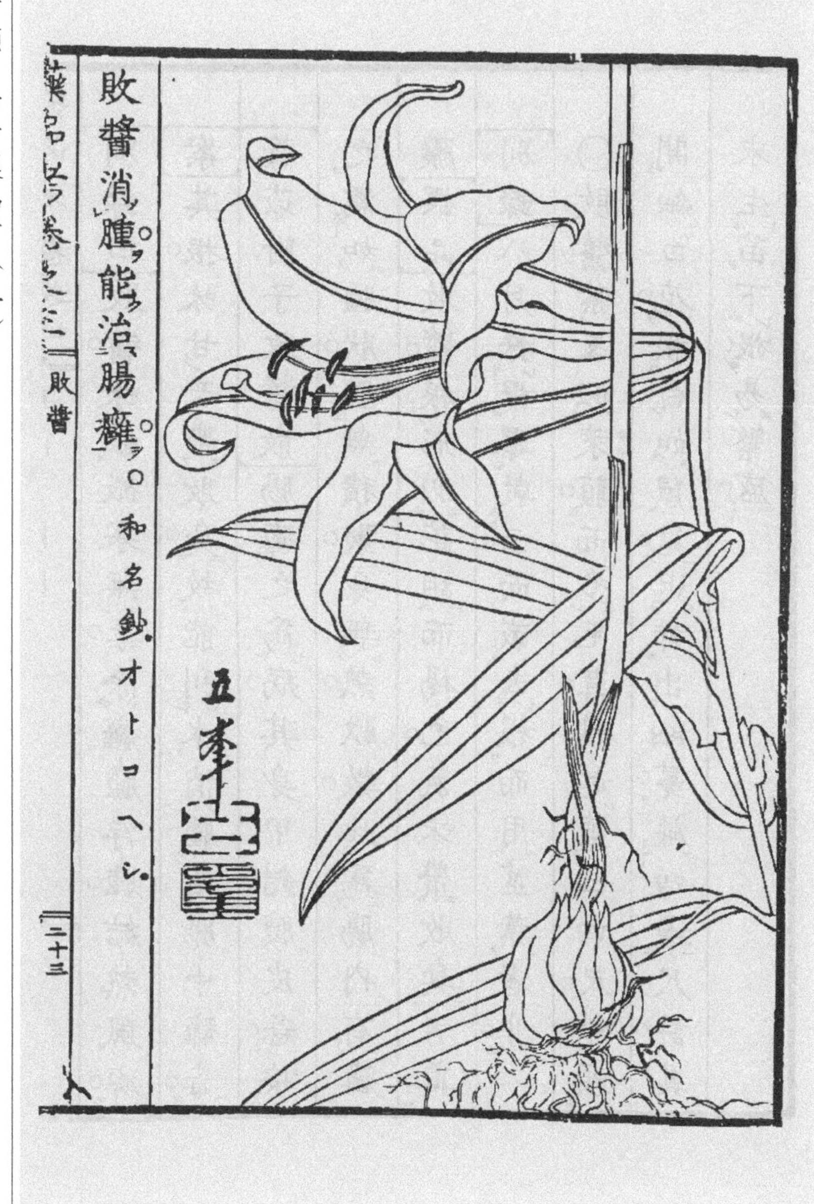
藥品考卷之三
敗醬
敗醬消腫能治腸癰。○和名鈔オトコヘシ。
五峯
二十三

别錄曰敗醬味鹹微寒無毒除癰腫浮腫結熱風痹
案其根味甘苦帶敗臭故能利水消腫治腸中癰毒
薏苡附子敗醬散腸癰之爲病其身甲錯腹皮急按之濡如腫狀腹無積聚身無熱脈數此爲腸内有癰膿
撰品敗醬根形似茈胡而褐色氣味帶敗臭者眞
别錄八月採根曝乾云而或去根而用莖葉者非
○敗醬葉畧似萊菔而多毛茸秋起莖三四尺梢頭開細白花根白如鼠尾近株出細蔓施四邊尺許其末生苗下根易繁盛

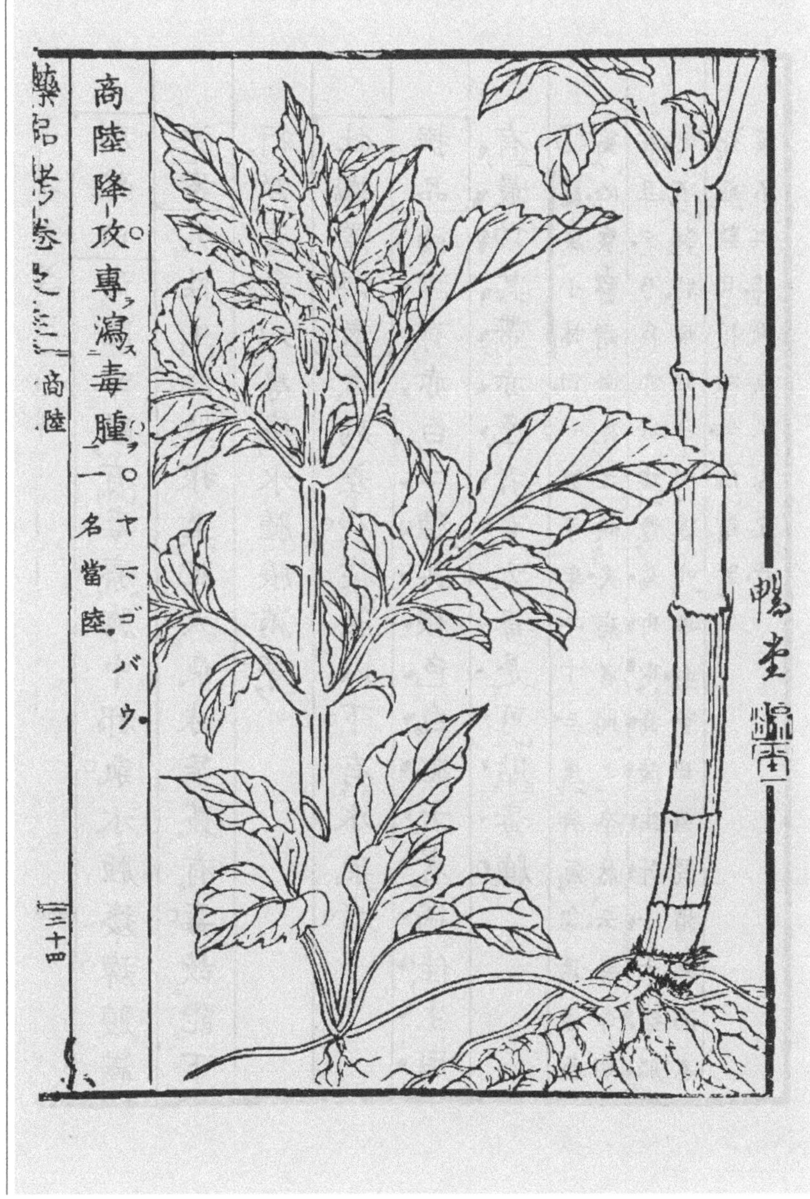

商陸降攻專瀉毒腫。ヤマゴバウ。一名當陸。

藥品考卷之三　商陸　三十四

別錄曰商陸味酸有毒療胸中邪氣水腫痿痹腹滿

洪案其性生溼地根至肥大氣味辛發有毒故能下行攻毒氣以專療水腫脹滿等

牡蠣澤瀉散大病差後從腰以下有水氣者

撰品商陸有赤白二種其根色白肥大者爲佳生用有最功其帶赤色者有大毒是可貼毒腫

○蘭溪小林曰一男子年二十三患脚氣忽爲毒氣衝心衆醫謂必死之候矣病者聞之卒然云吾命期在旦夕乃我亦欲盡意焉即取商陸生汁一大盞服之不移時煩悶吐利遂吐毒血翌日煩悶稍減而不死經數日復故云所謂若藥不瞑眩厥病不瘳宜哉

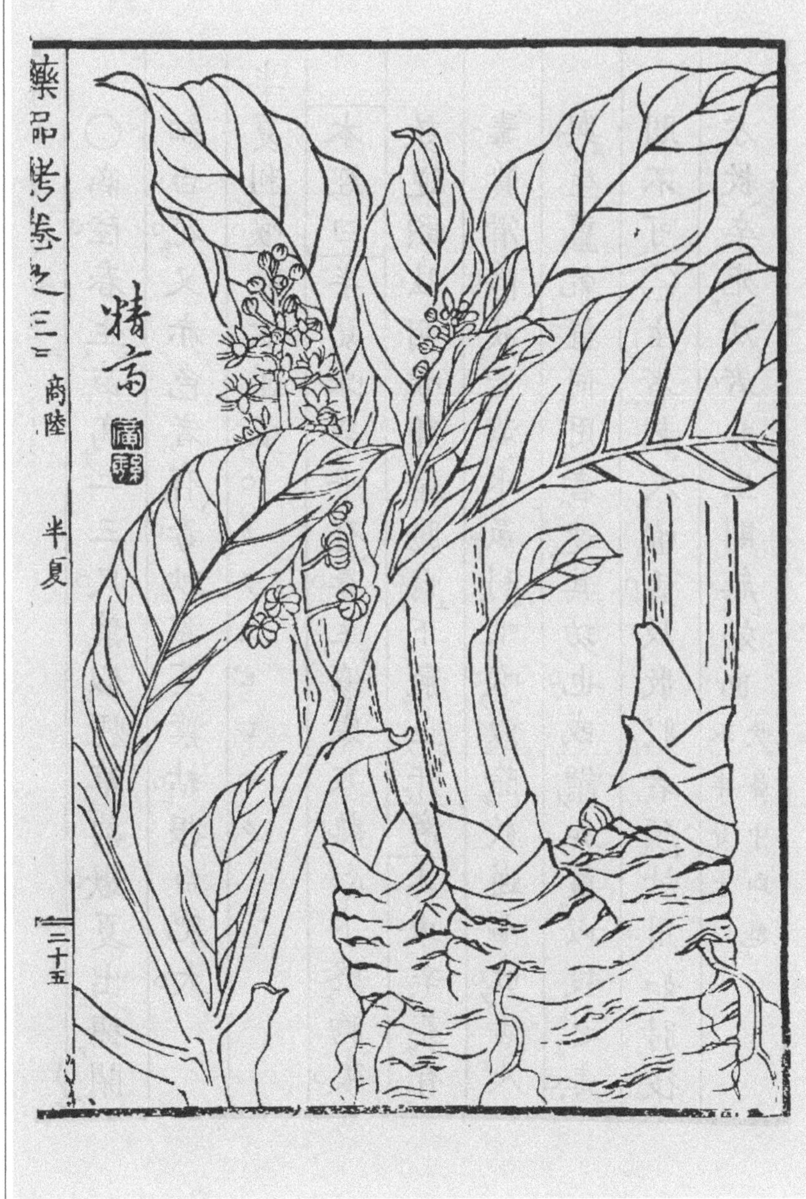
藥品考卷之三
商陸
半夏
二十五

○商陸春生苗高二三尺葉似煙草柔嫩夏出穗開細白花又赤色者有毒秋深莖葉枯根白肥大

半夏利喉除欬逆嘔○カラスビシヤク

本經曰半夏味辛平有毒主傷寒寒熱心下堅胸脹欬逆頭眩咽喉腫痛腸鳴下氣止汗

案其味辛辢有毒質滑降故能瀉水氣利咽喉以除欬逆嘔吐古人與生薑乾薑同用者速其功也或謂加薑以殺之毒則不可○生者刺人喉舌故散服者須炒用如肘後方救卒死法者非生則無効也取半夏末以吹鼻中即甦

小半夏湯 諸嘔吐。穀不得下者。

半夏瀉心湯 嘔而腸鳴。心下痞者。

撰品 半夏。邦產形如兔屎大。而潔白者。爲佳。不拘其大小。俱可用。圖經所謂羊眼半夏是也。出豐後肥後薩州者。爲勝。西方州郡皆有之。又有江州半夏。質硬皮褐色者。下品。又有大半夏。形似天南星。而白色味若本條。所謂齊州半夏是也。藥鋪此呼天南夏。又花戶有稱漢種者。稱蠻產者。皆苗葉相類。而短小。聊足爲盆栽耳。

○半夏春生苗。高三五寸。一莖三葉。類由跋而狹小。

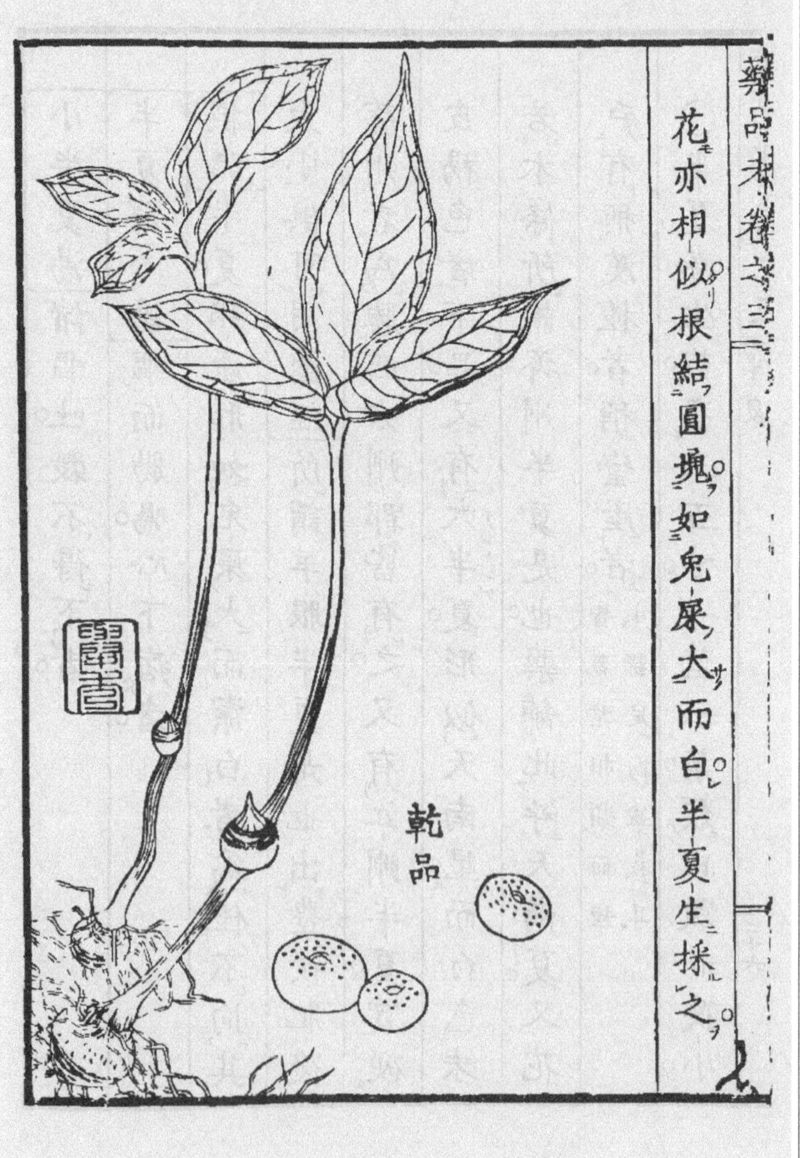

花亦相似根結圓塊如兎屎大而白半夏生採之
乾品

白前順收下氣止嗽。スヾメノヲゴケ。

別錄曰白前味甘微溫。主胸脇逆氣。欬嗽上氣。云云

案其根下數條。氣味甘苦。收降。故能利逆氣。止欬嗽。

澤漆湯脈沈者。圖經曰。治肺欬上氣脈沈者。

撰品白前。根形似杜衡而味微甘微苦者眞。其苗有蔓生草生二種。今用蔓生者爲佳。

○白前春生苗。葉似紫金牛（ヤフカウジ）對生。一根叢生。莖長作蔓。夏開細黃花。又草本者高一尺三五寸。葉長。綠色。夏開紅花。又有白花者。俱根形似杜衡而不細。

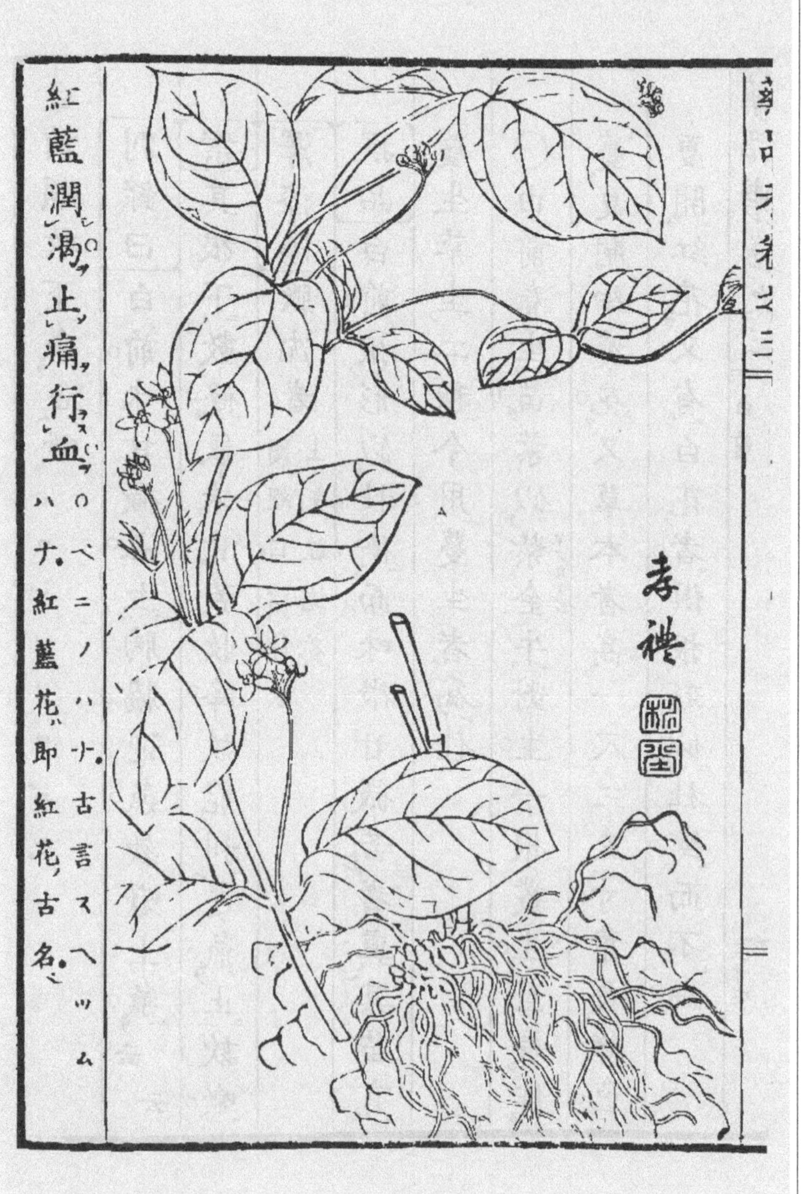
紅藍潤渴止痛行血
ベニノハナ。古言スヘツムハナ。紅藍花ハ即紅花ノ古名。
寿禮

開寶曰 紅藍花味辛溫無毒。主婦人月經不調腹中結塊。崩中淋露。產後諸血病。案其性經冬而至夏開紅花。氣味甘溫。故有潤燥渴。止腹痛。行氣血之能。

紅藍花酒 婦人六十二種風。及腹中血氣刺痛。

撰品 紅花。唯一種。修治有二法。其一採花搗扁之曝乾者。稱錢花。可作燕脂。又採花曝乾者。呼散花。可爲藥用。凡色鮮紅新者爲良。其種有二品。稱南部種者莖高二尺許。其瓣短小。美紅爲勝。又稱紀州種者。高三四尺。其瓣微長。而不如南部種。此種流傳出勢州

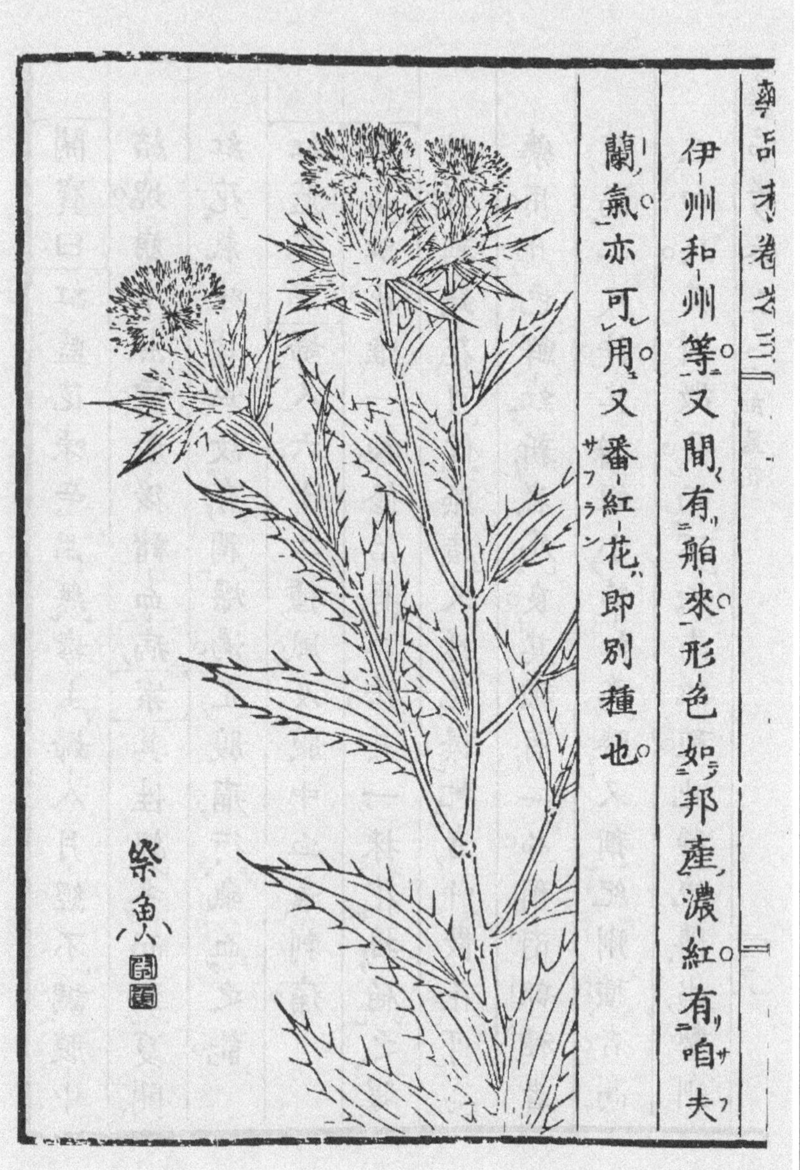
藥品考卷之三
伊州和州等。又間有舶來。形色如邦產濃紅。有咱夫
蘭氣。亦可用。又番紅花即別種也。
紫魚八

○紅藍晚秋下種生苗經冬不凋從春暖抽莖二三尺其葉似小薊而光澤○夏至發黃紅花花下作梂彙○有細刺猶薊花採花者必侵晨乘露採之

艾葉療疶也○止妄血○古名サシモグサ○ヨモギ。疶音薛。即痢也。

別錄曰 艾葉○味苦微溫無毒○止吐血下利下部䘌瘡○婦人漏血

案 其性生於冬至春夏○氣味苦收斂芳達○故取療疶痢○止妄血之能

芎歸膠艾湯 婦人有漏下者○有半產後因續下血都不絕者○有妊娠下血者○假令妊娠腹中痛爲胞疽○

藥品考卷之三

撰品

艾。田野處處有之。其生陽地者。葉背多毛茸。氣芳發。此爲佳。三月五月採之。洗土曝乾用。藥舖販者多老莖。或陳舊黑色者。勿用。又有蘄艾。是享保中所傳漢種。而淡路與此畧同者有之。氣味與漢產無別。又有蔞蒿。野艾蒿。白蒿。此三種不入藥用。

◯熟艾。五月採艾葉曝乾而搗之。盛竹蘿篩之。去青滓。則熟艾自成。又稱伊吹熟艾者。以蔞蒿製之云。

◯艾自冬生苗。如初生蒴葉。春夏漸長。至二三尺。秋發細綠花結子。◯蘄艾苗葉都相似。而氣味苦且芳。

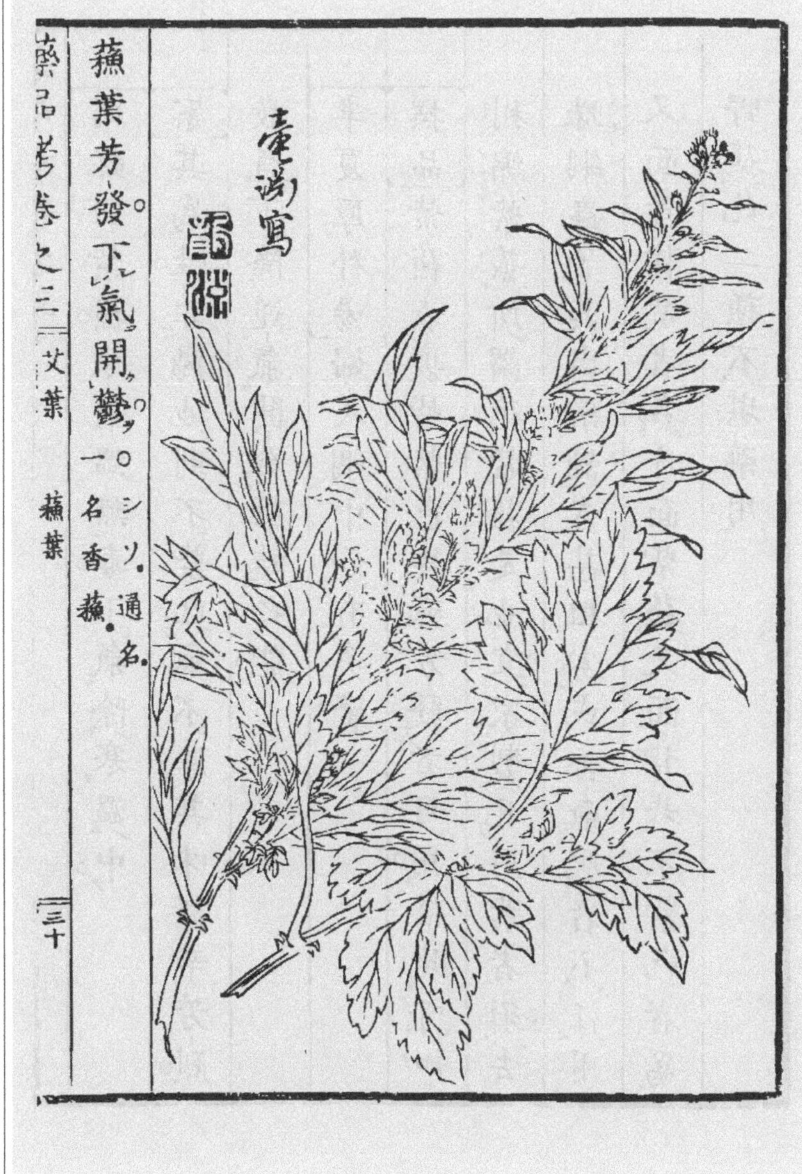

藥品考卷之三　艾葉　藿葉

藿葉芳發下氣開鬱。シソ。通名。一名香藿。

三十

別錄曰紫蘇味辛溫無毒下氣除寒溫中

紫其爲性非陽地則不紫色氣不厚其味微辛芳烈故有下降逆氣開發鬱結之能

半夏厚朴湯婦人咽中如有炙臠

撰品紫蘇表裏皆紫色其氣芳發者可用俗此呼知利綿紫蘇所謂花紫蘇是也宜家製凡用葉者須去蛛網蟲子其出藥鋪者甚粗劣或香氣脫者不任用又面青背紫者名片面紫蘇又面背共不紫色者爲野蘇此二種不堪藥用

蘓子氣達。專散鬱結。○レソノミ。

案 蘓子。其味辛氣芳發。故能降氣。專散鬱結解毒。

食蟹中毒治之方 紫蘓煮汁。飲之三升。紫蘓子搗汁。飲之亦良。

撰品 蘓子之能。專在芳香氣達。然今用其子而去殼。是去其殼則味淡薄而無香氣。故家說連子殼用之。有最効矣。藥鋪販者有二種。其稱本樣者。粒極細赭色者爲眞。其稱阿良樣者。粒微粗。淡黑色。此野荏子非眞。燒試之。其氣香者眞。或帶油臭者贋也。

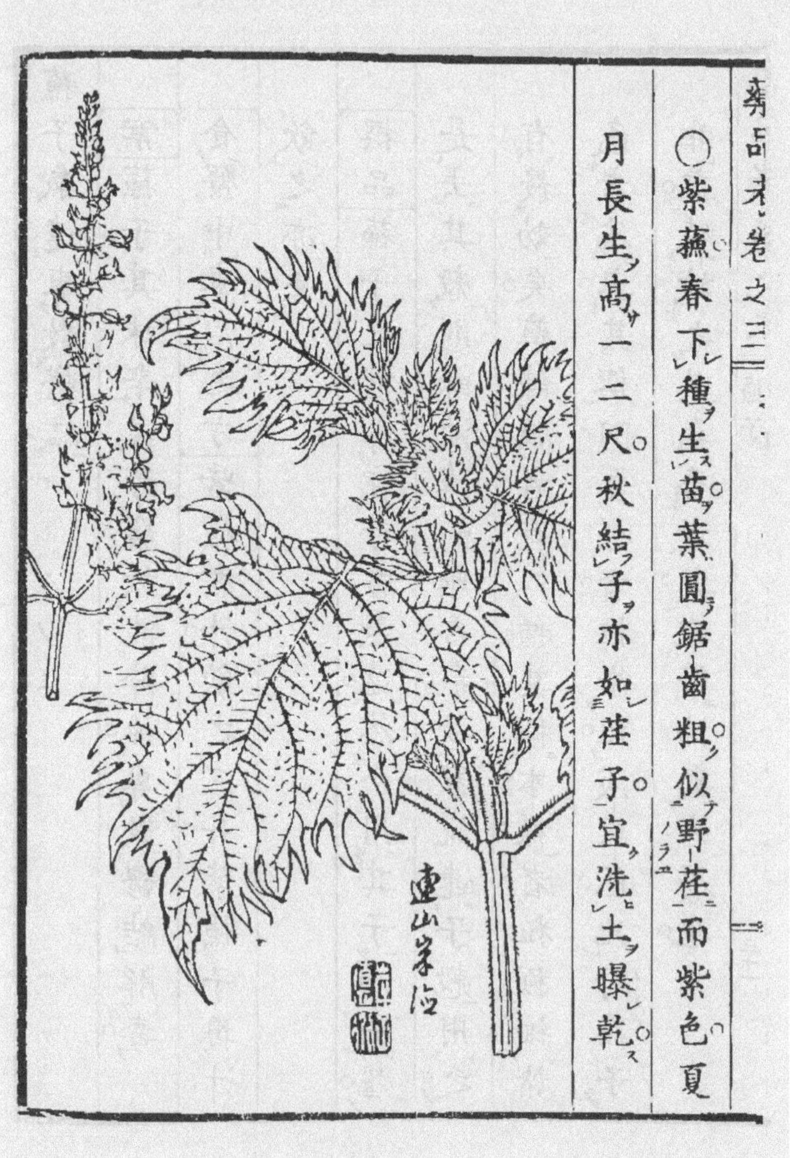

藥品考卷之三

○紫蘇春下種生苗葉圓鋸齒粗似野荏而紫色夏月長生高一二尺秋結子亦如荏子宜洗土曝乾

澤漆 退熱解肺欬疾。トウダイクサ・

本經曰 澤漆味苦微寒。主皮膚熱大腹水氣四肢面目浮腫。

日華子曰 冷微毒。止瘧疾消痰退熱。

案 生平澤。苦辛有毒。故能退溼熱。專解痰飲逆氣等。

澤漆湯 脈沈者。圖經引此方曰。張仲景。治肺欬上氣脈沈者云

撰品 澤漆出藥鋪者。即止宇陀伊具左唯一種可用。

莖葉 日華子 陶隱居 皆此爲大戟苗。不穩。

○澤漆。秋生濕地。至春漸長。高一尺許。其葉及花類大戟而短小。斷之則白汁出。

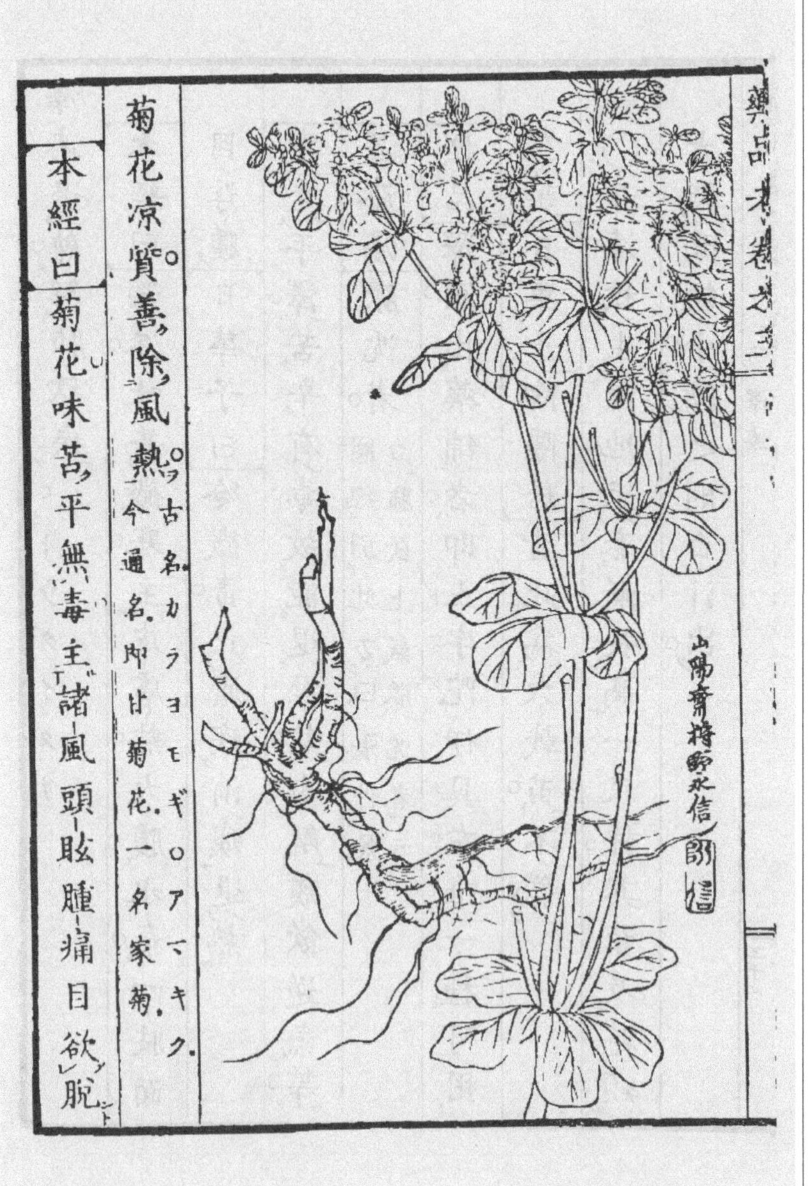

菊花涼質。善除風熱。古名カラヨモギ。アマキク。今通名。即甘菊花。一名家菊。

本經曰菊花味苦平無毒主諸風頭眩腫痛目欲脱

淚出

時珍曰菊春生夏茂秋花冬實備受四氣飽經露霜葉槁不落花枯不零味兼甘苦性稟平和昔人謂其能除風熱益肝補陰云云

候氏黑散治大風四肢煩重心中惡寒不足者

揀品菊花有數百品但稱甘菊者可最用其花色黃瓣長味微苦者眞宜家製藥鋪販者甚多僞雜須擇用且陳久者不堪用又有野菊一名苦薏其花色黃瓣短小味苦氣臭芳此與甘菊功用不同

○甘菊自冬生苗葉如艾葉而綠色夏秋漸長二三

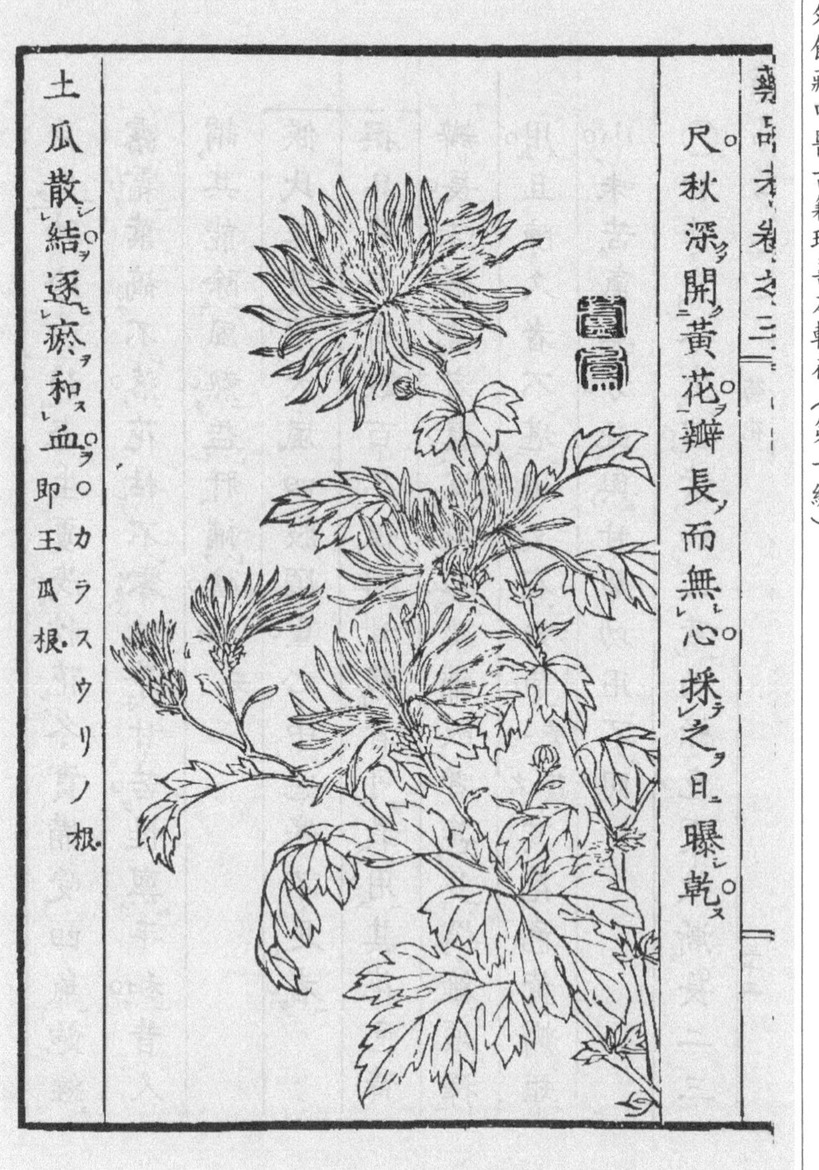

藥品考卷之三

尺。秋深開黄花。瓣長而無心。採之日曝乾。

土瓜 散結逐瘀和血。カラスウリノ根。即王瓜根。

別錄曰土瓜根味苦寒療諸邪氣熱結婦人帶下不通日華子曰通血脈天行熱疾消瘀血案其根入土深結塊味苦涼降故能散熱結逐瘀血和氣血

土瓜根散帶下經水不利少腹滿痛經一月再見者

○陰㿗腫亦主之

撰品土瓜根邦產唯一種其形似蕃藷瘠小皮灰色肉白者是藥舖販者可用或以之爲栝蔞者非

○土瓜春生芽葉似栝蔞有毛茸蔓延纍竹木晚夏開白花似瞿麥而澗大秋結瓜如雞子大熟赤色內

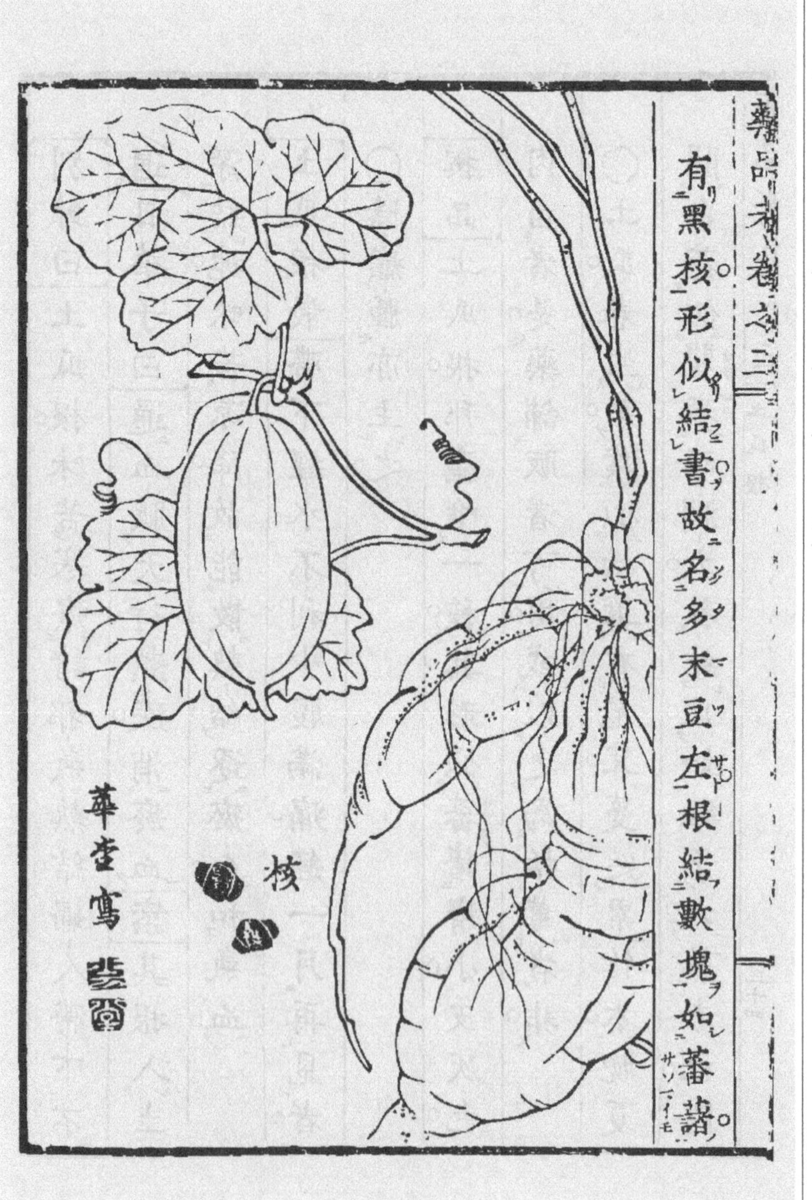

有黑核。形似結書故名多末豆左。根結數塊如蕃藷。

蒲灰尿泄且逐瘀血。ガマノ灰

蒲灰散 小便不利。

敗蒲席質同蒲灰説。○フルキガマムシロ。

治馬墜及一切筋骨損方

外臺秘要 治墜下瘀血在腹肚取蒲灰二錢酒服。

案 其性生澤水中故能利水氣以逐瘀血也

○蒲生池澤葉似菰而厚長四五尺可織席夏抽莖梢頭發花似蠟燭狀花中蕊屑細若鬱金粉謂之蒲黃又葉狭者呼比女蒲又俗呼末留蒲者莞也

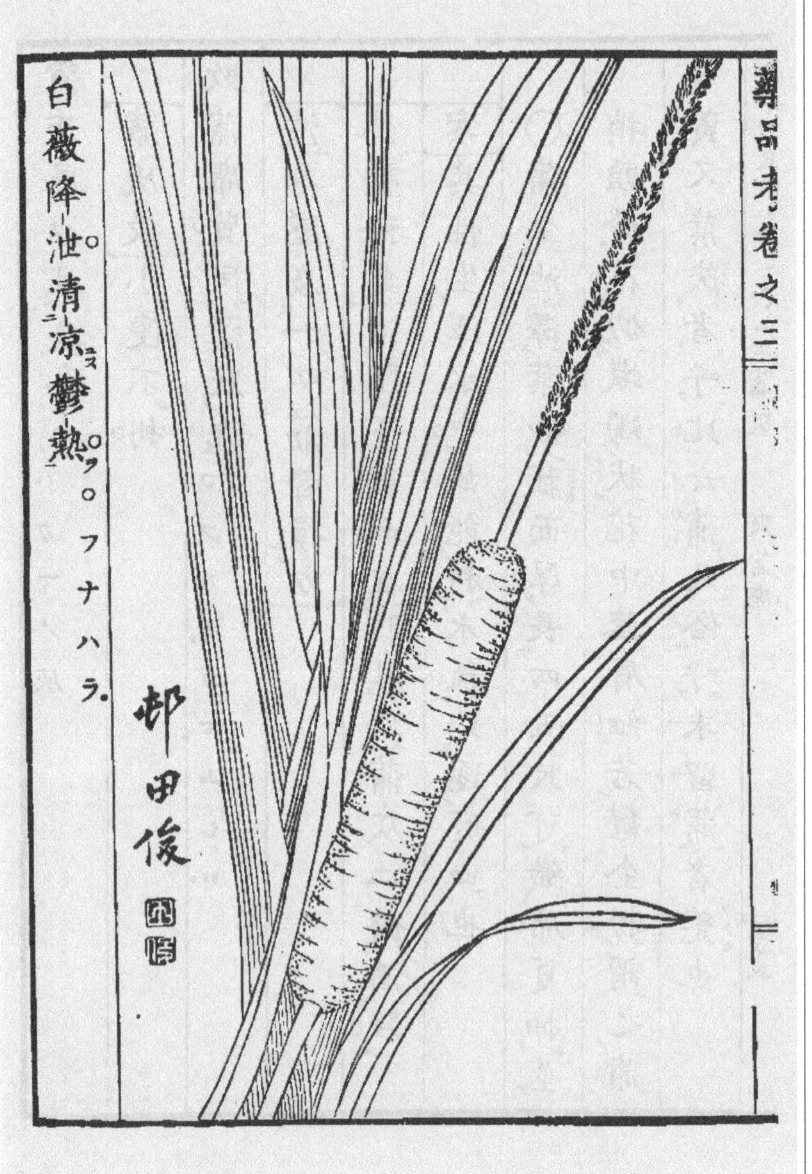
藥品考卷之三
白薇降泄。清涼鬱熱。フナハラ
郡田俊

本經曰　白薇味苦平。主暴中風身熱。肢滿忽忽不知人。狂惑邪氣寒熱酸疼。溫瘧洗洗。發作有時。

案　其根之性。自下降。味苦涼。故能泄水氣。清鬱熱。

竹皮大丸　婦人乳中虛。煩亂嘔逆。安中益氣。○方後曰。有熱者。倍白薇。

撰品　白薇。邦產唯一種。根形似杜衡。而氣不香。藥舖呼布奈波良。根者可用。或安以薔薇花充之者非。

○白薇。春生苗。高一二尺。葉似柿葉。而有毛茸。夏開花。似白前而紫黑。或有紅花白花。後結角。根細。作叢

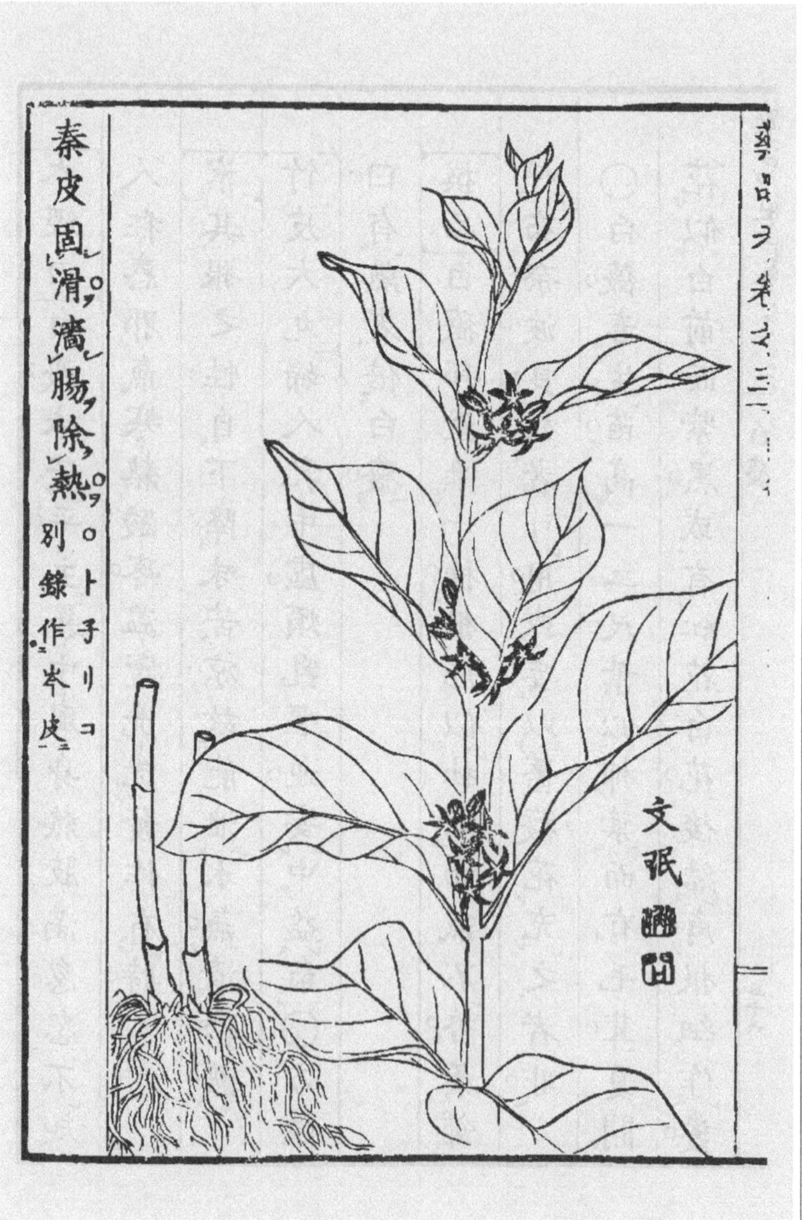
秦皮固滑濇腸除熱
別錄作岑皮
文琚

本經曰秦皮味苦寒主風寒濕痺洗洗寒氣除熱目中青翳白膜好古曰痢則下焦虛故張仲景白頭翁湯以黃蘗黃連秦皮同用皆苦以堅之案其皮味苦寒收濇故其能固有滑瀉除腸間結熱

白頭翁湯熱利下重者下利欲飲水者以有熱故也

撰品秦皮邦產有二種其皮不厚白綠色裏面褐色浸水便碧色書紙青色者眞今藥舖鬻者可用出丹州若州等又有小葉者高四五尺枝葉相似瘠小其皮浸水淡綠色味畧同而下品生城州天台山谷等

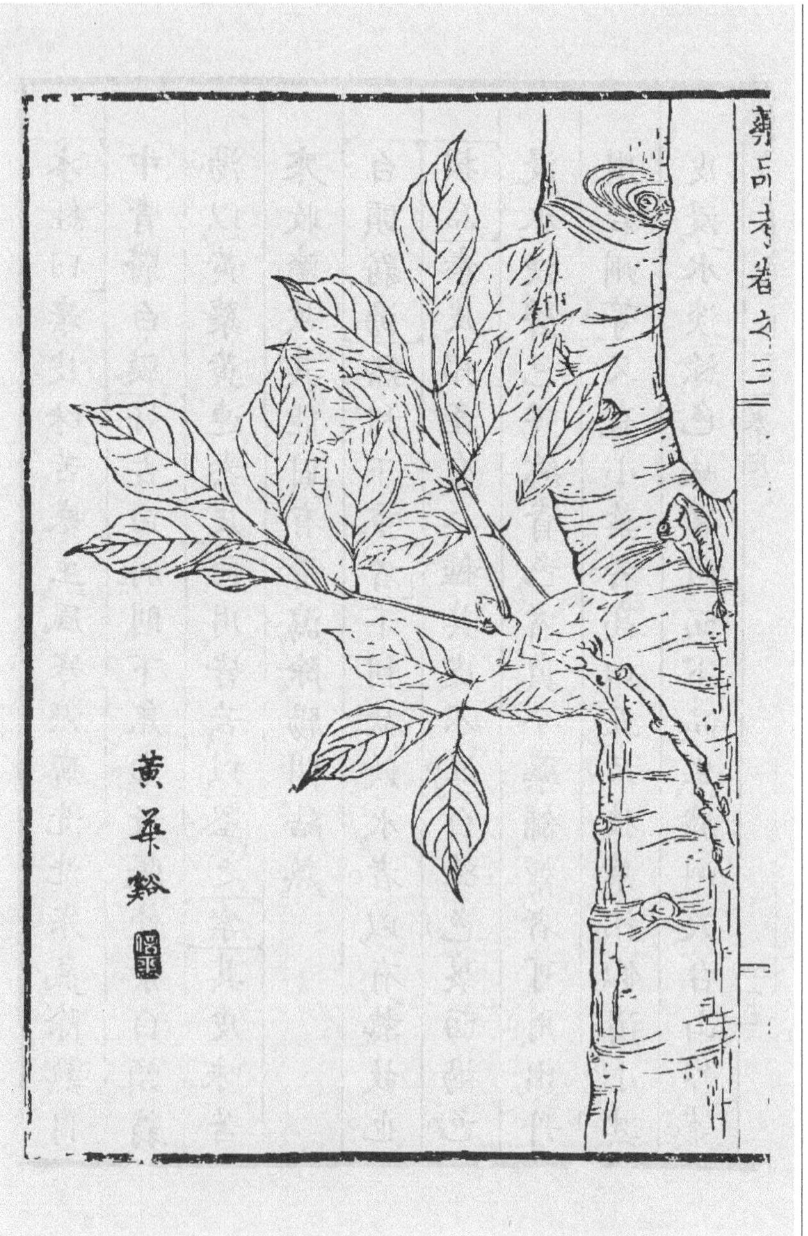
藥品考卷之三
黃蘗

○黍木高一二丈幹枝皆綠白色春出葉一條五七葉排生夏月枝梢開花結實形薄片似松子而長大

柏葉固脫止衄吐血。コノテガシハ。柏作栢者非。

別錄曰柏葉味苦微溫無毒主吐血衄血痢血崩中赤白

審其性能耐暑熱而不凋酷寒氣味苦芳濇降故其能固有滑脫止吐血衄血

柏葉湯治吐血不止者

柏實降泄喘氣煩熱。コノテカシハノミ。即柏子仁。

本經曰柏實味甘平主驚悸安五臟益氣除風溼痹

案其實味苦辛氣芳達故能降泄喘逆煩熱

竹皮大丸方後曰煩喘者加柏實一分

撰品柏葉即側柏葉形如扁柏而細美味苦氣芬者真陰乾色青者良或陳久氣味脱者不堪藥用

○柏實即側柏子舶來者有之形似胡麻而粗淡黄色味苦辛氣香者真藥舖但稱柏子仁邦產者與此同未出藥舖又柏種類甚多今皆畧之

○側柏樹高丈餘葉如扁柏而不横擘如側手故名秋結綠實有尖不圓其內在細子似胡麻而多脂

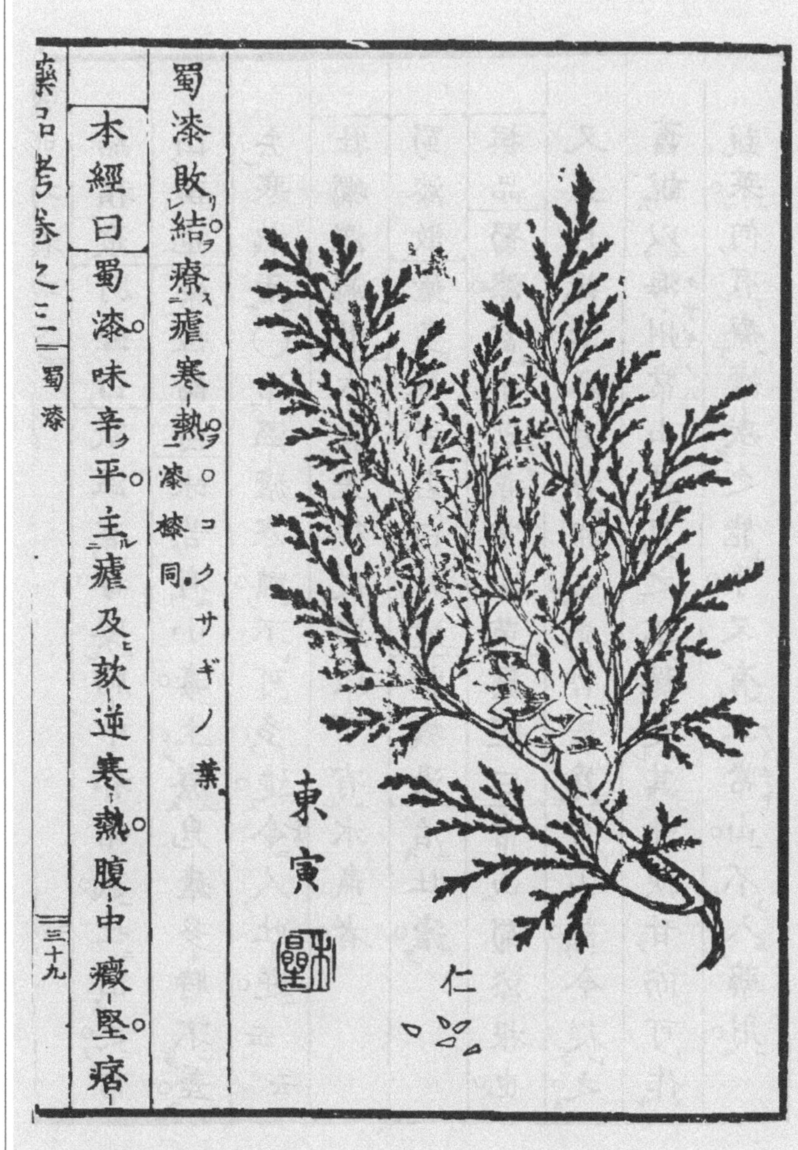

蜀漆敗結療瘧寒熱。コクサギノ葉。漆 榛同。

本經曰蜀漆味辛平。主瘧及欬逆寒熱。腹中癥堅痞結積聚別錄曰微溫有毒療胸中邪結氣吐出之常山苗也藥性論曰味苦有小毒主療鬼瘧多時不差去寒熱瘧○治溫瘧寒熱不可多進令人吐逆云云

牡蠣澤瀉散大病差後從腰以下有水氣者○

蜀漆散瘧多寒者○名曰牡瘧牡蠣湯治牡瘧○

撰品蜀漆○當用茗葉常山苗圖經曰常山蜀漆根也○又五月採葉○八月採根云○先哲皆爲常山苗今從之○舊說以海州常山苗充之不穩○是其味淡甘而可作蔬菜○何有療瘧疾之能乎○又有土常山○不入藥用○

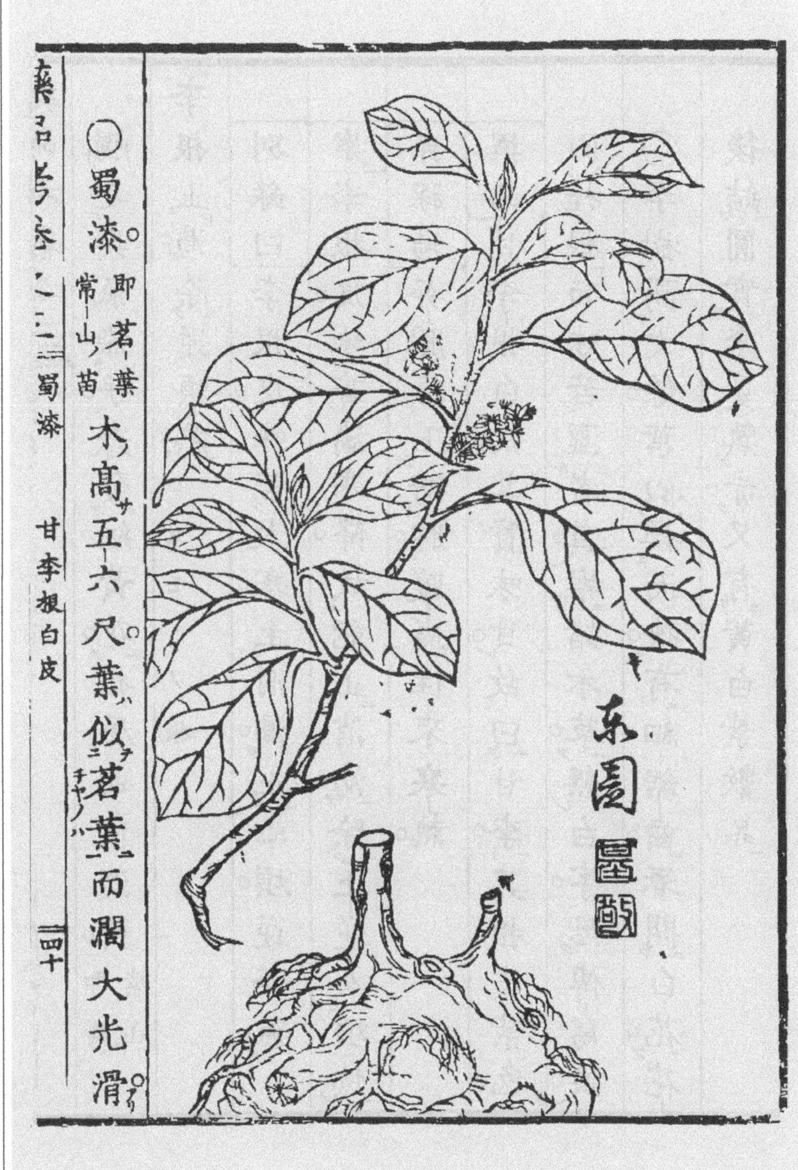

藥品考 卷二 二二 蜀漆 甘李根白皮 四十

○蜀漆。即茗-葉 常-山ノ苗 木ノ高サ五-六尺。葉ハ似テ茗葉ニ而濶大光滑。

觸之臭氣染手。春發細黃花。根屈曲色淡黃。即為常山。

李根止渴除逆煩熱。スモヽノ根。

別錄曰李根皮味苦大寒。主消渴止心煩逆奔氣。

案李根皮。味苦濇寒。降故能止消渴除上逆及煩熱。

奔豚湯奔豚氣上衝胸腹痛往來寒熱。

撰品甘李根白皮。其實味甘故曰甘李。其根皮紫色。似桂根而味苦澀者真。案諸本草無白字。恐傳寫誤。

○李樹高丈餘。葉似櫻而挾有細鋸齒。春開白花。花後結圓實。季夏熟赤。又有黃白紫數品。

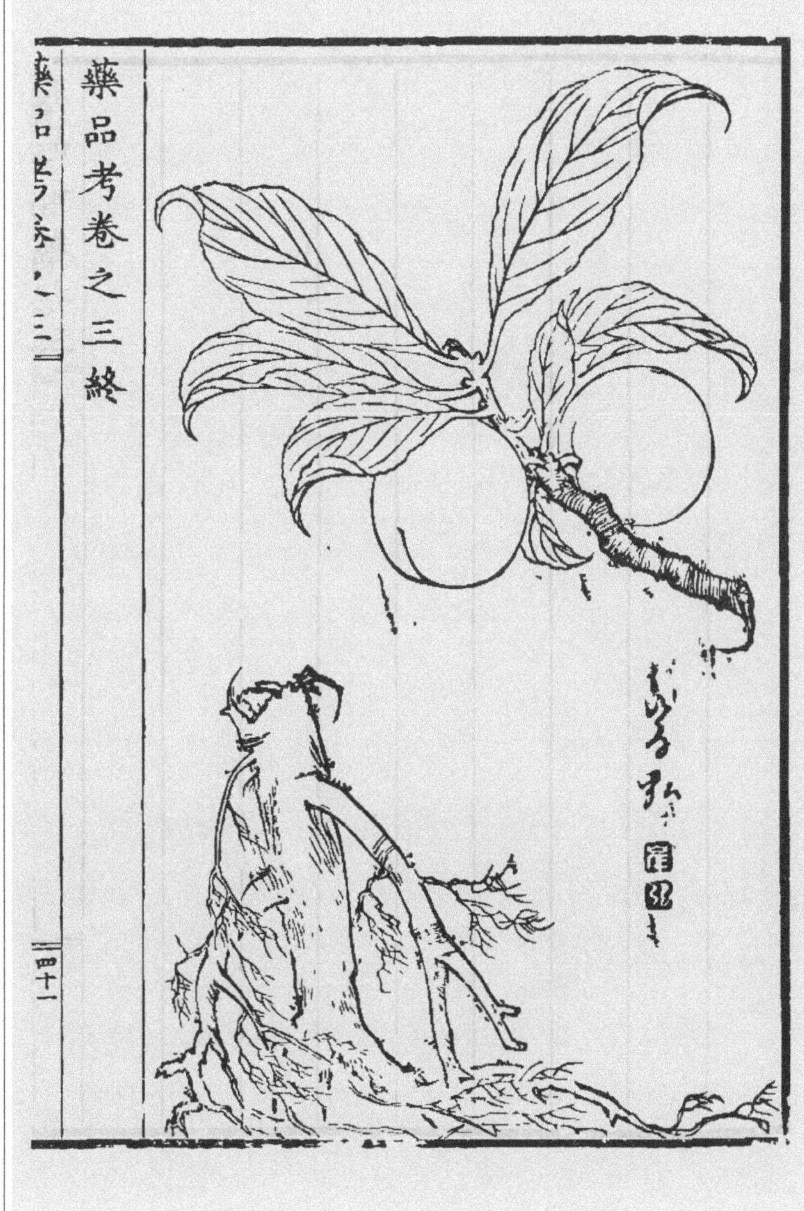

藥品考卷之三終

藥品化義　卷之三

藥品考卷之四目次

蘼蕪 十七　瞿麥 十八

梓白皮 十九　蛇床子 二十

五味子 二十一　王不留行 二十三

冬瓜 二十四　瓜子 同

瓜瓣 二十五　粳米 二十六

赤小豆 二十七　小麥 二十八

大麥 同　大豆 二十九

大豆黃卷 三十　香豉 三十一

麴 同　膠飴 三十二　硬糖 同上

目次　二

泉水 四十　　甘爛水 四十一

東流水 同　　清漿水 同

泔水 同　　地漿 四十二　土漿 同上

潦水 同

古方藥品考卷之四

平安　内藤剛甫尚賢　著
別所之敬義知　挍

紫菀　降氣。結邪散之。（シヲン。今通名。古名。シヲニ。）

本經曰　紫菀。味苦溫。主欬逆上氣。胸中寒熱結氣。

案　其根味微苦性降瀉。故能降肺氣。治欬逆結邪。

射干麻黃湯　欬而上氣。喉中水雞聲。

擬品　紫菀。根形似細辛。而紫色者眞。

○紫菀。春生苗。葉似金沸草而濶大。仲秋抽莖二三

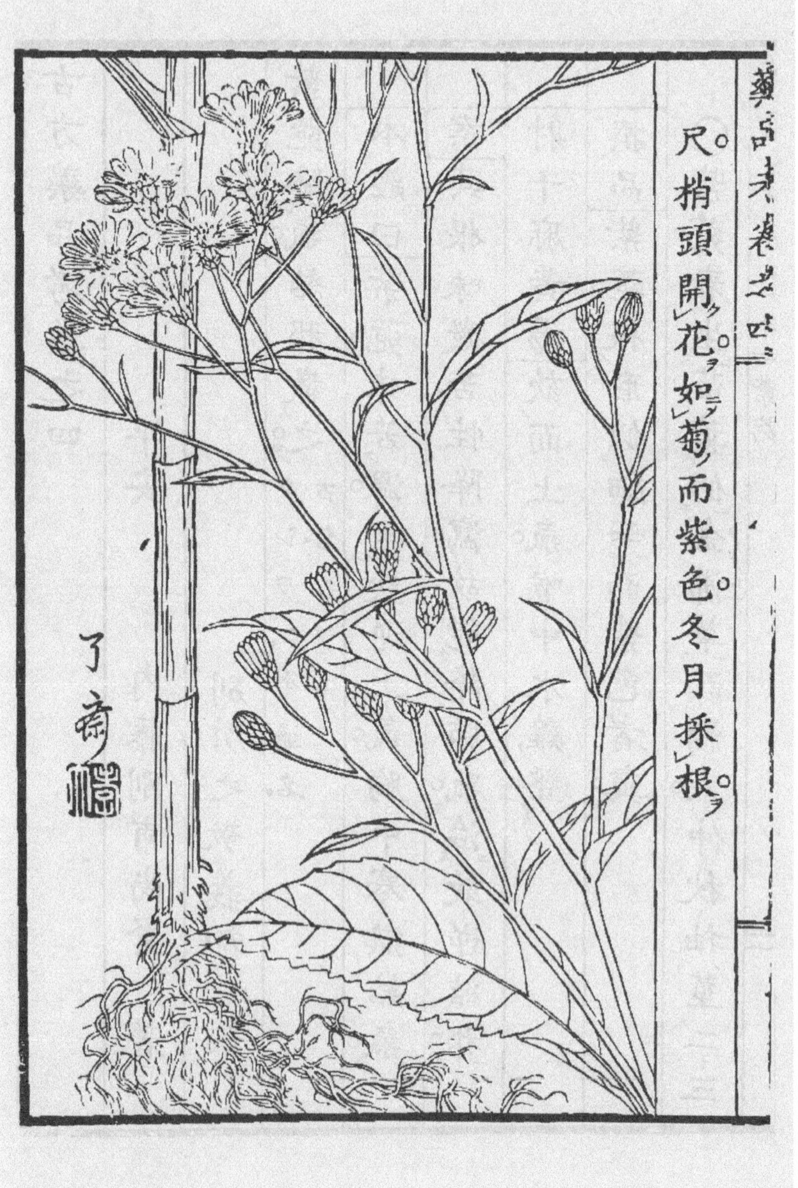
尺。梢頭開花。如菊而紫色。冬月採根。

旋覆開痞降瀉噫氣　一名金沸草本經

本經曰旋覆花味鹹甘溫主結氣脇下滿驚悸除水去五臟間寒熱補中下氣云云

案其花味苦收降故有開痞閉瀉噫氣之能

旋覆花代赭石湯傷寒發汗若吐若下解後心下痞鞕噫氣不除者

撰品旋覆花形似菊花黃色瓣極細者眞

○旋覆花春生苗葉似雞兒腸濶長縱道白夏起莖一二尺梢頭開黃花似菊而單瓣又有千瓣者

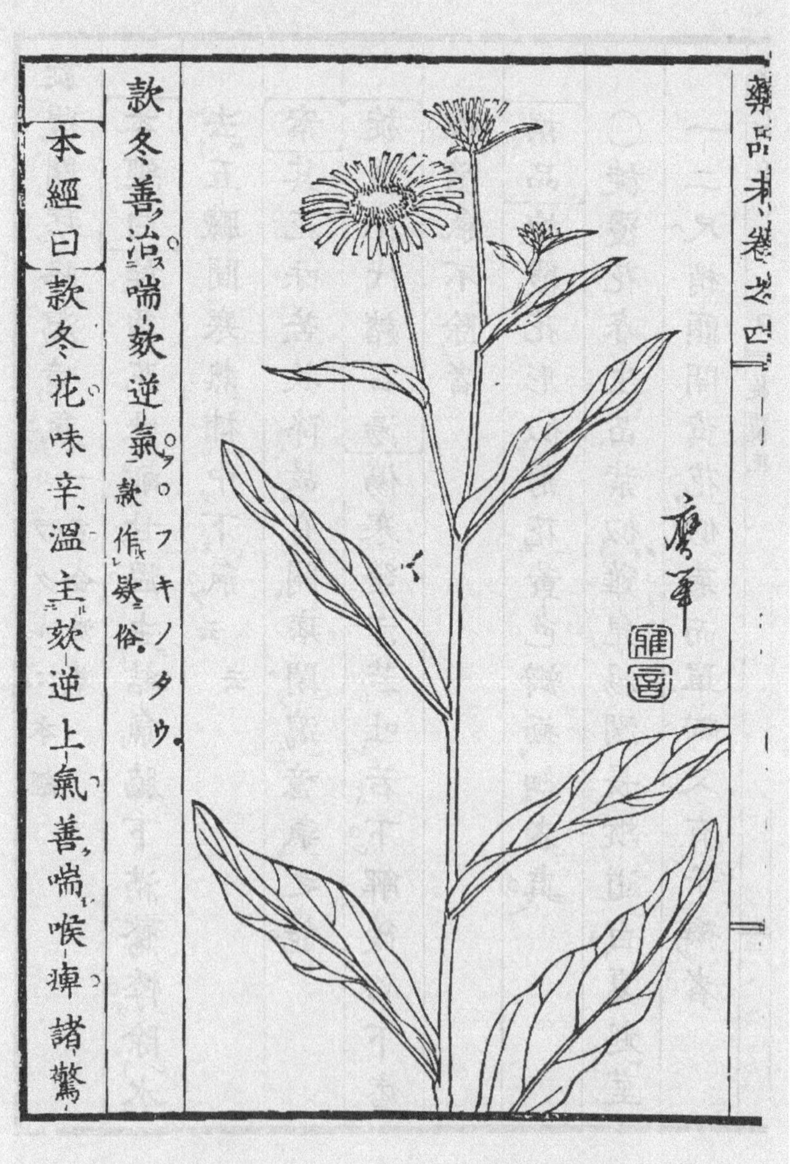

款冬善治喘欬逆氣フキノタウ
款作欵俗

本經曰款冬花味辛溫主欬逆上氣善喘喉痺諸驚

痼寒熱邪氣【案】款冬冬月生花味極苦性順降故有鎮瀉喘欬逆氣之能

射干麻黃湯欬而上氣喉中水雞聲

【撰品】款冬有野生家生二種俱可用採其花未開者曝乾爲良今藥舖販者皆採滿開者下品又有倍仁不幾莖葉如常品而花紅色可愛又有秋田款冬葉大徑二尺許其花亦大簇生此二種不入藥用

○款冬冬先生花若蘘荷花而有毛茸淡綠色帶紫赤後生芽一莖一葉長者一二尺葉圓鋸齒粗

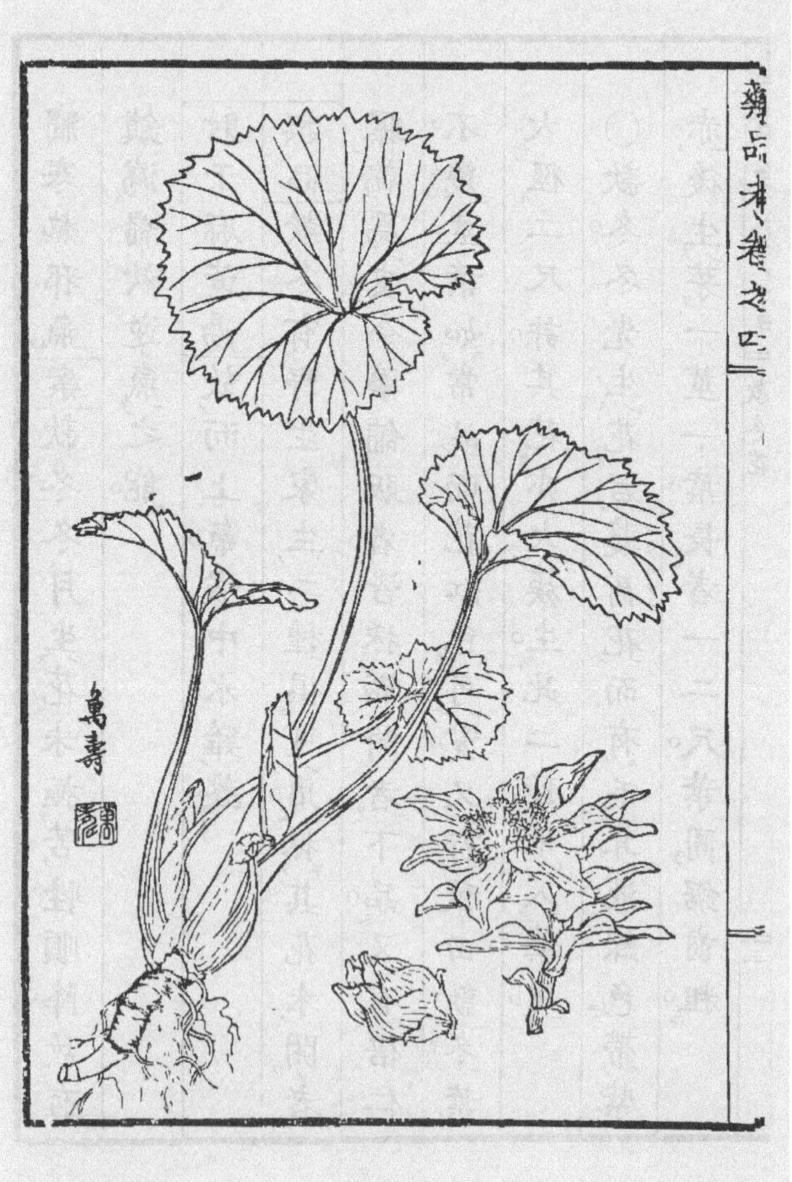
藥品考卷之四
萬壽

天門益肌補脾肺氣。スギカヅラ

別錄曰天門冬味甘大寒保定肺氣去寒熱養肌膚利小便冷而能補

案其根結塊年年新陳相換氣味甘苦滋潤故有益肌膚補脾肺氣之能

麻黃升麻湯傷寒六七日大下後寸脈沈而遲手足厥逆下部脈不至咽喉不利唾膿血泄利不止者

撰品天門冬形如百部根長一二寸味甘滋潤者良藥舖販者可用又有特生者不入藥其葉及根形似本條而矮小者

○天門冬春出藤蔓葉似杉葉而柔嫩光澤夏發細

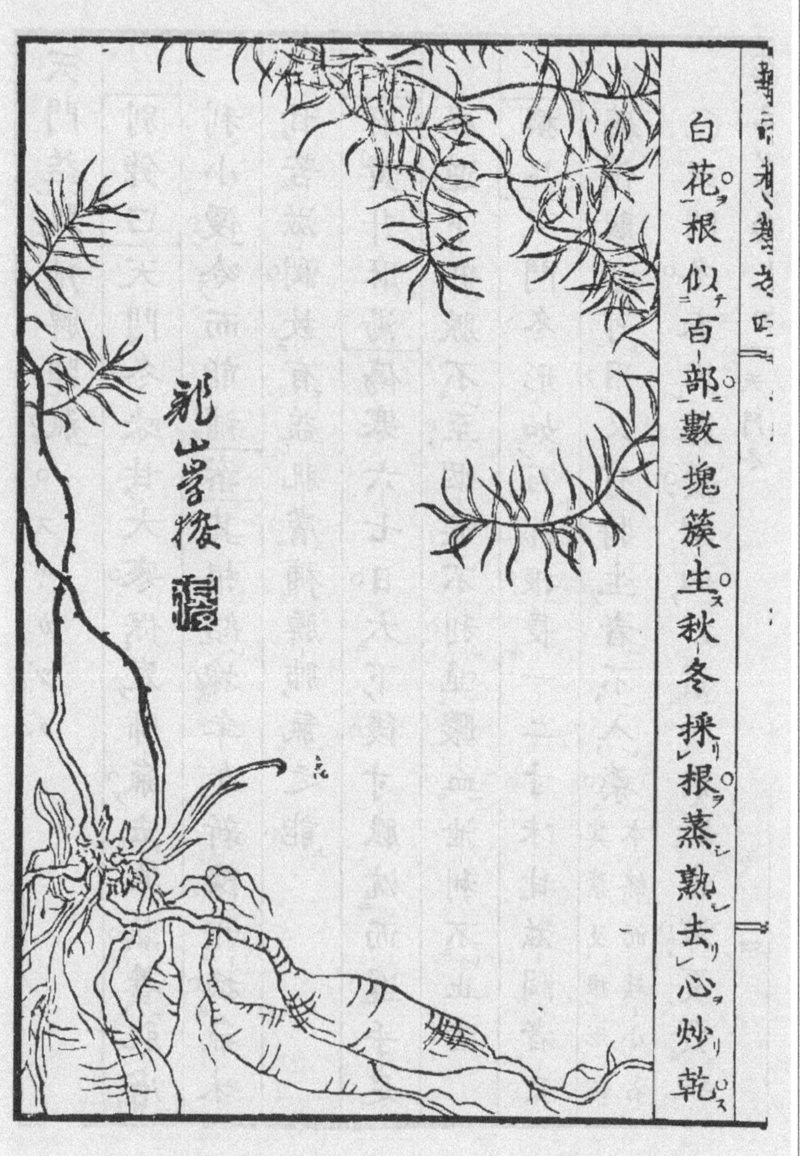

白花根似百部數塊簇生秋冬採根蒸熟去心炒乾

海藻下氣。能泄畜水。一名馬尾藻。ホタハラ。古名ナノリソ。

本經曰海藻味苦鹹寒。療癭瘤腫癥瘕堅氣腹中上下雷鳴。下十二種水腫。案其味鹹性滑滋。故能下結氣。利小便。泄畜水。以除浮腫等。

牡蠣澤瀉散 大病差後。從腰以下有水氣者。

撰品 海藻。即年賀所用保陀波良是也。勢州志州紀州若州海水中皆有之。若乏則代用昆布亦可也。

○海藻生海中石上。莖長三五尺。多枝。葉似馬藻。黄黑色。如馬尾狀。故名。秋結子。形如大豆而色黑。中空。

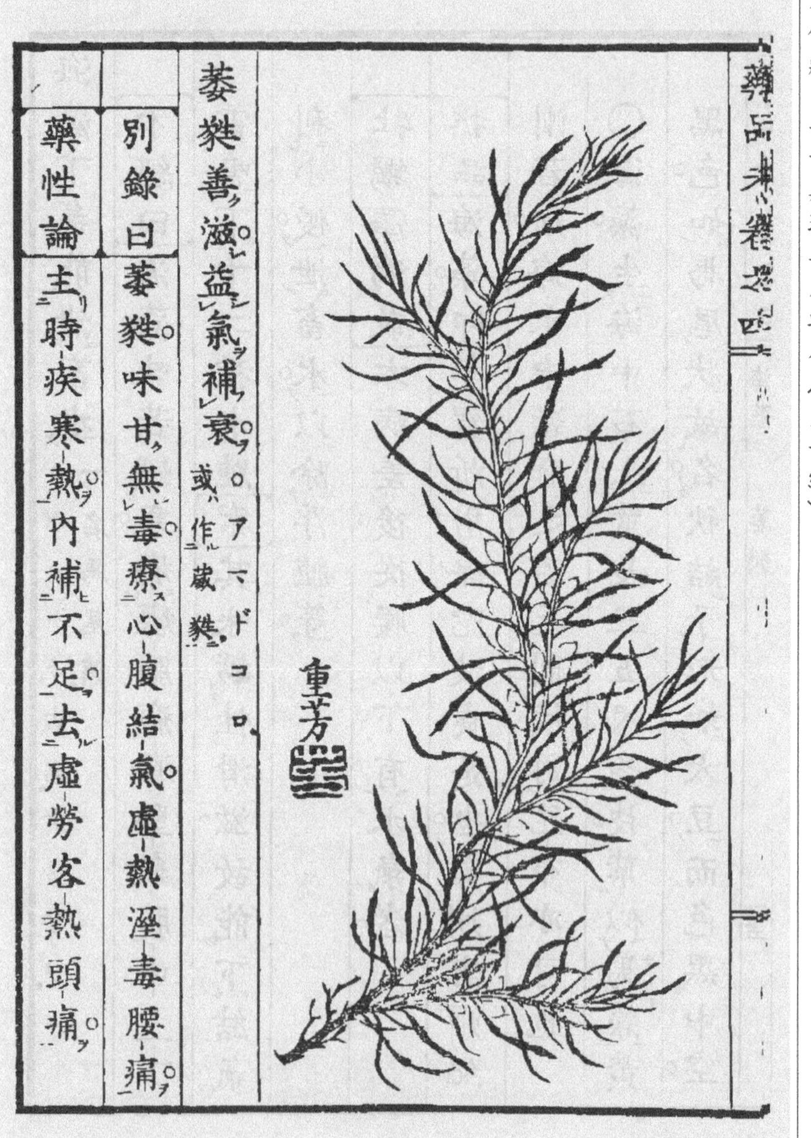
萎蕤善滋益氣補衰。アマドコロ 或作葳蕤。

別錄曰萎蕤。味甘無毒。療心腹結氣虛熱濕毒腰痛。

藥性論主時疾寒熱。內補不足。去虛勞客熱頭痛。

案其根累年漸長而不朽氣味甘平滋潤此曝乾而不燥故有善潤涸渴益腎氣補虛衰之能

麻黃升麻湯 傷寒六七日大下後云云詳具于天門冬之下

撰品 萎蕤形似竹節蔓而黃白色味甘滋潤者爲上品藥舖此呼地黃樣其生用者有最効出城州丹州羽州奥州及諸州山谷又稱生薑樣者形似老薑黃色是即黃精非萎蕤又小萎蕤及種類多皆畧之

○萎蕤春生綠芽似竹筍狀小莖長一二尺葉櫛長多縱道晩春毎節開小白花筒瓣下垂後結青子根

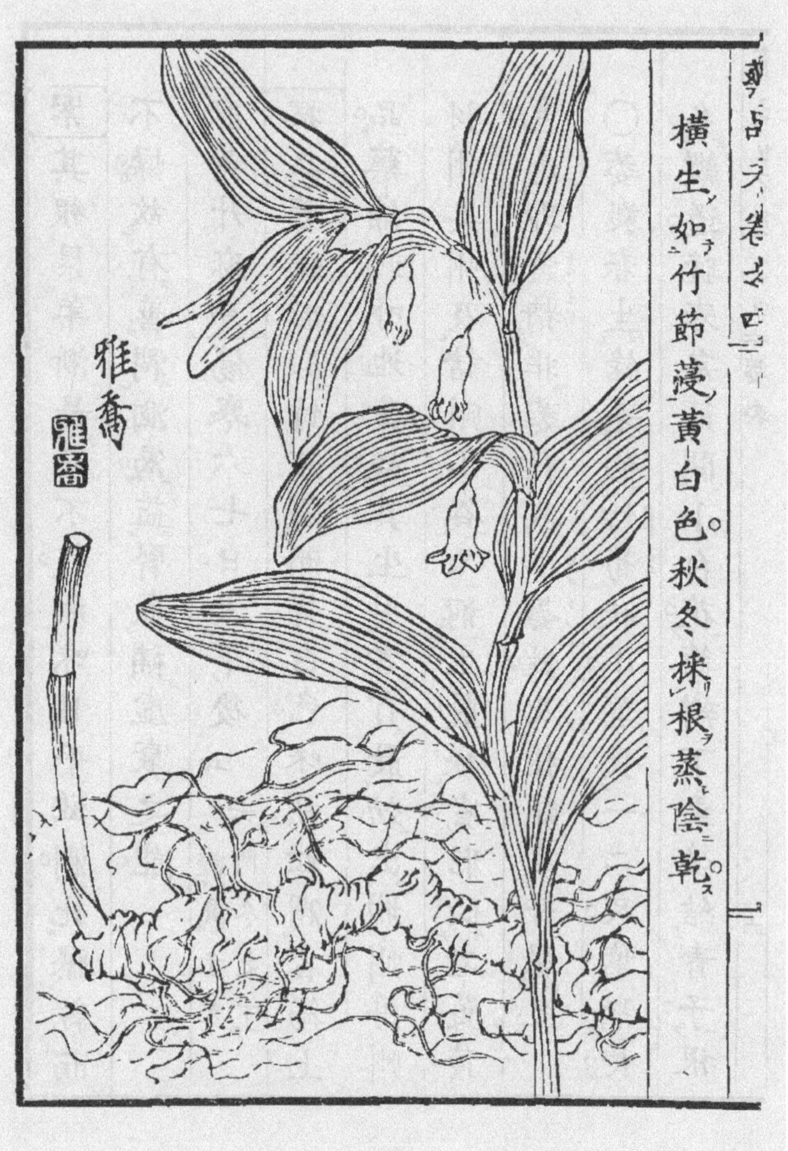
横生如竹節蔓黄白色。秋冬採根蒸陰乾。
雅喬

皂莢主治欬逆肺痿。一名皂角。邦産サイカシ。

本經曰皂莢味辛鹹溫主風痹死肌邪氣頭風淚出利九竅別錄曰療腹脹滿消穀除欬嗽案其味辛辣溫散以能治欬逆上氣肺痿涎沫然其氣味猛烈刺人喉舌不可輕散服而如救卒死方者可。

桂枝去芍藥加皂莢湯治肺痿吐涎沫

皂莢丸欬逆上氣時時唾濁但坐不得眠千金眠作臥。

救卒死而目閉者方吹皂莢末鼻中立効

撰品皂莢舶來有二種其一爲豬牙皂莢硬栗殼色

濶二三分。長二三寸。皮張者。爲上品。又舊舶有肥皂莢。形似扁豆莢而肥豊。貯三四子。圓黑。若無患子。又邦產類猪牙皂莢。而濶寸許。長六七寸。味淡薄。不堪藥用。其實爲皂角子。其刺爲皂角刺。刺子易混。藥鋪讀刺爲刑。

○猪牙皂莢

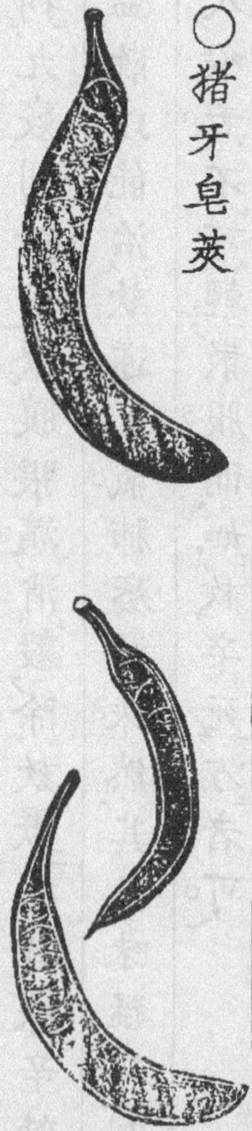

○邦產皂樹。高大。其葉似槐葉而小。葉間有刺針。夏開細花。淡黃色。秋結莢。長七寸許。冬葉落而莢存枝

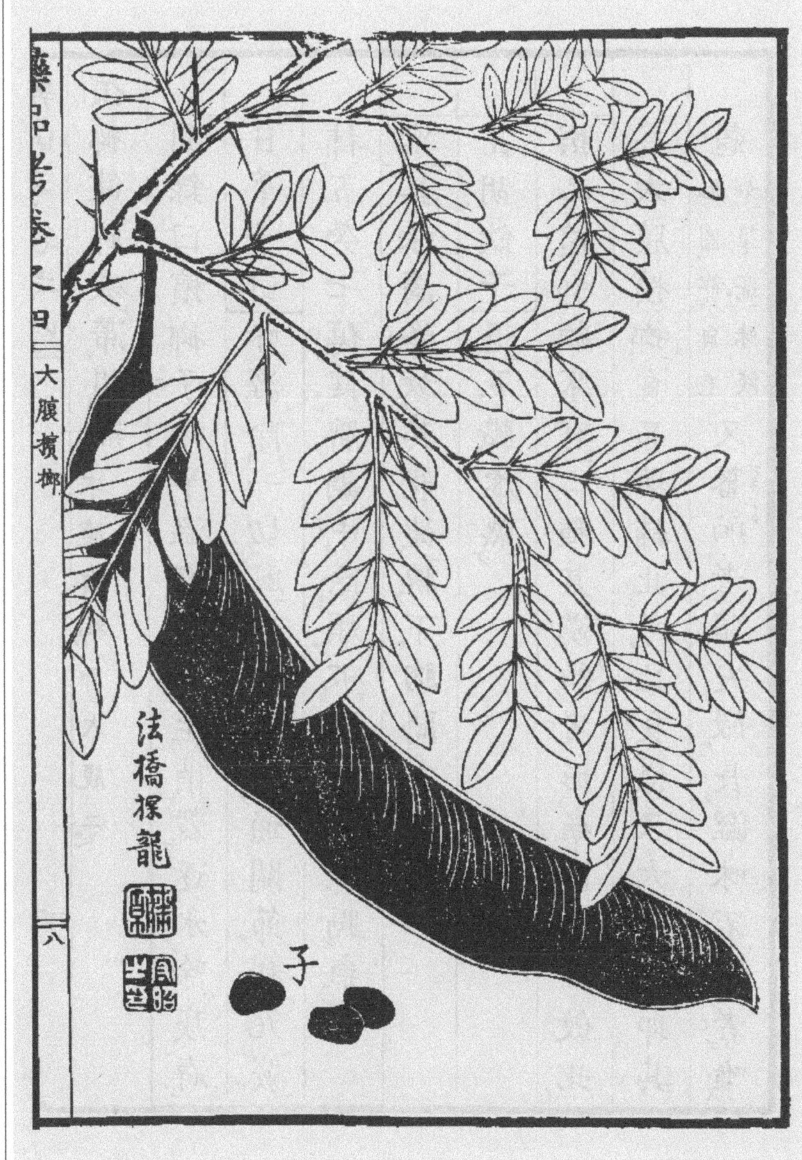
藥品考卷之四
大腹檳榔
八
法橋探龍
子

檳榔健脾破滯開氣 大腹檳榔即大腹子

別錄曰檳榔子味辛溫澀無毒主消穀逐水除痰癖

日華子曰味澀除一切風下一切氣通關節利九竅補五勞七傷健脾調中除煩破癥結下五膈氣

案其味澀降故其能健脾下胸間之滯氣

茈胡飲子退五臟虛熱

撰品檳榔舶來有二種其漢舶者形扁圓味澀斂此爲大腹檳榔良品藥鋪此呼比良樣又大腹皮即其殻形圓都白毛如筆毫味淡又蕃舶者頭尖微長澀味不厚者唯

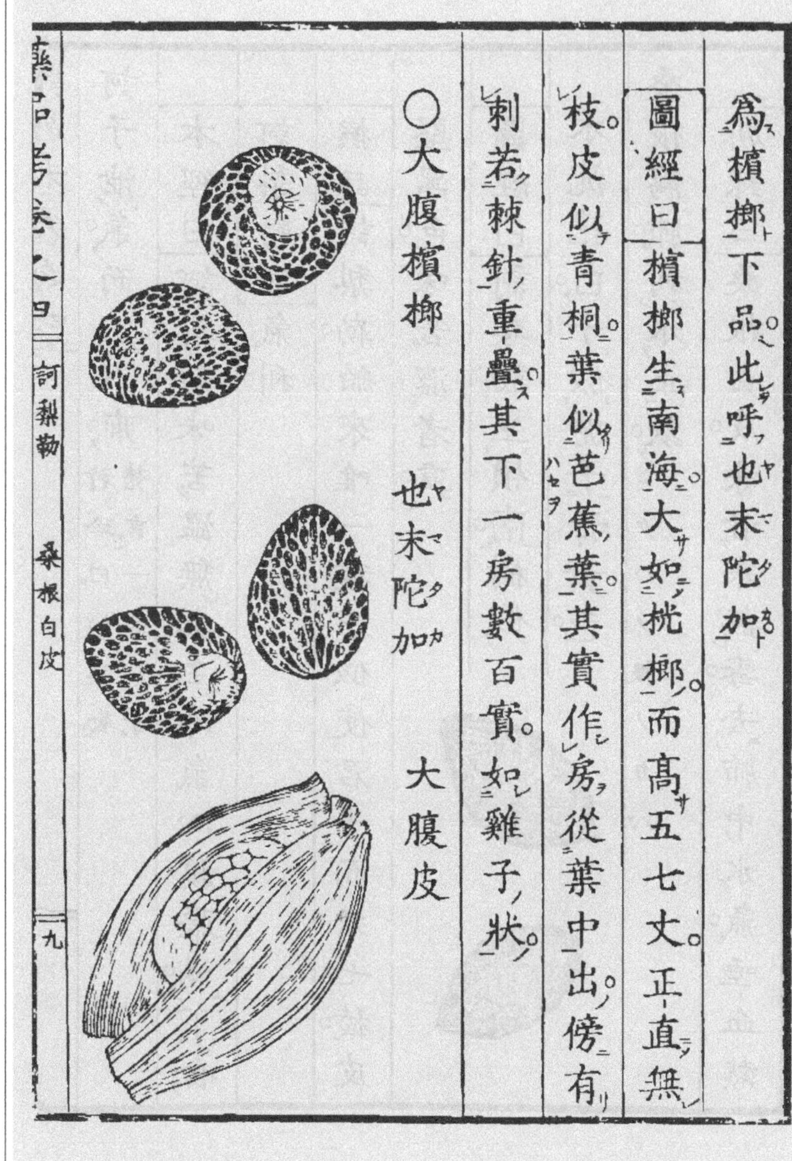
爲檳榔下品。此呼也末陀加

圖經曰檳榔生南海。大如桄榔。而高五七丈。正直無枝。皮似青桐。葉似芭蕉。葉其實作房從葉中出。傍有刺若棘針。重疊。其下一房數百實。如雞子狀。

○大腹檳榔　也末陀加　大腹皮

訶子澁氣而止下痢。時珍曰。訶梨勒。梵言。一名訶子。

本經曰訶梨勒。味苦溫無毒。主冷氣心腹脹滿下食。

訶梨勒散氣利。

撮品訶梨勒。舶來唯一種。形似使君子而六七稜。皮堅黑色。味苦澁者真。

圖經曰訶梨勒。生嶺南。樹似木浣花。白子似梔子。青黃色。

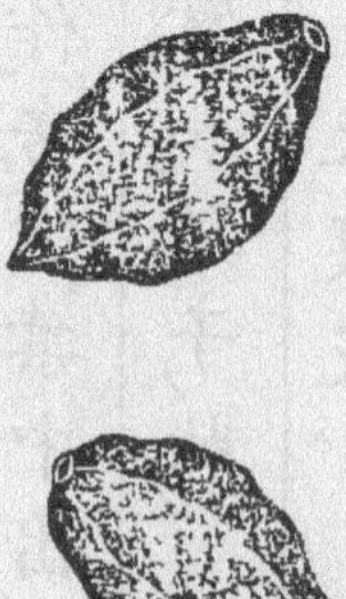

桑根瀉肺利水止欬。クハノ根ノカハ

別錄曰桑根白皮。味甘寒無毒。去肺中水氣。唾血熱

渴水腫腹滿臚脹（通雅臚脹腹鼓脹也）利水道可以縫金瘡

案其根之性自下降皮即主肺臟其味淡薄故能降瀉肺氣利水道以止欬嗽也

王不留行散病金瘡

案方內用桑東南根者取其東南生長之氣也

撰品桑根狀如楮皮柔韌其皮薄黃赤色者爲上品又皮厚帶黯色者下品藥鋪此呼皮付又浸水白曝乾者呼桑白皮可用或採其枝皮白曝者不堪入藥出城州丹州信州及東西諸州

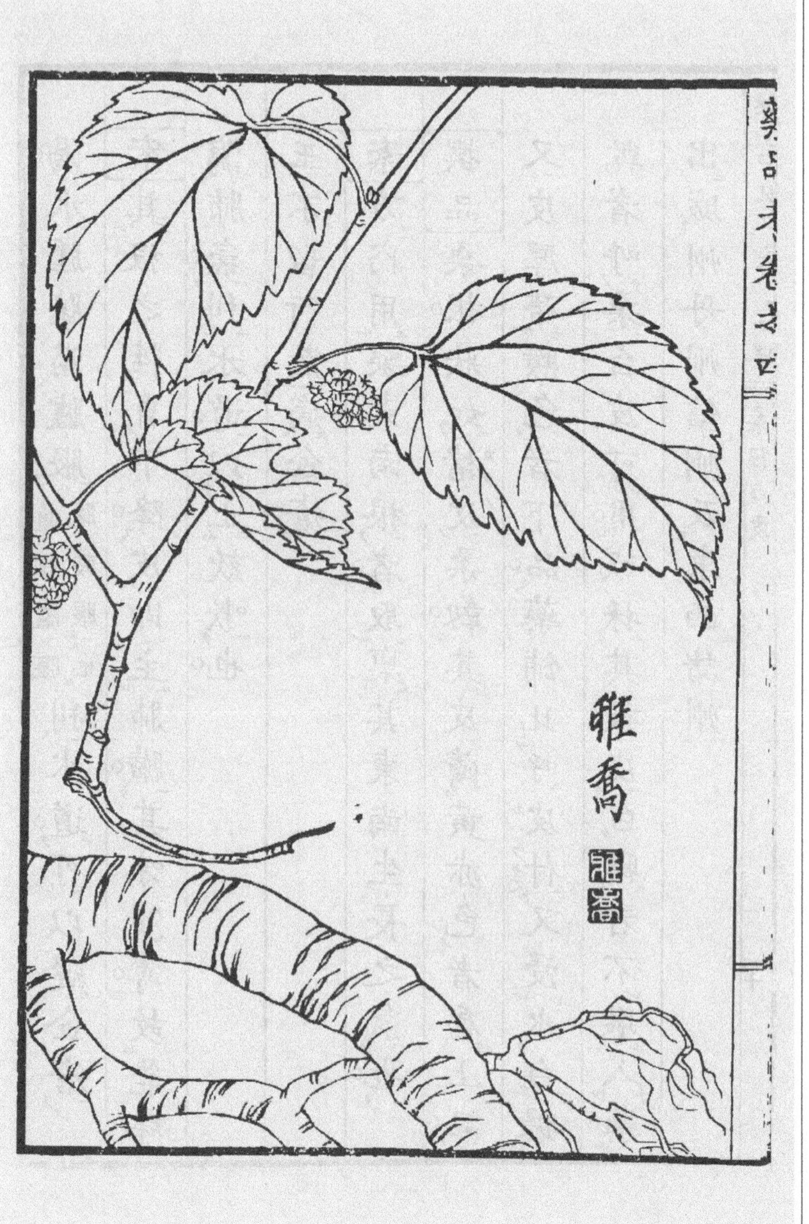
雅喬
雅喬

○桑樹似楮而高一二丈。春生葉。形圓。似荏葉綠色。夏結實。如覆盆子。此名桑椹。根柔靭。皮黃赤色。冬採根。

桔梗除滯利喉。清肺。古名アリノヒフキ。今通名。

本經曰桔梗。味辛苦微溫。主胸脇痛如刺。腹滿腸鳴。

別錄曰利五臟腸胃。補血氣。除寒熱風痹。溫中消穀。療咽喉痛。

衍義曰治肺熱氣奔促嗽逆肺癰排膿。

案其根味苦辛。有毒。故能除滯氣。竅利咽喉。清肺氣。

桔梗湯 咽痛者。可與甘草湯。不差者。

桔梗白散 欬而胸滿振寒。脈數咽乾不渴。時出濁唾

腥臭久久吐膿寒如米粥者爲肺癰

撰品桔梗有數品形似沙參屈曲皮褐色肉白有滋味者爲上品藥舖此呼皮付（或呼也宇保志）又形細潔白者呼三原（或呼也宇志[illegible]）又根粗白色者呼竹原（或呼加部幾利）此二種併稱左良志是採根浸水待腐爛而曝乾者氣味脫失不任藥用出江州信州奧州羽州等又有呼花壇者是花園中老根甚粗劣勿用

○桔梗春生苗莖漸長三四尺葉似沙參而二葉相對至末互生夏開花紫碧色爲常品又有單瓣重瓣

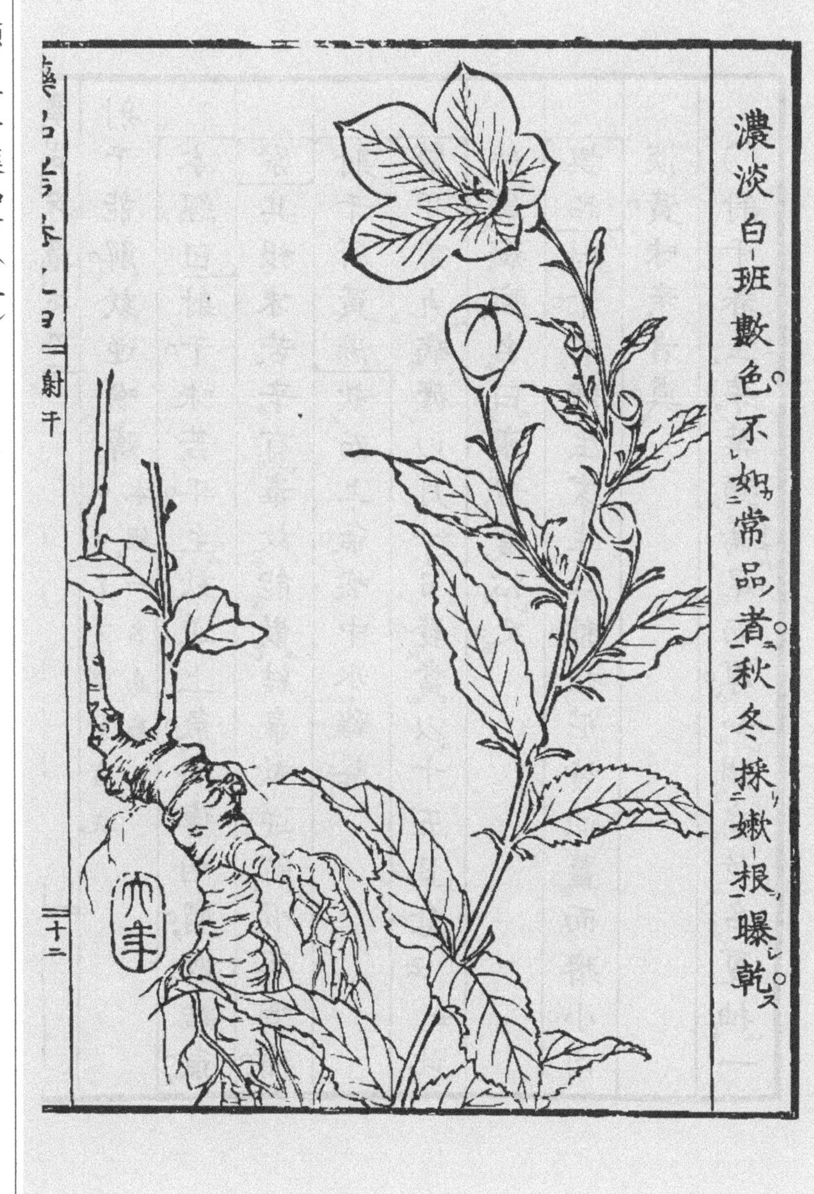
濃淡白班數色不如常品者秋冬採嫩根曝乾
射干

射干能解欬逆喉痹〇ヒアフギ。射音夜本經。一名烏扇。

本經曰射干味苦平主欬逆上氣喉痹咽痛散結氣

案其根味苦辛有毒故能散結氣欬逆解喉痹咽痛

射干麻黃湯 欬而上氣喉中水雞聲

鼈甲煎丸 病瘧以月一日發當以十五日愈云云此結爲癥瘕名曰瘧母急治之

撰品 射干有野生家生二種根形皆似薑而瘠小肉淡黃味辛者眞

〇射干春生芽葉類鳶尾而厚如開扇故名夏抽一

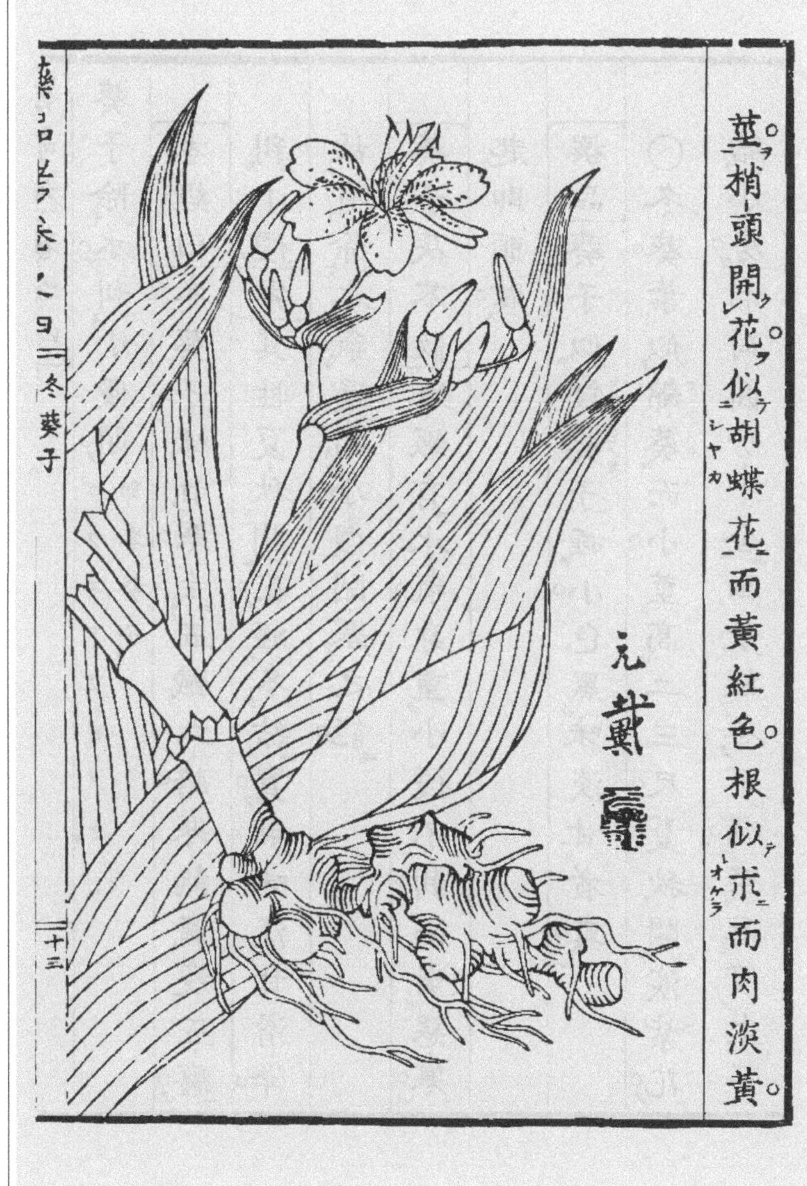

莖梢頭開花似胡蝶花而黃紅色根似朮而肉淡黃
冬葵子
十三

葵子除水利小便閉。フユアフヒノミ。即冬葵子。

本經曰冬葵子。味甘寒。主五臟六腑寒熱羸瘦五癃。利小便。

案其性夏秋開花。經冬結實。氣味淡甘滑降。故有除水氣。通利小便閉塞之能。

葵子茯苓散姙娠有水氣。身重小便不利。洒淅惡寒。起即頭眩。

撰品葵子。似錢葵子極小。色黑。味淡甘者真。

○冬葵。葉似錦葵而小。莖高二三尺。夏秋開淡紫花。結小房。形扁圓。房中含細子。經冬不凋。至春復生芽。

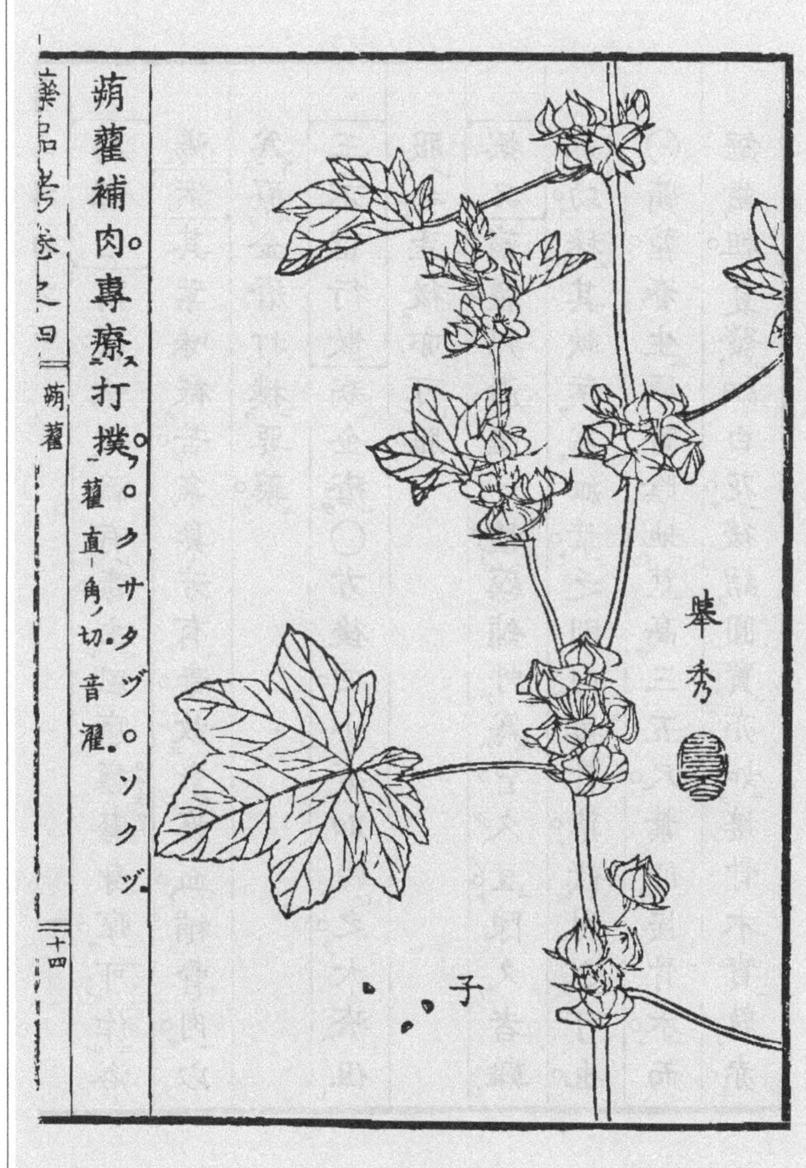

蒴藋補肉。専療ス打撲ヲ。○クサタヅ。○ソクヅ。

藋直角ノ切音濯。

藥品考卷之四　蒴藋　十四

別錄曰蒴藋。味酸溫有毒。主風瘙癮疹身痒。可作浴湯。案其葉味微苦。氣臭芳有毒。故散瘀血。補骨肉。以爲療金瘡打撲要藥。

王不留行散病金瘡○方後曰。小瘡即粉之。大瘡但服之。產後亦可服。

撰品蒴藋。邦產唯一種。藥舖呼爲曾久豆。陳久者難奏功。採其軟葉爲細。葉乏則以接骨葉代用之可也。

○蒴藋春生原野陰地。莖高三五尺。葉似接骨木而鋸齒粗。夏發細白花。後結圓實。亦如接骨木實。熟赤。

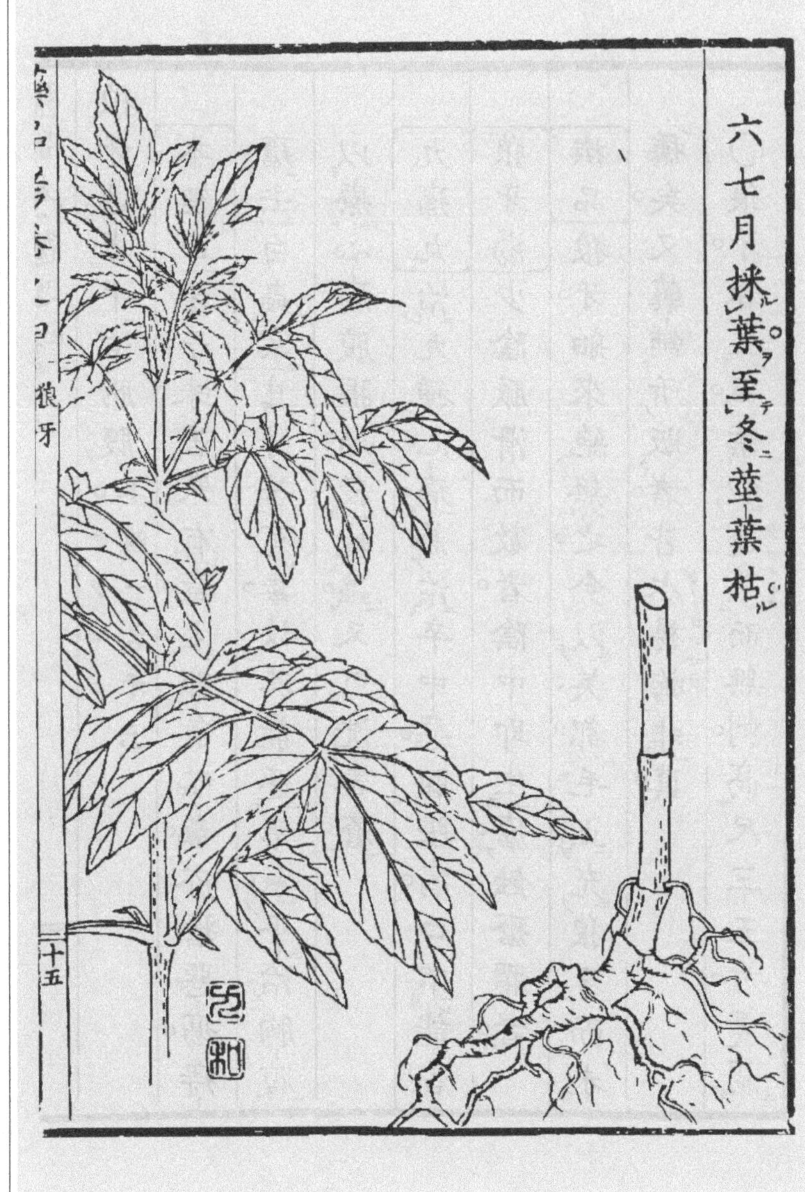
六七月採葉至冬莖葉枯
狼牙
十五

狼牙逐毒。平治胸腹。ミツモト。本經一名牙子。

本經曰 牙子。味苦寒有毒。主邪氣熱氣。疥瘙惡瘍。痔瘡。去白蟲。

案 其味苦有毒。故其能逐毒氣。平治胸腹。以療心痛腹脹痛。殺蚘蟲。又可洗毒瘡。

九痛丸 治九種心痛。兼治卒中惡腹脹痛。口不能言。

狼牙湯 少陰脈滑而數者。陰中即生瘡。蝕瘡爛者。

撰品 狼牙。舶來絶無之。今以美都毛止充狼牙。而未穩矣。又藥舖所販者。皆水楊梅。非真。

○狼牙。春生苗。葉似蓬藟而無刺。高三五寸。夏開

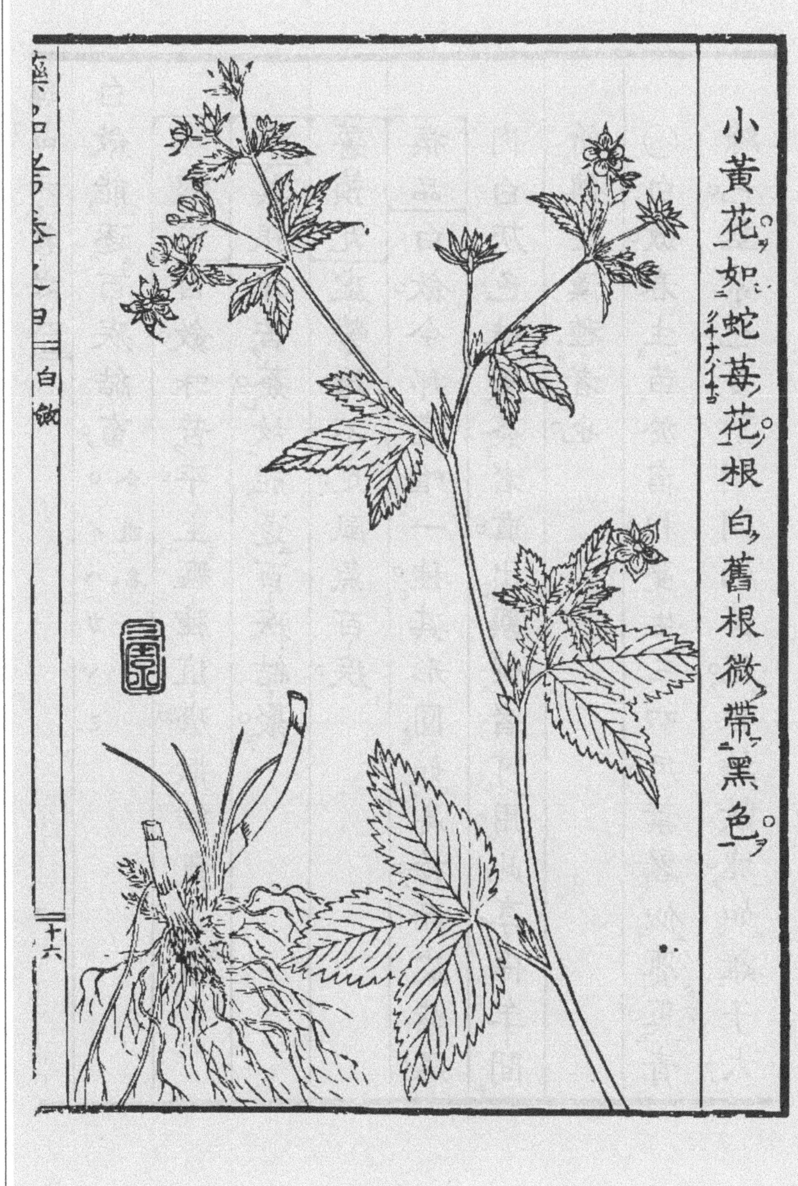
小黄花如蛇苺花根白舊根微帯黒色
白歛
十六

白斂能逐百疾結畜。イハカヾミ。今通名。

本經曰 白斂。味苦平。主癰腫疽瘡。散結氣。止痛。

案 其根味苦薟。故能逐百疾結聚。

薯蕷丸 虛勞諸不足。風氣百疾。

撰品 白斂。今邦產唯一種。其形圓如烏梅。而皮紫黑。肉白灰色。味苦薟者眞。出藥鋪者可用。此享保年間所傳之漢種者也。

○白斂。春生苗於宿根。蔓生三四尺。葉畧似蘡薁。青綠色。莖紫色。夏葉間開細黃花。根結數塊。如雞子大。

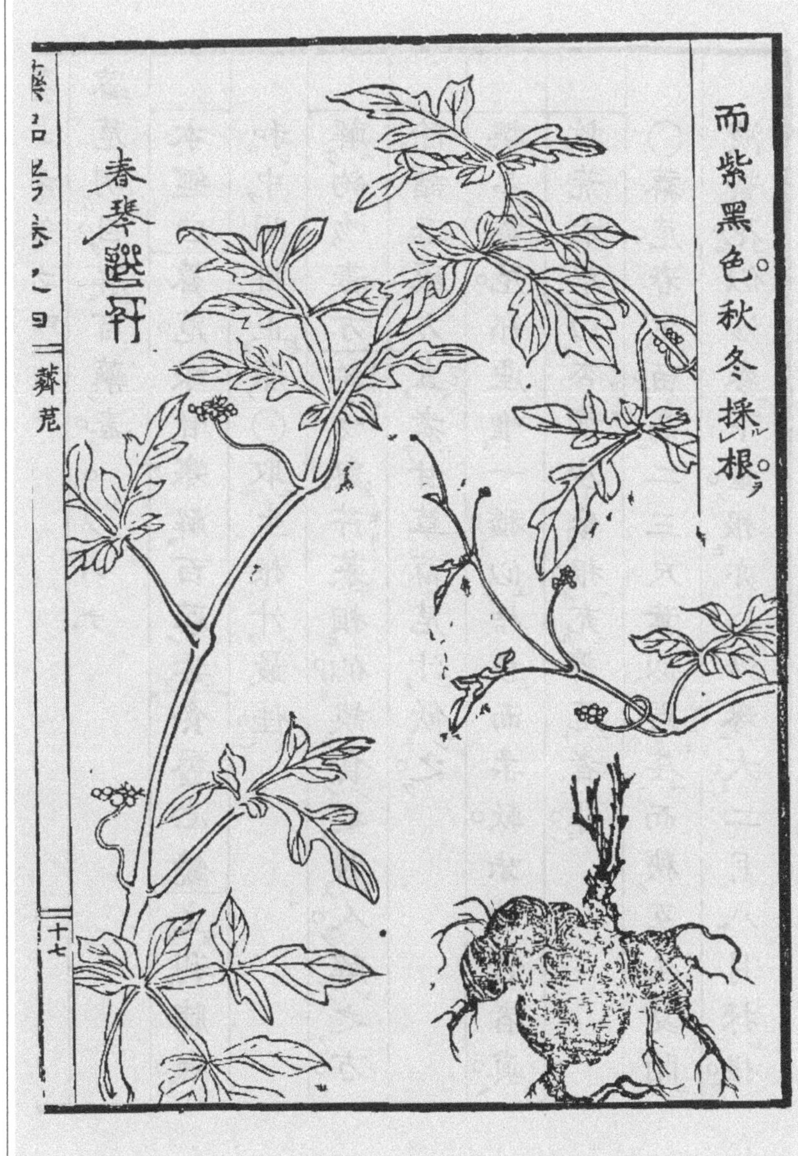
而紫黑色。秋冬採ル根ヲ。
春琴選并
十七

薺苨明目解百藥毒。ソバナ。

本經曰 薺苨味甘寒。解百藥毒 食醫心鏡 主利肺氣

和中明目止痛。○取生根汁最佳。

解鉤吻毒方 鉤吻與芹菜相似。誤食之殺人。解之方。

除諸毒藥方 宜煮甘草薺苨汁飲之。

撰品 薺苨邦產唯一種。似桔梗而柔軟。味甘苦者眞。

救荒本草 以杏葉沙參根充薺苨者非。

○薺苨。春生苗。高二三尺。葉似野荏而狹。互生。夏開淡紫花。似沙參下垂。根亦似沙參大。二月八月採根。

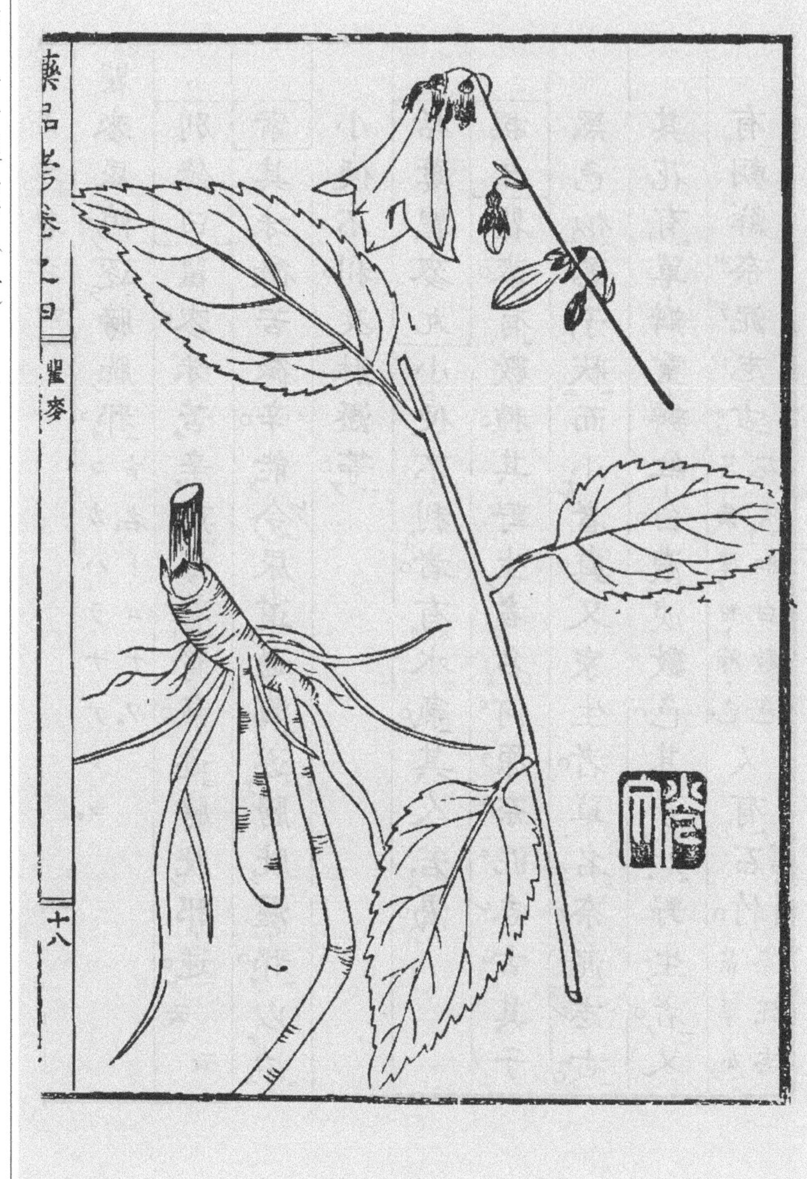
藥品考卷之四
瞿麥
十八

瞿麥尿瀉逐膀胱邪。カハラナデシコ。古名トコナツ。

別錄曰瞿麥味苦辛無毒養腎氣逐膀胱邪逆。云云

案其味微苦微辛。能令尿道通瀉逐膀胱壅邪以治小便不利。及淋瀝等。

栝蔞瞿麥丸小便不利者。有水氣。其人若渴。

撰品瞿麥。有數種。其野生者名河原奈泥志古。其子黑色似葱子狀而小者真。又家生者。單名奈泥志古。其花有單瓣重瓣紅白。濃淡數色。其子如野生者。又有朝鮮奈泥志古。其葉厚粉綠色。花有紅白數色。又有石竹。苗葉如奈泥志

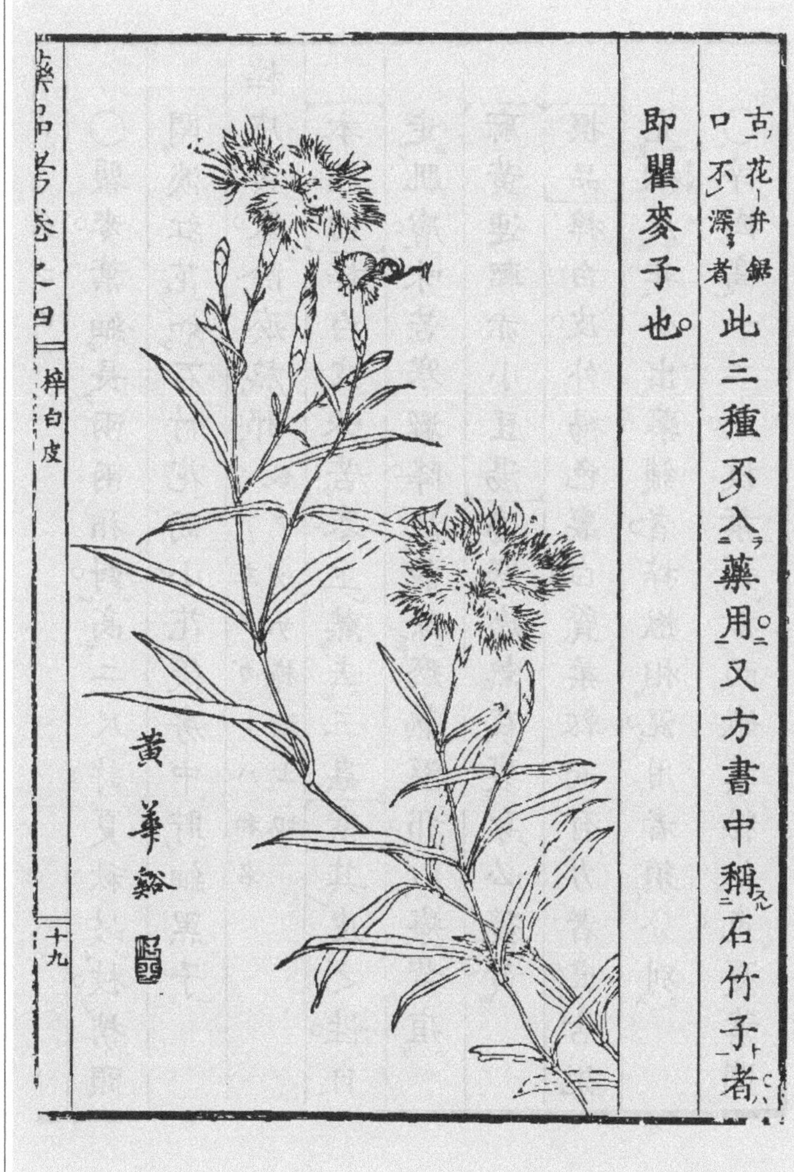

古花升鋸口不深者此三種不入藥用。又方書中稱石竹子者，即瞿麥子也。

藥品考卷之四　梓白皮　十九

○瞿麥葉細長兩兩相對高二尺許夏秋岐枝梢頭開淡紅花如石竹花而小花後房中貯細黑子

梓皮黃家除瘀熱邪（アカメガシハ。和名 鈔。アヅサ。梓。祖士切。）

本經曰梓白皮味苦寒主熱去三蟲案其皮之性白走肌膚味苦寒澀降故能除瘀熱溼邪以療黃疸

麻黃連軺赤小豆湯傷寒瘀熱在裏身必發黃

撰品梓白皮外褐色裏白質柔靭而有力者眞古說充楸皮非今出藥鋪者梓楸相混用者須分別

○梓樹高一二丈枝葉類楸而嫩葉粉紅色夏葉間

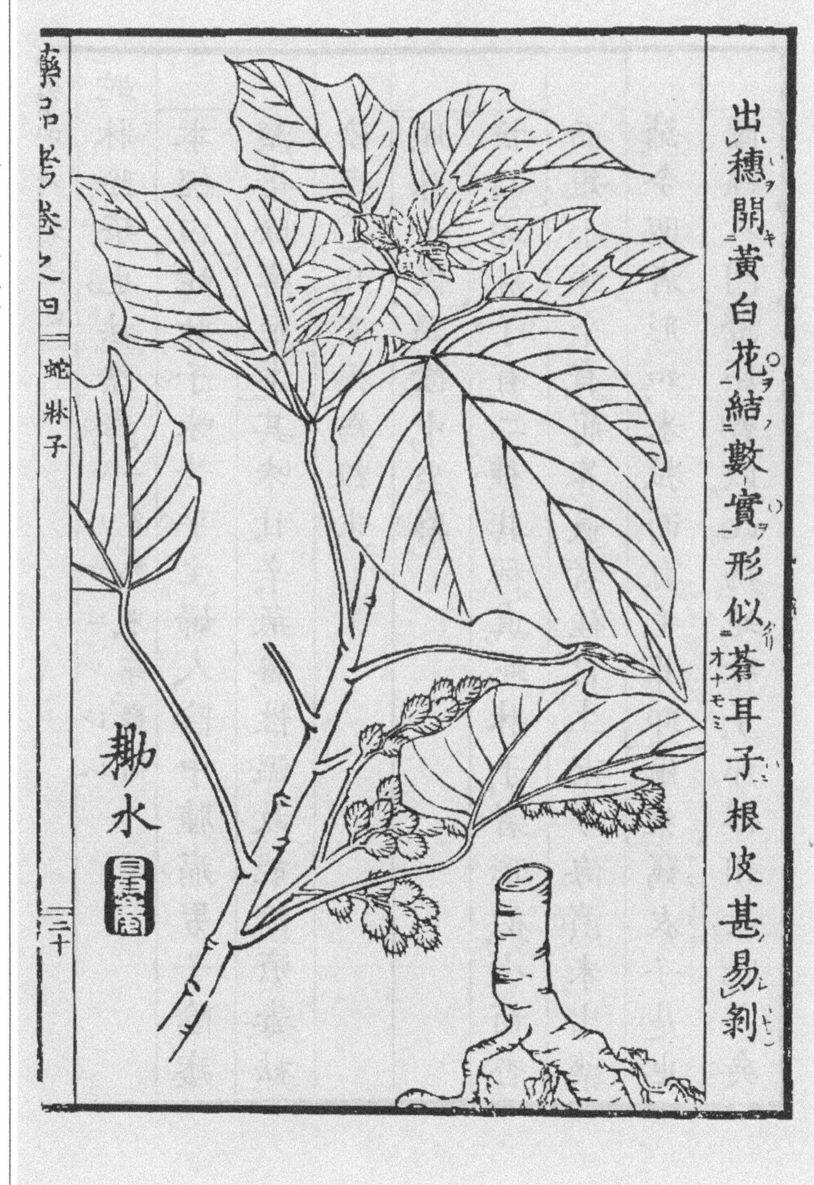
藥品考卷之四
蛇牀子
二十
出穗開黃白花結數實形似蒼耳子根皮甚易剝

蛇牀除瘡也祛陰痒。ハマニンジン 一名蛇米。痒、癢同。

本經曰蛇牀子味苦平主婦人陰中腫痛男子陰痿溼癢除痺氣

案其味甘辛氣香性溫故能除瘡毒祛陰痒（○）凡使擣爲粗末

蛇牀子散 溫陰中坐藥

撰品 蛇牀子有二種其稱眞蛇牀子者形似小茴香而短小味辛有荊芥氣者佳自生南方海濱未出藥鋪今販者形如米粒而有毛茸即爾雅竊衣子是也

圖經 入門 證類 皆以此爲蛇牀子邦俗相效既久矣

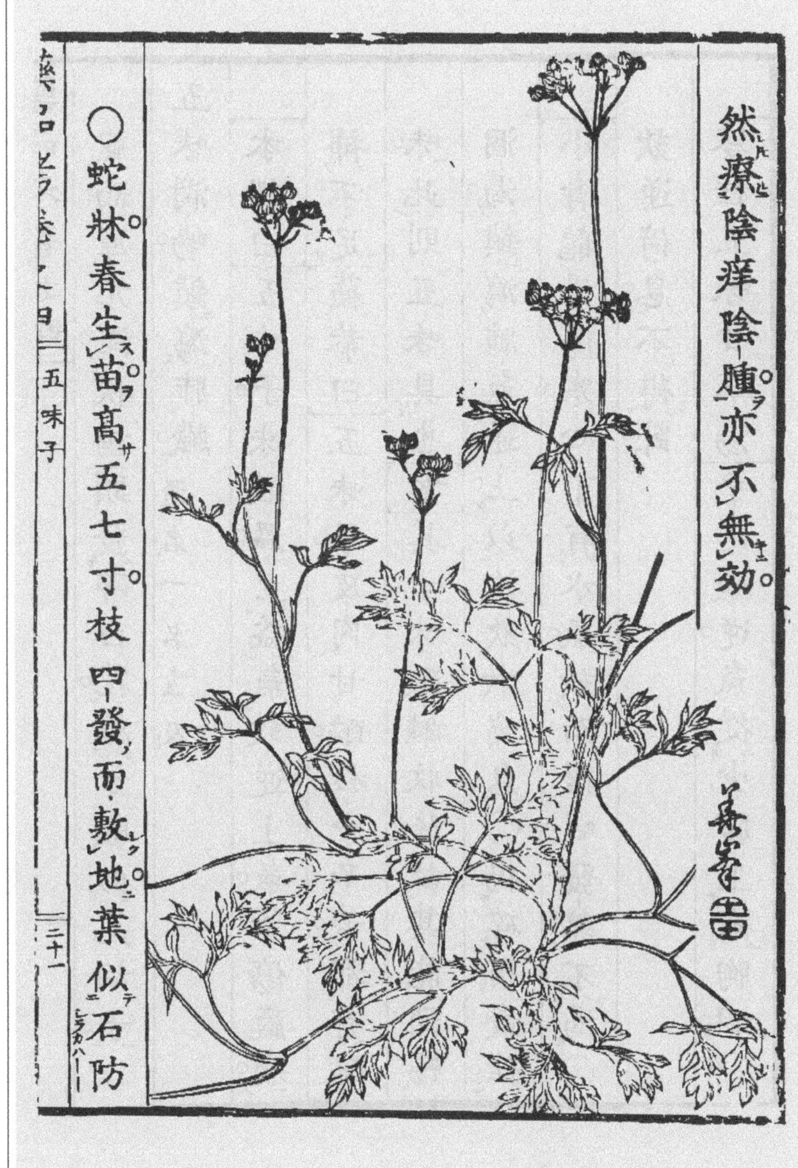
然療陰痒陰腫亦不無効。

○蛇牀春生苗高五七寸枝四發而敷地葉似石防

五味子

二十一

風而厚光澤秋梢頭發碎白花。結子頗似茈胡子。

五味潤暢鎮瀉肺臟。通名一名玄及

本經曰五味子味酸溫。主益氣欬逆上氣勞傷羸瘦。補不足。蘇恭曰五味子皮肉甘酸。核中辛苦。都有鹹味。此則五味具也。案其子味酸鹹收降。故其能潤暢涸渴。鎮瀉肺氣逆上。以治欬嗽喘息○搗碎用最佳。

小青龍湯傷寒心下有水氣。欬而微喘。發熱不渴○欬逆倚息不得臥。

苓桂五味甘草湯手足厥逆。氣從少腹上衝胸咽云云

【撰品】五味子有數種其朝鮮產粒似胡椒而小黑色滋潤味酸微甘其核苦辛香者爲最上藥舖此稱本朝鮮或呼黑五味子【時珍】所謂北五味子是也凡試其核如黃蜀葵子而赭色者眞享保中傳朝鮮之種今人間栽之其實秋熟紅紫色蒸乾則色黑與朝鮮產無別未出藥舖又邦產者方言末都部奴其粒如朝鮮產而大倍之色紫黑滋潤氣味相似但酸味不厚次之呼爲熟五味子復蒸之者呼大蒸凡黑色滋潤者俱可用其未熟淡赭色滋味薄者下品生和州宇陀紀州熊野

又名護屋五味子。其粒同上。色紫赤。皮上白如霜。味酸鹹而滋潤微者下品。生信州山谷。皆轢于名護屋製之。故名。是市人取其未熟小者。製以醋。故皮上發霜。呼粉吹五味子。此僞呼朝鮮五味子。又有小蒸五味子。其粒小。色黑。味苦。是南五味子。非真。或商人用爲梅煎汁淶之。以令酸且黑者有之。不堪用。

○北五味子。蔓延一二丈。春生芽。葉似杏葉。鋸齒粗。葉間開白花。內帶紅色。花後結實。如蘡薁子。秋熟紅紫色。冬葉落。邦產者類朝鮮產。而葉似南五味子。鋸齒粗。實似葡萄而小。秋熟紫色。冬葉枯。

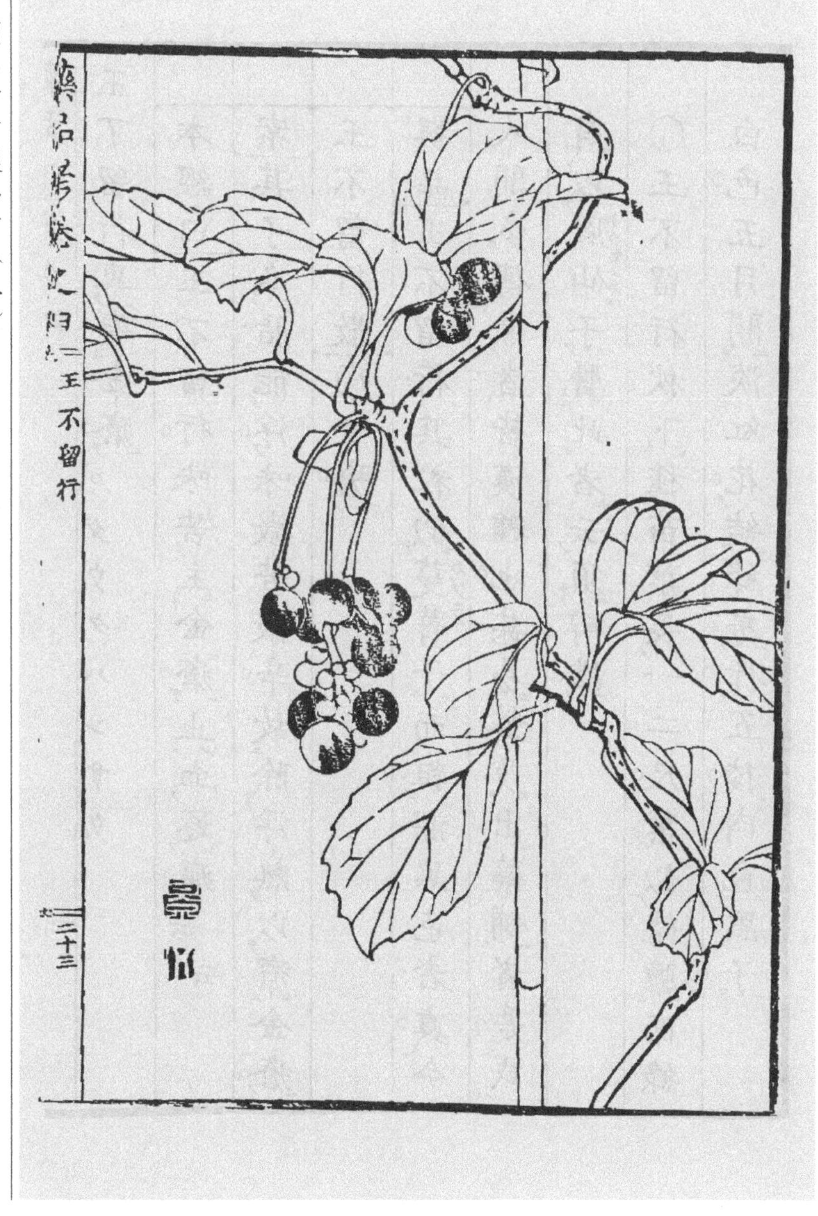
王不留行
二十三

王不留行專療金瘡。ダウクハンサウ。

本經曰王不留行。味苦主金瘡止血逐痛云云

案其子多脂能浮。味微苦微辛故除浮熱以療金瘡。

王不留行散病金瘡。

撰品王不留行。其粒似蔓菁子而粗。深黑色者真。今人間多傳栽者。皆漢種也。甚易繁茂。出藥舖者是。或有以鳳仙子贋此者。云須辨識。

○王不留行。秋下種。苗葉長一二尺。葉似龍膽而緣白色。五月開淡紅花。結綠房。作五稜。內包黑子。

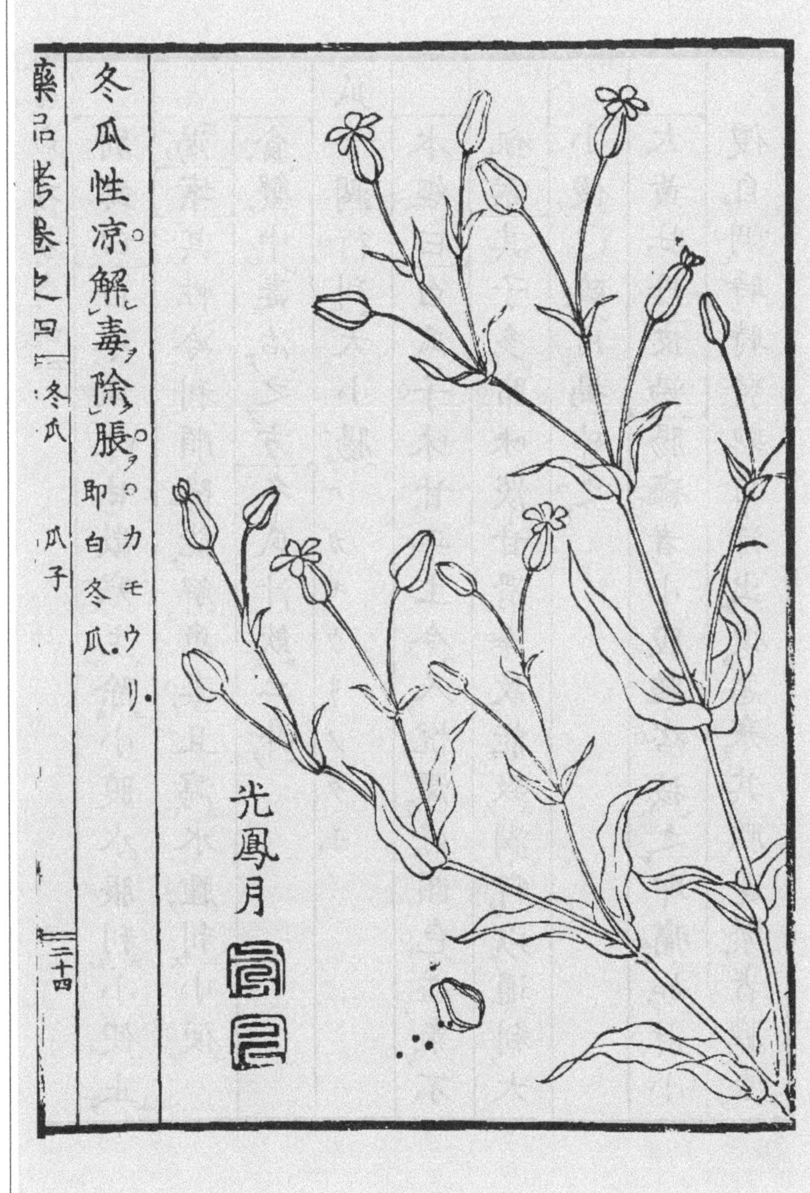

冬瓜性凉。解毒除脹。カモウリ。即白冬瓜。

光鳳月

藥品考卷之四　冬瓜　瓜子　二十四

別錄曰白冬瓜味甘微寒主除小腹水脹利小便止渴○**案**其性冷利順降能解魚毒且瀉水腫利小便

食蟹中毒治之方冬瓜汁飲二升

瓜子潤行利大小腸○カモウリノタ子

本經曰白瓜子味甘平主令人悅澤好顏色益氣不飢○**案**其子多脂味淡甘滑降故能致潤行以通利大小便○臨用搗碎之

大黃牡丹皮湯腸癰者小腹腫痞按之即痛如淋小便自調時時發熱自汗出復惡寒其脈遲緊者膿未

成可下之當有血。脈洪數者膿已成不可下也。

瓜瓣同上。唯異名狀。

案瓜瓣。即冬瓜子也**正字通**瓣音片。即瓜犀。**時珍**曰其瓤謂之瓜練。其子謂之瓜犀。在瓤中成列。

千金葦莖湯治欬有微熱。煩滿胸中甲錯。是爲肺癰

撰品冬瓜子形似南瓜子。緣厚色白。其新充實者爲佳。本文唯曰瓜子。曰瓜瓣。不指何者。故前人或爲甜瓜子。或爲冬瓜子。不一定矣。案**外臺****千金**皆用冬瓜而不見用甜瓜者。

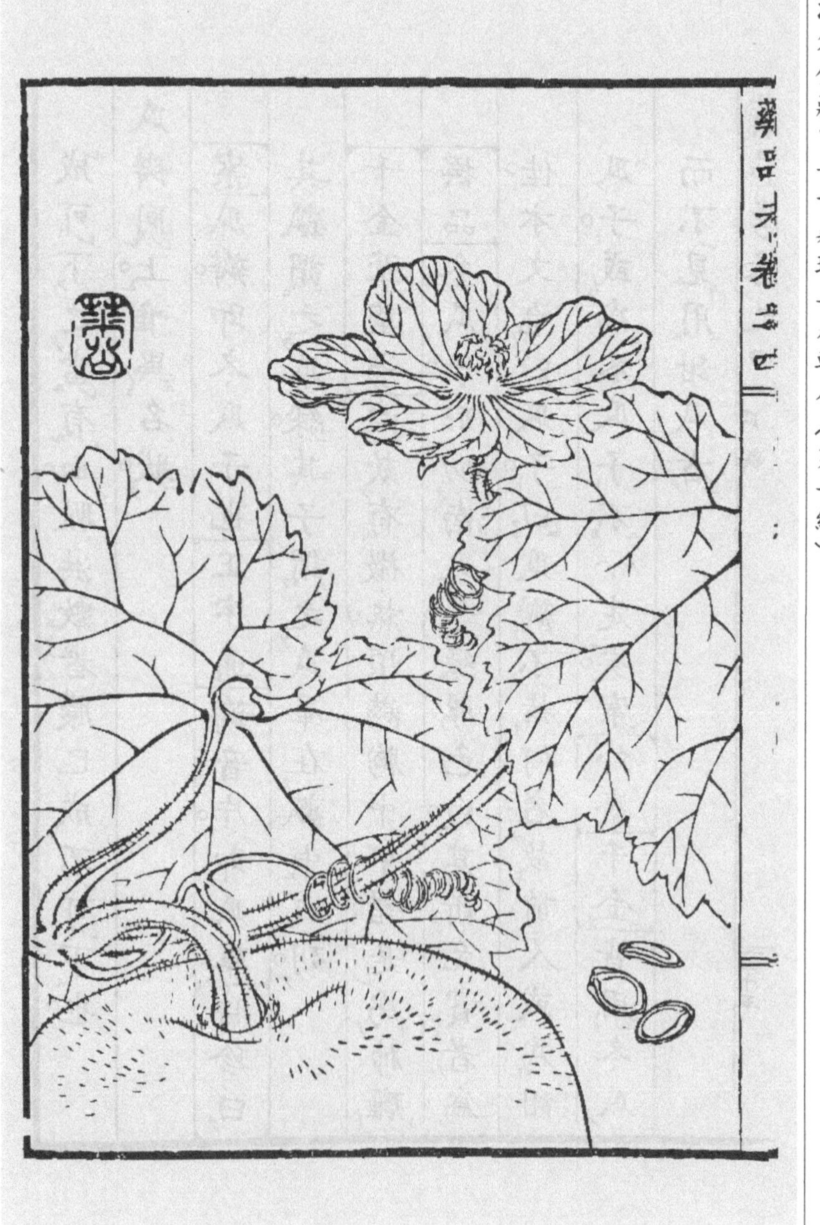

○冬瓜。春下種。葉似南瓜及絲瓜。夏秋蔓延。開黃花結瓜。大者如斗。皮綠色。外面白。如粉子瓤都白色。

粳米專養保胃之長。○ウルコノ○ウルシ子

別錄曰。粳米味甘苦平無毒。主益氣。止煩。止洩。云云

案其爲性。得夏秋之陽氣而成熟。氣味甘溫。滋潤。專主補養。故衍義曰。平和五臟。補益胃氣。其功莫逮云。是卽百穀之宗。非治病之物。其功在保養胃氣。此故仲景氏用石藥駿藥。則加粳米。以使胃氣不敗也。

白虎湯。傷寒脈浮滑。此表有熱。裏有寒。

竹葉石膏湯傷寒解後。虛羸少氣。氣逆欲吐者。

附子粳米湯腹中寒氣。雷鳴切痛。胸脇逆滿嘔吐。

桂枝湯大建中湯服後飲米粥者。亦保胃助藥力也。

撰品粳米。早中晚品類甚多。用古方者。唯以白晚米隔年者爲良。又方中有陳廩米。味淡甘平和。補虛羸調腸胃。又糯米。味甘溫。能溫補脾胃。虛冷固滑利。發痘瘡。其用各不同。其他如籼米早稻粗糯者。勿用。

○粳米。春分先浸種穀。雨後取之。下田生芒。五六寸。夏至移種田。漸長二三尺。秋出穗。開細花。結稻。霜後

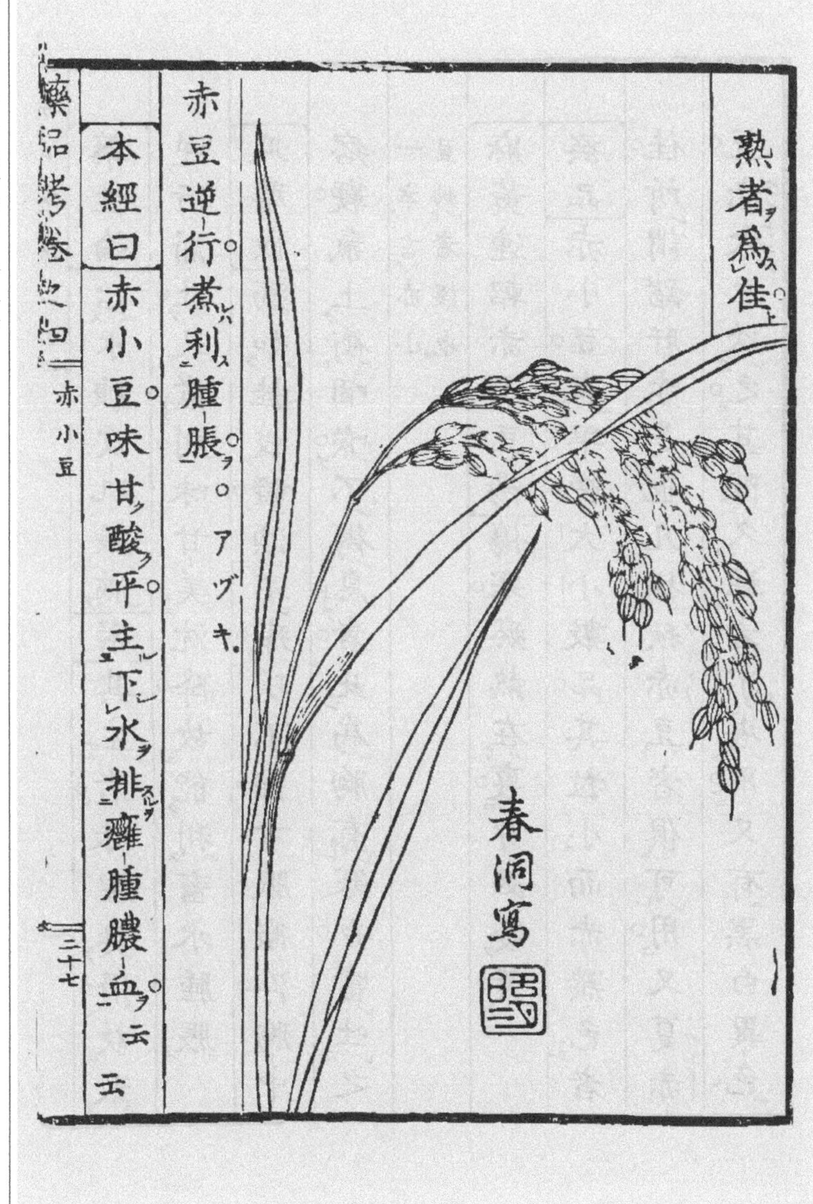

熟者ヲ爲ス佳ト。

春洞寫

赤豆逆行煮ハ利ス腫脹ヲ。アヅキ。

本經曰赤小豆。味甘ク酸ク平。主ル下ス水ヲ排スル癰腫膿血ヲ。云云

【藥性論】治水腫皮肌脹滿【案】其生者味腥臭滑故致逆行涌吐又煮則味甘美沈降故能利畜水腫脹。

【瓜蔕散】病如桂枝證頭不痛項不強寸脉微浮胸中痞鞕氣上衝咽喉不得息者此爲胸有寒也當吐之。一本言赤小豆炒者誤也。

【麻黃連軺赤小豆湯】傷寒瘀熱在裏身必發黃。

【撰品】赤小豆有早晩大小數品其粒小而赤黯色者佳所謂豬肝赤是也凡稱秋赤豆者俱可用又夏赤豆赤大豆次之其陳久蛀者不堪用又有黑白異色

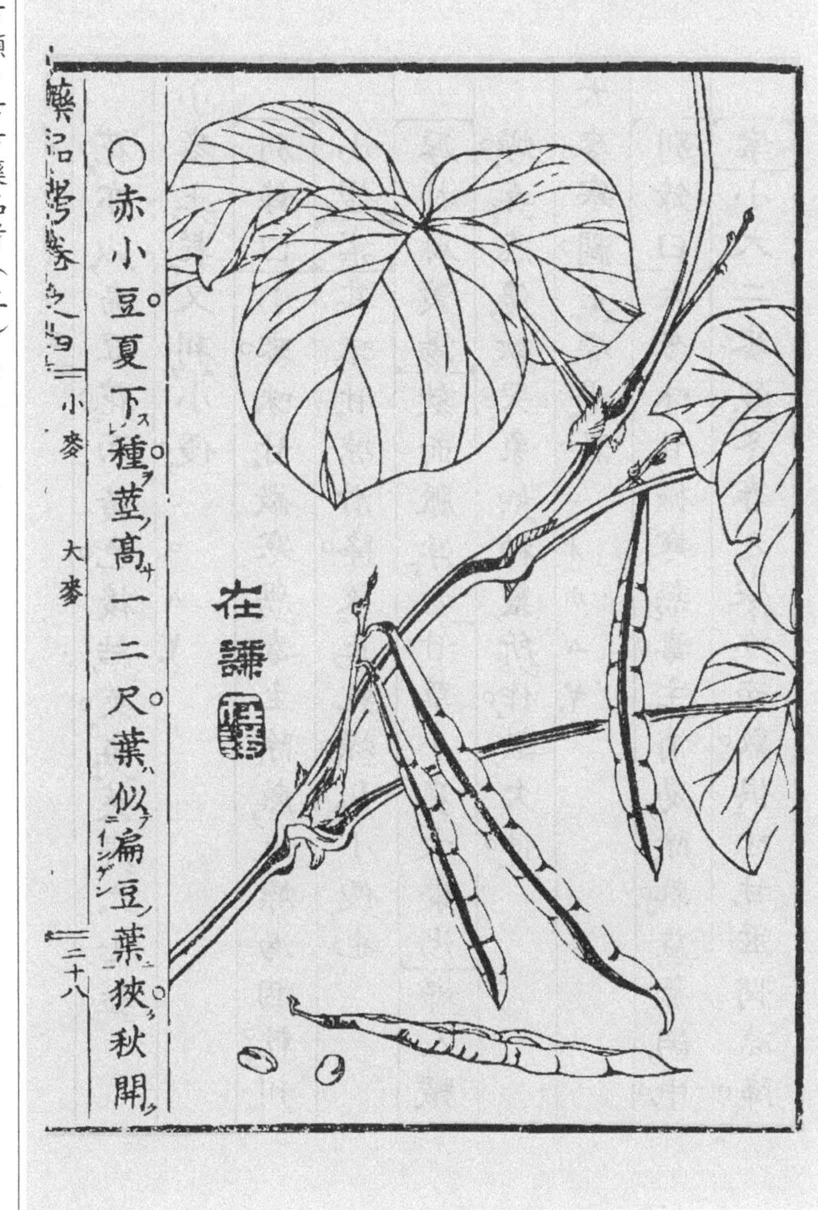
藥品考卷之四
小麥　大麥
二十八
○赤小豆。夏下種。莖高一二尺。葉似扁豆葉狹。秋開
在謙

花亦似扁豆花而黃色後結莢每莢貯六七粒

小麥止乾又利小便。コムギ

別錄曰小麥味甘微寒無毒主除熱止燥渴咽乾利小便

案其味甘涼滑降故止乾燥利小便也

厚朴麻黃湯欬而脈浮者

甘草小麥大棗湯婦人臓燥喜悲傷欲哭象如神靈所作數欠伸

大麥寒潤止燥渴焉。オホムギ

別錄曰大麥味甘微寒無毒主消渴除熱益氣調中

案小大二麥經冬春之寒冷而熟俱味甘滋潤涼降

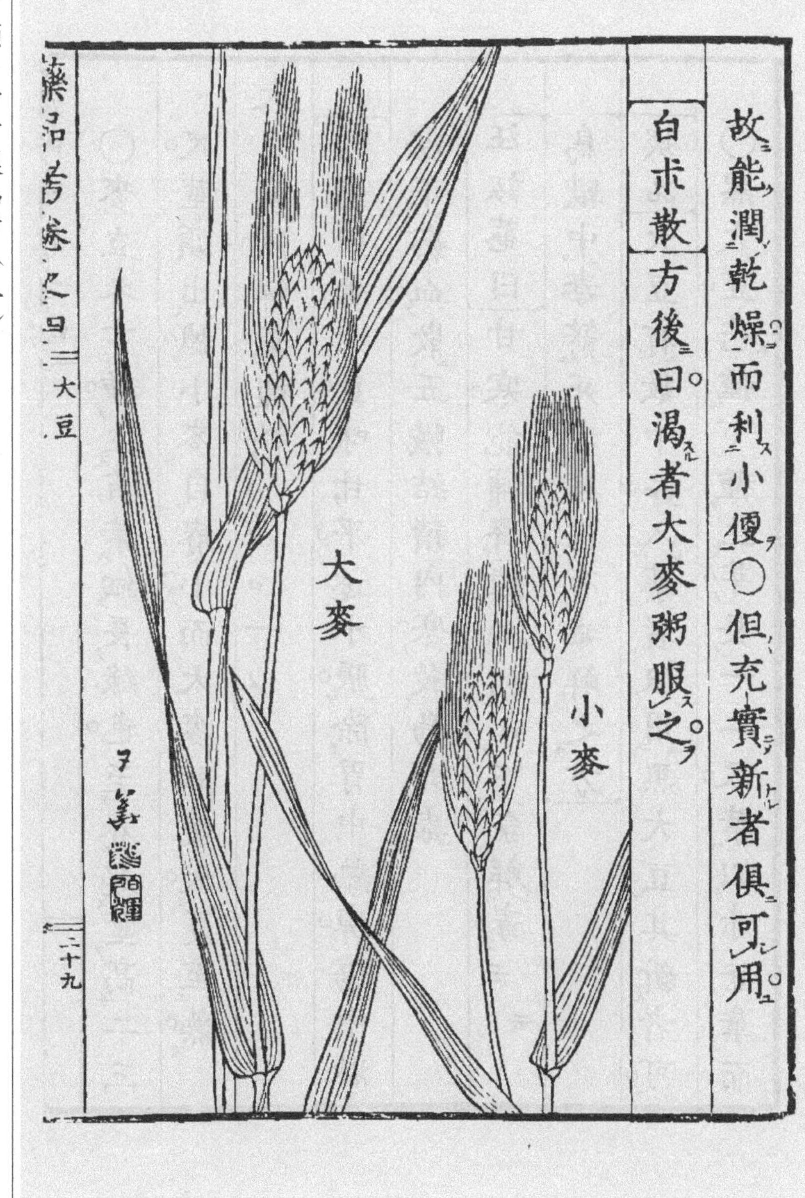

故能潤乾燥而利小便○但充實新者俱可用。

白朮散方後曰渴者大麥粥服之。

藥品考卷之四　大豆　二十九

○麥立冬下種生苗葉細長綠色至春起莖高二三尺莖頭出穗小麥自穧小而大麥即綫大夏至熟

大豆瀉滿解毒補腎。クロマメ

別錄曰生大豆味甘平逐水脹除胃中熱痹傷中淋露下瘀血散五臟結積內寒殺烏頭毒

汪訒菴曰甘寒能補腎鎮心利水下氣解毒云云

鳥獸中毒箭死者其肉有毒解之方

撰品大豆有數十品入藥者但用黑大豆其新者可

○黑大豆芒種下種生芽長一二尺葉似赤豆葉而

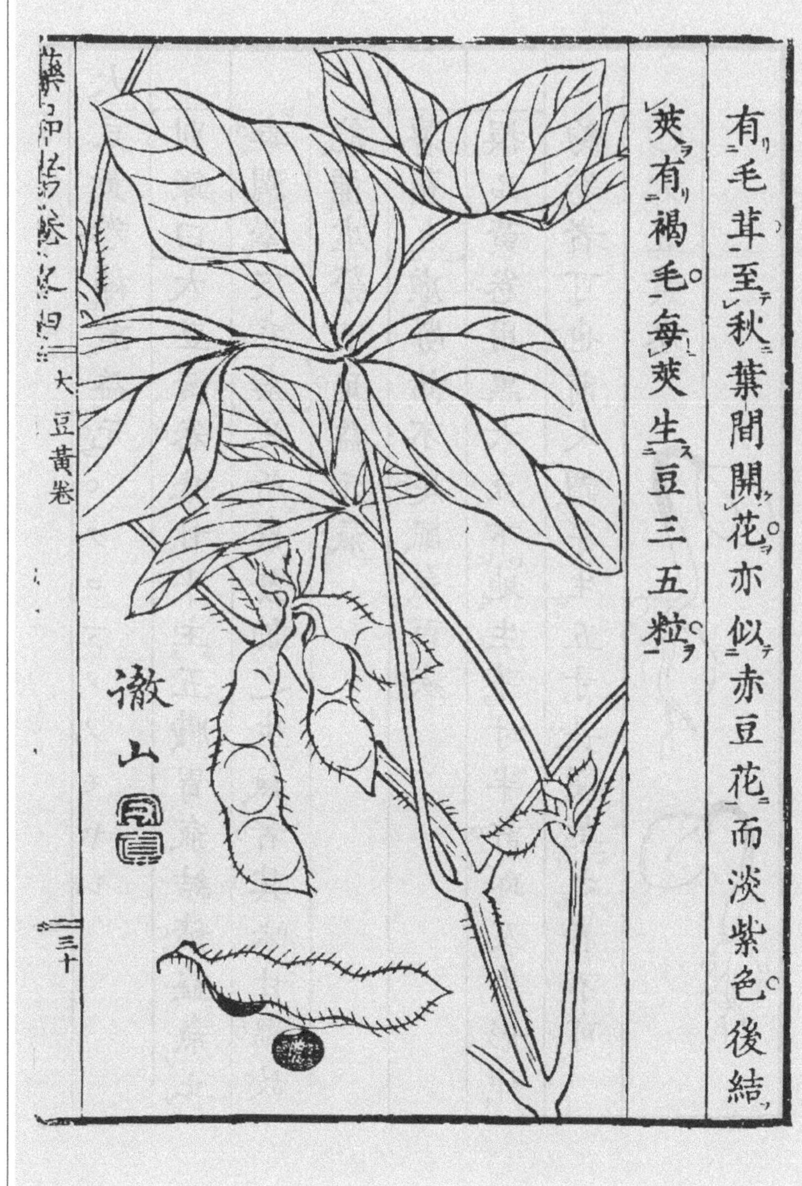

有毛茸至秋葉間開花亦似赤豆花而淡紫色後結
莢有褐毛每莢生豆三五粒

大豆黃卷

三十

大豆黃卷。補虛益元。クロマメノモヤシ

別錄曰大豆黃卷。味甘平。主五臟胃氣結積。益氣止毒。潤澤皮毛。

宗此所稟發動之生氣者。其味甘溫。故能補虛勞不足。益元氣。

薯蕷丸虛勞諸不足。風氣百疾。

撰品黃卷用黑大豆。下地生芽寸半許。即反生形作鉤卷者可也。前人謂芽生五寸。長便乾之者不可。

○大豆黃卷

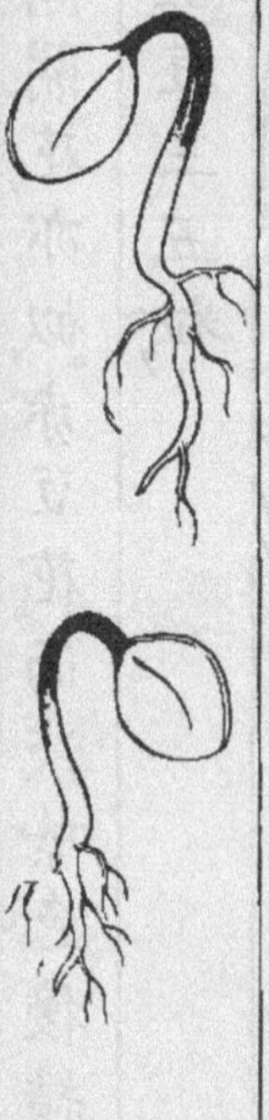

香豉升散虛煩滿悶。カラナツトウ。即淡豆豉。

別錄曰　豉。味苦寒無毒。主傷寒頭痛寒熱。瘴氣惡毒。煩躁滿悶。虛勞喘吸。兩脚疼冷。殺諸毒。

梔子豉湯　發汗吐下後。虛煩不得眠若劇者必反覆顛倒。心中懊憹○發汗若下之。而煩熱胸中窒者。

撰品　豉有鹽豉淡豉二種。入藥者可用淡豉。藥舖但呼豆豉。其販者製甚粗劣。不堪用。當家製。

外臺秘要　造淡豉法。用黑大豆二三斗。六月內淘淨。水浸一宿。瀝乾蒸熟。取出攤席上。候微溫蒿覆。每三日一看候。黃衣上遍。不可大過。取晒簸淨。以水拌乾溼得所。以汁出指間爲準。安甕中。築實桑葉蓋厚三寸。密封泥於日中。晒七日。取出曝一時。又以水拌入甕如此七次。再蒸過攤去火氣。甕收。築封即成矣。

麪消穀癥。開胃快腸。麴同。カウヂ。

別錄曰麴味甘大暖。療臟腑中風氣。調中下氣。開胃消宿食。除腸胃中塞。用之當炒令香。案其味甘性大溫。故能消化飲食。開胃氣。潤腸中。

薯蕷丸虛勞諸不足。風氣百疾。

撰品　米麪爲良麥麴亦可用又神麴ハ別品

膠飴溫良調和五臟　シルアメ

別錄曰飴糖味甘微溫主補虛之止渴去血

案　其味甘美性大溫故能消穀調和脾胃及諸臟以解烏頭附子等毒

建中湯　虛勞裏急悸衄腹中痛云云

撰品　飴卽如黃明膠狀而軟者爲上品其堅爲硬糖次之凡用糯米造者俱可用

造法　糯米一升蒸熟大麥蘖一合炒爲粗末和糯米

飯又合白湯一升安于釜內置暖處半日許候其飯糜爛盛布袋絞取汁以文火煎煉成

清酒助陽行百藥方。一名淳酒。コキサケ。

別錄曰酒味苦甘辛大熱有毒主行藥勢殺百邪惡毒氣 案清酒即對濁酒之名其味甘辛性大熱値寒獨不氷故有助陽氣通血脈行百藥之能

麻黃淳酒湯治黃疸 鼈甲煎丸 證見于射干下

白酒溫養脾胃通暢。ウスキサケ。

案白酒味甘辛性大溫故養脾胃和血脈以致潤暢

栝蔞薤白白酒湯胸痺之病。喘息欬唾。胸背痛短氣。

撰品　酒有數十品。凡入藥者。須用米酒。其味甘辛美。色如琥珀者稱清酒。淳酒。方書稱黃酒。無灰酒。酒肆此呼幾左計。隔年者良。又始熟成者爲白酒。俱京都産爲勝。或味甜有沫者。或辛烈色不醇者下品。

苦酒下行。殺毒消瘡。即醋。

別錄曰。醋味酸温無毒。主消癰腫。散水氣。殺邪毒云云

案　其味酸苦收斂。能下降。故其力勝毒氣。消瘡爛。

苦酒湯　少陰病。咽中傷生瘡。不能言語。聲不出者。

飲食中毒煩滿治之方

撰品 醋有數品。入藥者唯用米醋。凡味極酸美溫者為上品。俗此呼幾須。或以糟粕及敗酒造者帶鬱臭。或氣味緩者。並不堪入藥。

醋漿降涼。止嘔逆上。ハヤス。醋酢通

別錄曰。漿水味甘酸微溫無毒。主調中引氣開胃止渴消宿食。白花者佳。煎令醋。止嘔。

案 凡酸收之。味能下逆氣。止嘔氣。猶含白梅。止注船。

白朮散 加減法曰。若嘔。以醋漿水服之。云云陳嘉謨曰漿醋也。炊粟米熱投冷水中浸五六日味酢生白花色類漿故名若浸至敗者害人。

鬼臼 通名。綱目。山荷葉。本經。一名九臼。

本經曰鬼臼味辛溫主殺蠱毒鬼疰逐邪解百毒。

紫石寒食散治傷寒令愈不復。

撰品鬼臼。邦產難得。舶來亦無之。今藥鋪販者此也。貝留末草根不眞。此草一莖直上葉五出如車輪故名其根大徑寸許。土人截之五六分。其乾者皆凹如臼狀。生城州丹州等。

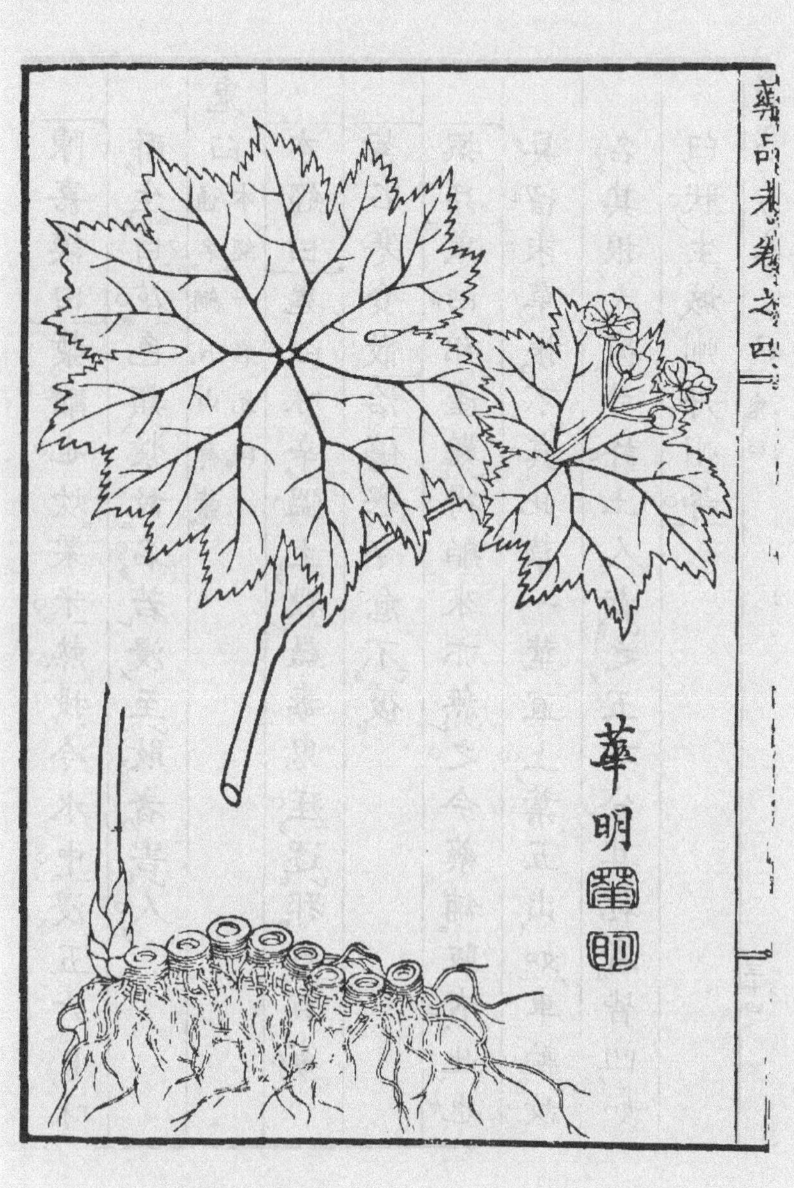
藥品卷之四
華明

筌洲西山曰鬼臼生深山陰谷雪後生苗一莖一葉莖梢當葉心頗似蓖麻葉有鋸齒其經一年者岐一莖生一葉其上開白花似野梅花而六瓣中有黃蕊花後結實熟黑內有細子冬莖枯則根爲一臼猶黃精一年生一臼及八九年則八九臼根肉皮鬚淡黃色如射干其味全苦

雲實。ジヤケツイバラ。カハラフヂ。

本經曰雲實味辛溫主洩痢腸澼止痛除寒熱

蜀漆散瘧多寒者。

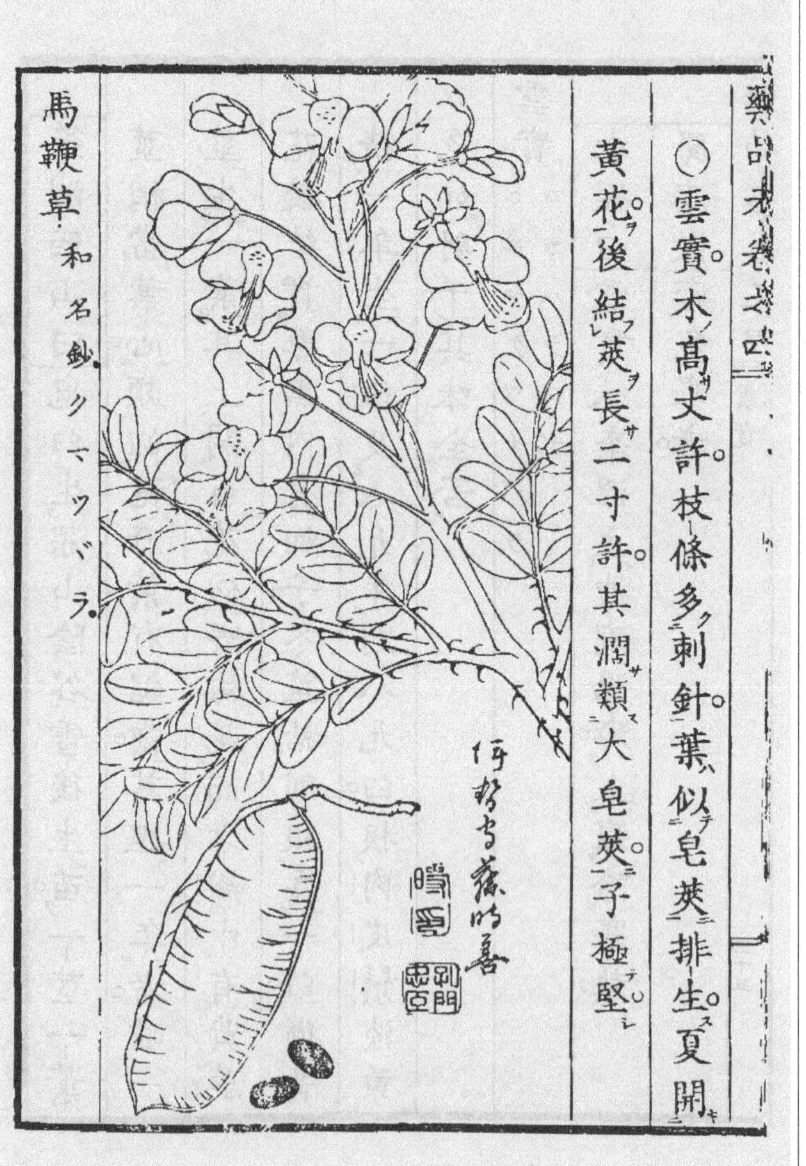
藥品考卷之四

○雲實。木高丈許。枝條多刺針。葉似皂莢排生。夏開
黃花。後結莢。長二寸許。其濶類大皂莢。子極堅。

馬鞭草。和名鈔。クマツヅラ。

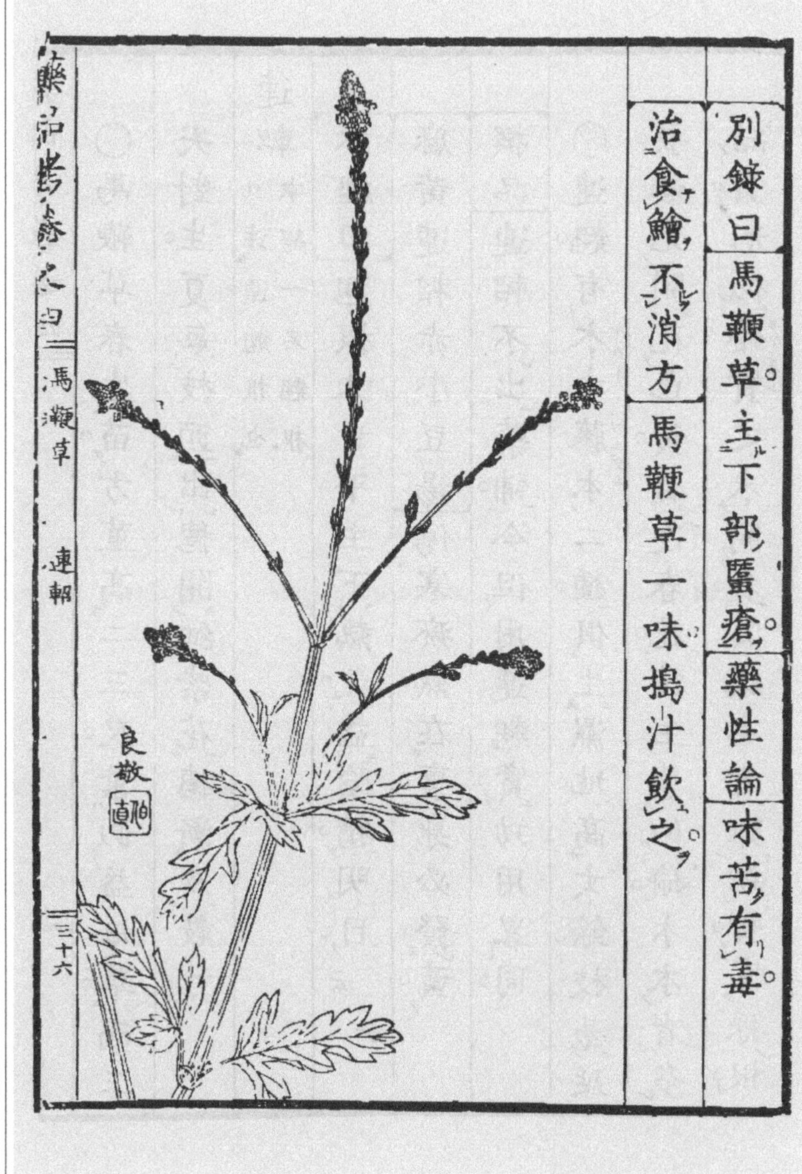

別錄曰 馬鞭草。主下部䘌瘡。

藥性論 味苦有毒。

治食鱠不消方 馬鞭草一味擣汁飲之。

藥品考卷之四 馬鞭草 三十六

○馬鞭草春生苗方莖高二三尺葉似益母草而三尖對生夏每枝頭出穗開細紫花穗漸及數寸

連軺 注連翹根也 本經一名翹根

本經曰翹根味甘平主下熱氣益陰精明目云云

麻黃連軺赤小豆湯傷寒瘀熱在裏身必發黃

撰品連軺不出藥鋪今但用連翹實功用畧同

○連翹有木本藤本二種俱生濕地高丈餘枝易延長春先開花色黃若迎春花後生葉似榆木本者多結實形似椿實之未開者其藤本者難結實宜採根

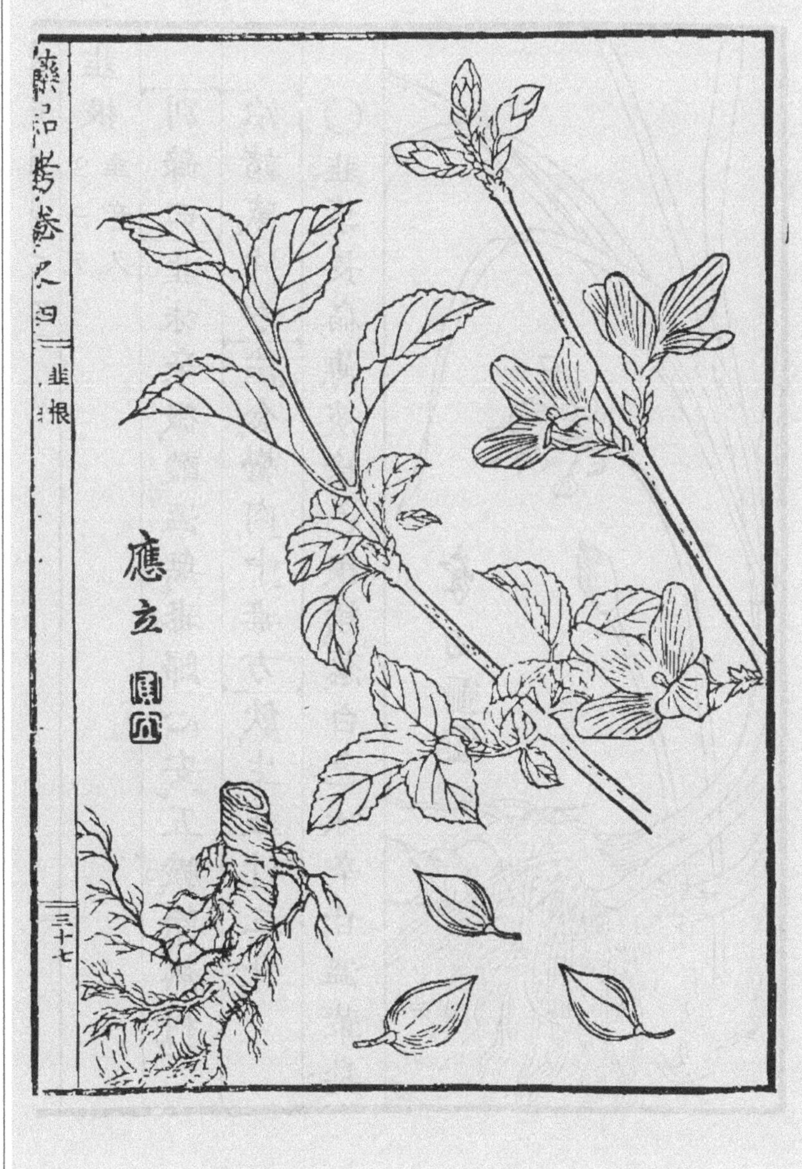
古方藥品考卷之四
韭根
三十七
應立

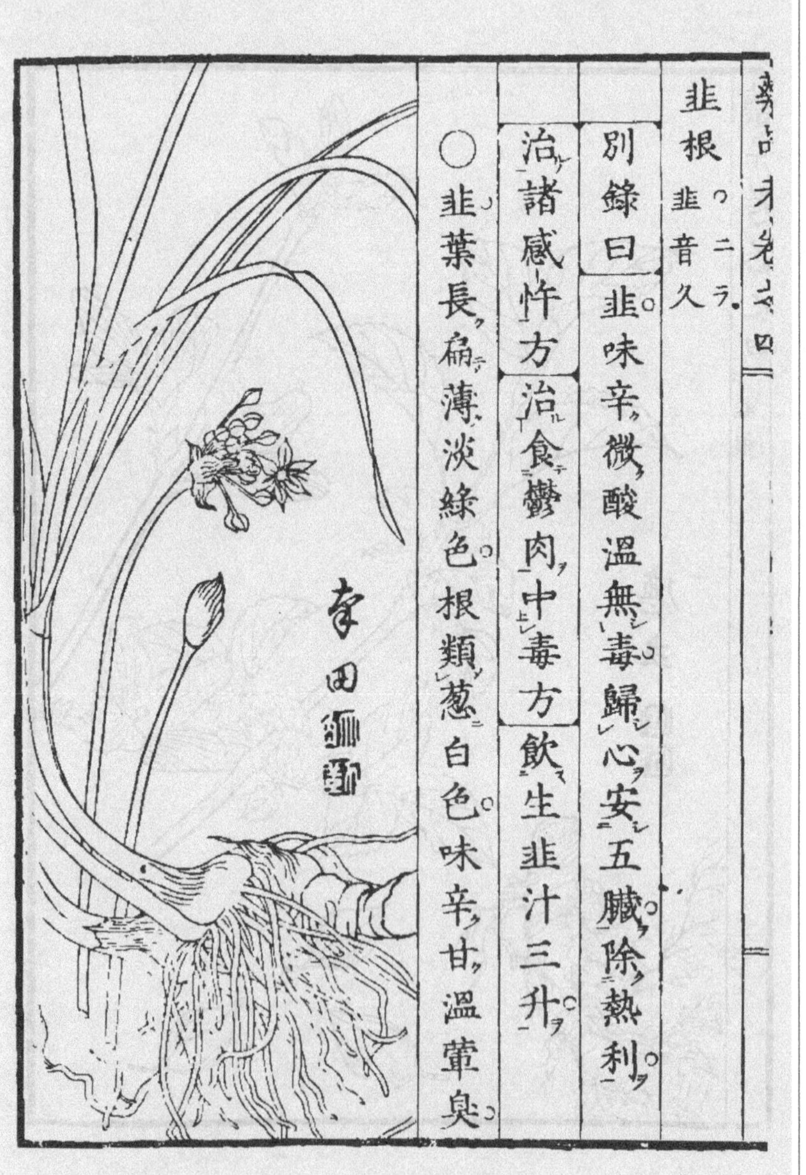

藥品考名 卷四

韮根 ニラ 韮音久

別錄曰韮味辛微酸溫無毒歸心安五臟除熱利

治諸感忤方

治食鬱肉中毒方 飲生韮汁三升

○韮葉長扁薄淡綠色根類葱白色味辛甘溫葷臭

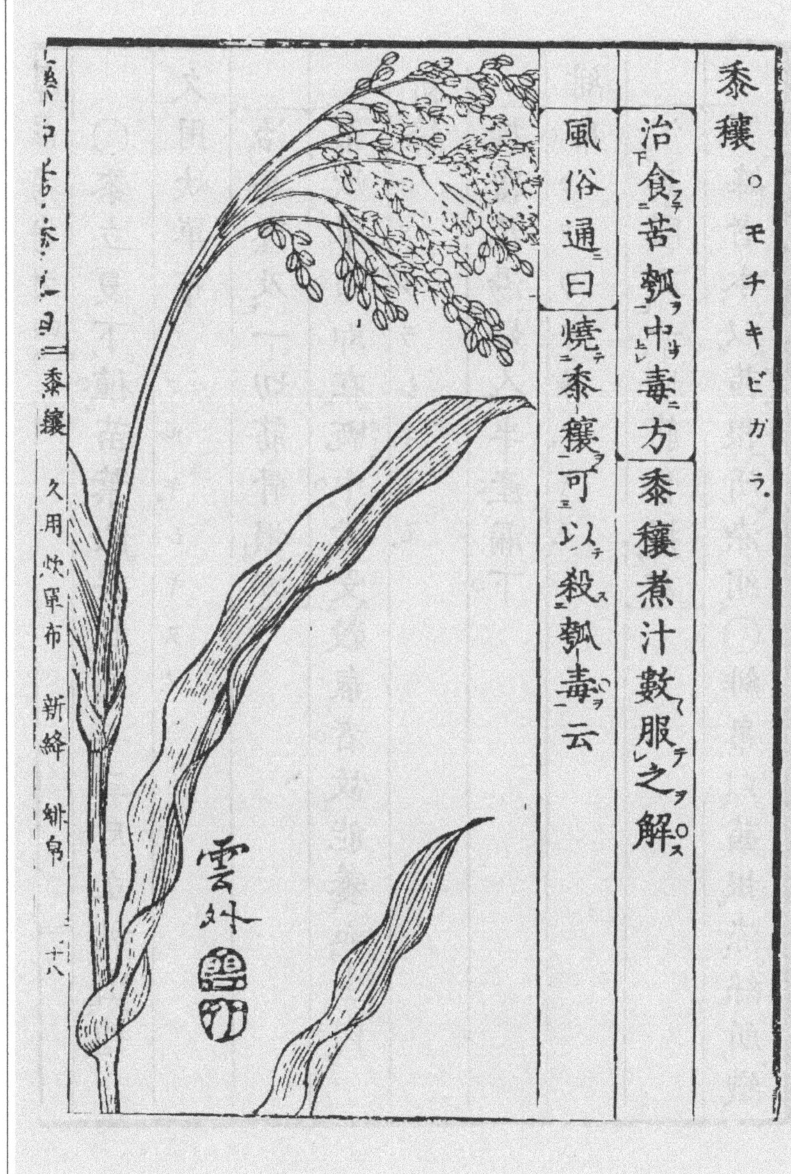

黍穰。モチキビガラ。

治食苦瓠中毒方

黍穰煮汁數服之解

風俗通曰燒黍穰可以殺瓠毒云

黍穰　久用炊單布　新絳　緋帛　十八

○黍立夏下種苗葉似粟狀高二三尺立秋出穗

久用炊單布 ○フルキ。シキヌノ。

治馬墜及一切筋骨損方

案炊單布即在甑中常受穀氣者故能養血生肉

新絳 ○アタラシキモミ。

旋覆花湯 婦人半產漏下

緋帛 ○アカ子染ノキヌ。

治馬墜及一切筋骨損方

案絳者本以茜根所染絹○緋帛以茜根染絲所織

者也。別錄曰：茜根味苦寒。止血內崩下血膀胱不足。

可以染絳。陳藏器曰：茜根今染緋者是也。上古有

茜根染法，以染絳緋。中古傳紅花染法，以染絹帛。自

此以來，紅花染大行，而終失茜根染法矣。今以紅染

絹充絳緋最可。逢原曰：絲本主血。加用絳色，以煅灰

又今呼茜根染者，是用蘇木染者，非茜根也。

中裩　ナレギヌ。禈同。即犢鼻禈。

燒裩散　傷寒陰陽易之為病，其人身體重，少氣，少腹

裏急，或引陰中拘攣，熱上衝胸，頭重不欲舉，眼中生

花膝脛拘急者釋名曰褌貫也貫兩脚上繫腰中也

粉 ウルアハノ粉

甘草粉蜜湯方後曰內粉蜜攪令和煎如薄粥云云

案千金外臺併引此方而用粱米粉則仲景氏所用者亦爲粱米粉明矣別錄黃粱米味甘主益氣和中云此取其甘和之味以調和之也方中唯言粉而不指何者此故爲附會者不少矣

白粉 ウルコメノ粉

猪膚湯 證見于猪膚下 方後曰白粉五分熬香云云

案白粉此白米粉也釋名曰粉分也研米使分散又充鉛粉或胡粉者皆非此即非可熬香者也

溫粉。ウチコ

大青龍湯方後曰汗出多者溫粉粉之云云　成無已明理論朮藁本川芎白芷右搗羅爲細末每末一兩入米粉三兩和令匀粉撲周身止汗

井花水凉煮諸藥良。早朝一番ニ汲ムミヅ。一名井泉水。井ノミツ。

別錄曰井華水味甘平主九竅大驚出血以水噀面

案井水平旦眞陽之氣浮於水面先汲之曰井花水

宜煮補心除熱之諸藥又臨時取井水曰新汲水

風引湯除熱癱癇

撰品井水即因土地而異凡清潔味甘冷冬月溫而夏月冽者爲良品京師及城北等者可最用或帶鐵氣或帶鹽味或有濁而不清或冬不溫夏不冷者不堪入藥用其煮藥者須詳試之

泉水輕涼應百合湯。タニノシミヅ。

別錄曰泉水味甘平無毒主消渴反胃熱痢熱淋小便赤澀案泉水即山下涌出者味甘性輕清冷者宜

煮補虛之藥擬品猶井水之說

百合知母湯百合滑石代赭湯等皆用之。

甘爛水將煮補脾方。子リタルミツ。逢原一名百勞水

逢原曰仲景煎實脾藥作甘爛水揚之萬遍取其流利不助腎邪也。案取流水勞之則溫和而通利也。

茯苓桂枝甘草大棗湯作甘爛水法取水二斗置大盆內以杓揚之水上有珠子五六千顆相逐取用之。

東流水行速通膀胱。東ヘナガル、水。

案東流水即自西徂東者是得東方陽精之氣性速

趨宜煮通利之藥又長流水急流水其功用畧同

澤漆湯 方中曰澤漆三斤以東流水五斗煮云云

漿水熟湯最宜補養即白湯。火ニアカレタルサユ。

逢原曰以水空煎候熟極煮藥名清漿水取其下趨不至上涌也

赤小豆當歸散 方後曰爲散漿水服方寸匕云云

泔水即米泔水。シロミヅ。

案泔水即淅粳米第二次者佳味甘冷除煩熱止渴

解牛肉毒方 以泔洗頭飲一升愈

地漿。黄土ノニゴリ水。一名土漿。

別録曰地漿寒主解中毒煩悶 陶弘景曰掘黄土地作坎以新汲水沃入攪澄者是也。

治誤食蜀椒閉口者中毒方 治食諸菌中毒方

潦水。ニハタミヅ。

案潦水雨降在于坳地者是也。能洩溼熱利小便。

麻黄連軺赤小豆湯 證見于赤小豆下 方後曰以潦水一斗先煮麻黄云云

藥品考卷之四終

藥品考卷之五目次

金 同　　銀 十四

鉛丹 同　　真朱 十五

食鹽 十六　　寒水石 同

戎鹽 十七　　紫石英 同

白石英 同　　鍛竈下灰 十八

白蜜 同　　水蛭 二十

蝱蟲 同　　䗪蟲 二十一

牡蠣 二十三　　文蛤 二十四

鼈甲 二十五　　雞子 二十六

雄鼠屎 同　白魚 同

蜂窠 同　鼠婦 三十八

蠐螬 同　蜣蜋 三十九

蜘蛛 同　人乳汁 四十

亂髮 同　左角髮 同

人垢 同　人糞汁 四十一

童便 同　人尿 同

禽獸蟲魚及菓實菜穀品物 同

○張氏分兩考○畫家姓名詳于附錄

古方藥品考卷之五

平安　內藤尚賢剛甫　著

浪華　藤田芳則元達　校

朴消降泄宿食煩熱。通名。消硝義同。

本經曰朴消味苦寒主百病除寒熱邪氣逐積聚結固

綱目曰能消化諸物故謂之消

案其味鹹微苦性大寒順降故能消化宿食瀉滌胃實之功尤速

橘皮大黃朴消湯鱠食之在心胸間不化吐復不出速下除之云云

赤消此必朴消同物。

鼈甲煎丸病瘧以月一日發當以十五日愈云云

案赤消者此今朴消也前人闕疑而不論矣愚偶見證類皇甫謐曰消石即朴消古名也味苦無毒主消渴熱中止煩滿三月採於赤山朴消云由是觀之則所謂赤消者即赤山好消之謂也猶川芎蜀椒之義且可觀其方意以知爲朴消也

芒消潤質專消熱結。通名

別録曰芒消味辛苦大寒主五臟積聚久熱胃閉除

邪氣破留血利大小便案其味鹹微苦質潤降故能潤燥專消腸胃中熱結與大黃同用則治熱實腹滿痛大便難等○忌火故方後曰去滓內芒消微火煮

大承氣湯手足濈然而汗出者此大便已難也○

調胃承氣湯傷寒吐後腹脹滿者喻嘉言曰觀仲景增此一味而曰大去此一味即曰小且諸所欲下者必曰先與小承氣則芒消之峻可知至調胃承氣恐其破胃氣故去枳朴而加甘草故曰調胃○

撰品朴消舶來芒消未煎煉者是也及土僣塊來故

藥舖呼爲灰樣芒消煎煉之則如白石英自有大小
其大者亦曰朴消又曰馬牙消曰英消以形稱耳又
邦產形如消石白色其能與舶來無別生淡州及豆
州鹹鹵之地○煎煉法灰樣芒消一斤以清水一升
煮令沸去滓取清汁傾木盆中寒夜露一宿作氷芒
其大者即爲朴消其細者即芒消盆底凝者曰盆消
其消汁再煎煉則復結芒消而不結朴消○貯此于
瓷器中置牀下溼地則經夏不變也若曝風中則變
如米粉名曰風化消

朴硝

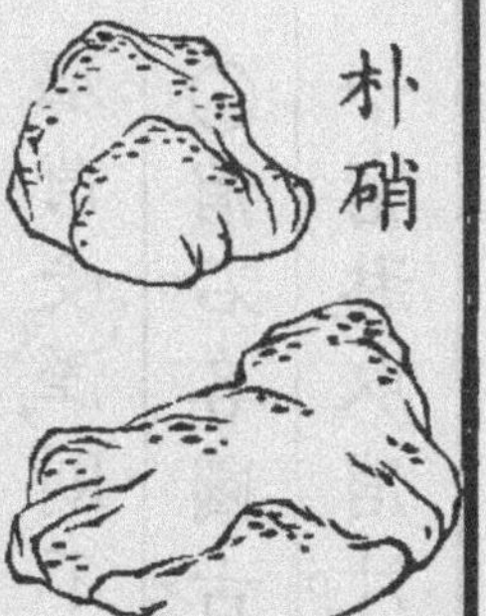

馬牙消

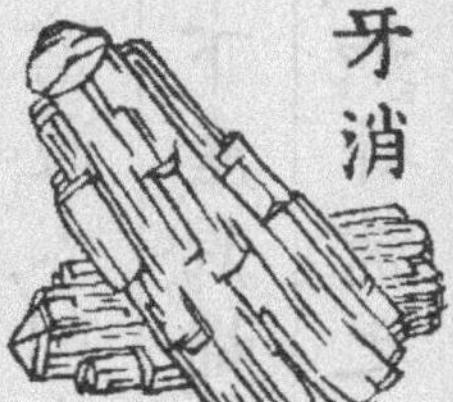

芒消

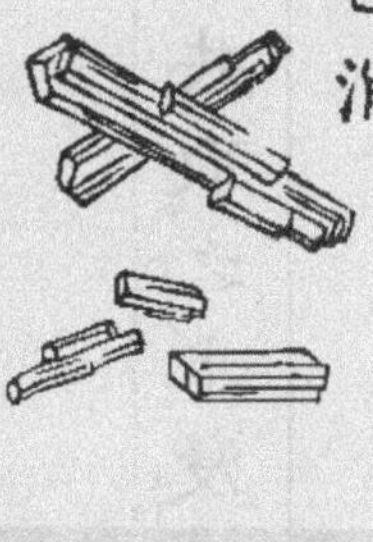

消石勝熱降瀉結實。一名焰硝。通名。

本經曰消石。味苦寒。主五臟積熱胃脹閉。滌去蓄結飲食。推陳致新。除邪氣。案其味苦辛性寒降。故能勝積熱。降瀉胃中結實。以治腸間結熱腹滿堅塊等。

大黃消石湯黃疸腹滿。小便不利而赤。自汗出。此爲表和裏實。當下之。

消礬散黃家日晡所發熱而反惡

寒。此為女勞得之。膀胱急。少腹滿。身盡黃。云云

撰品 消石。邦產最多。形似礬石而白。投火即炎者真。藥舖稱白焰硝者是也。出越中飛彈信濃出羽筑前等者為勝。消石古有朴消芒消之名。互稱易混。圖經云晉宋以前通用消石芒消。又以其形味相似。或有為同物者並非。是消石即火消。而芒消水消也。是故焰消受溼則不發。芒消過火則失效。

○消石。各國古屋牀下產焉。掃地及土共取之。水浸一宿。淋取消汁。煎煉如朴消之法。

○邦產消石

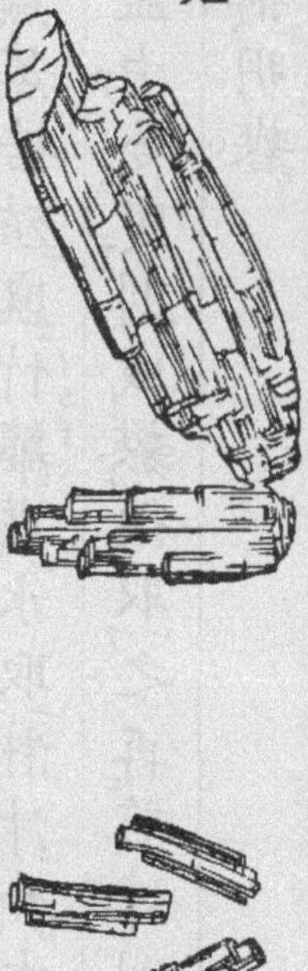

礬石固洩燥溼解熱。ダウサ。今通稱明礬。又名白礬。

本經曰礬石味酸寒主寒熱洩痢白沃陰蝕惡瘡目痛堅骨齒

案其味酸澀性收斂故能固洩利及虛脫專燥溼滌解煩熱可以洗陰痒毒瘡眼疾多淚者

消礬散 證見于消石下

礬石湯 治脚氣衝心云云

揀品 礬石邦產形如馬牙消潔白光瑩者爲上品此

稱明礬或長三五寸如級塔狀者爲塔樣出薩州豊州肥州者爲勝豆州飛州等有之取其色白明清者以炭火燒令汁盡則如雪謂之枯礬或名巴石可入藥用不煆者爲生礬又舶來者形如邦產淡顯色者呼南京樣不堪入藥

○礬石出溫泉之地有之其地氣所焰熱之取土洒水覆莚候熏蒸倍殖盛竹籮灌水取淋汁和木灰汁煮沸傾木盆中冷定則成礬復取之再煎煉則色潔白透徹此稱明礬

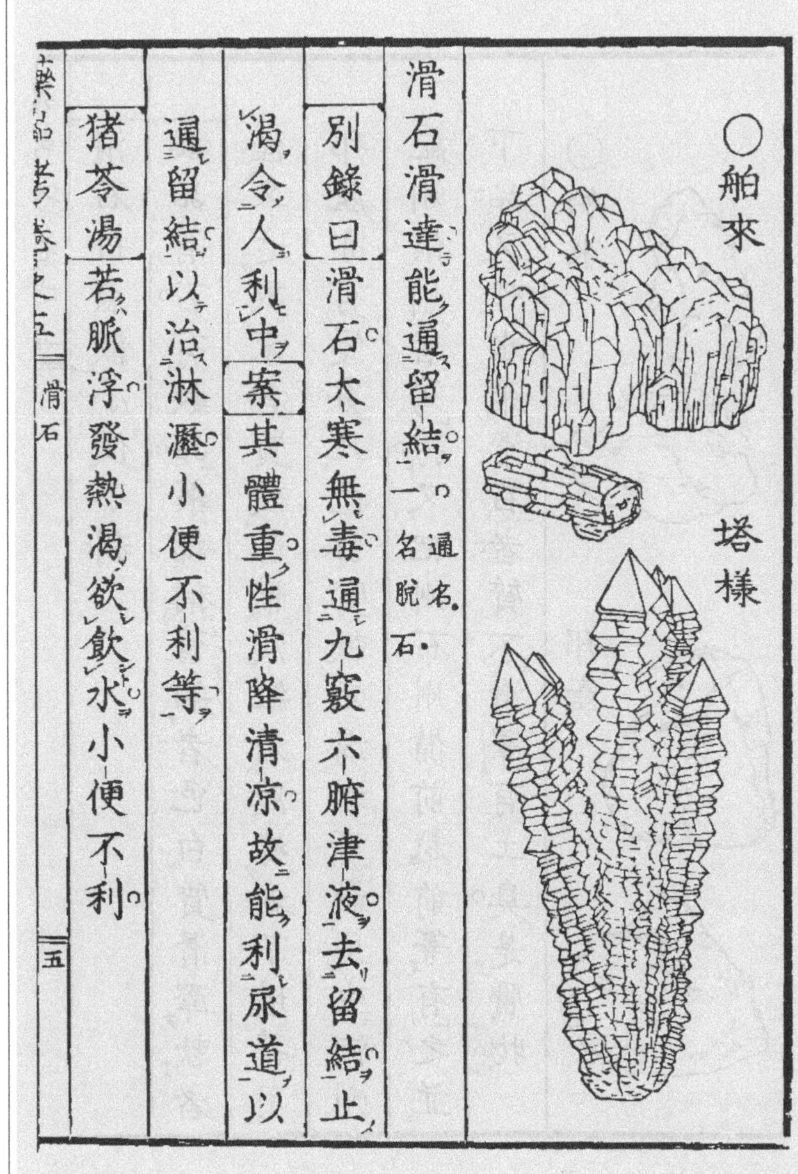

滑石滑達能通留結。通名。一名脫石。

別錄曰滑石大寒無毒通九竅六腑津液去留結止渴令人利中

案其體重性滑降清涼故能利尿道以通留結以治淋瀝小便不利等

猪苓湯若脈浮發熱渴欲飲水小便不利

滑石白魚散小便不利。

撰品　滑石有數品。藥鋪稱舊舶者。色白質滑澤軟者佳。又近載來者。質硬。色帶淡紅若淡綠者。不堪藥用。邦產亦有優劣。凡色白質軟光滑者可最用。生河州紀州信州者爲勝。又肥州石州備前越前等有之。並下品。又呼水飛滑石者。質不滑澤。有土臭。是贗物。

○船來

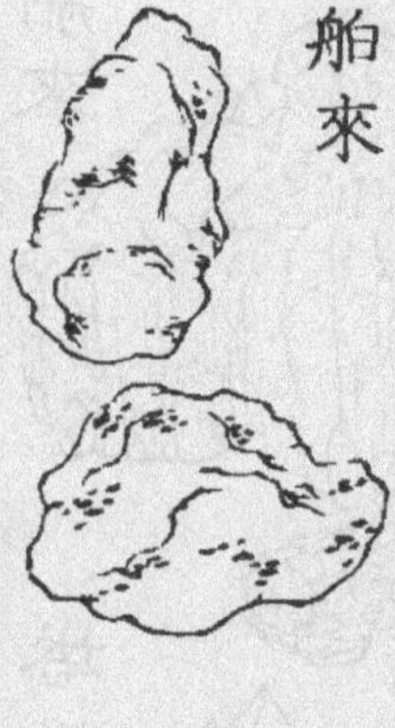

邦產

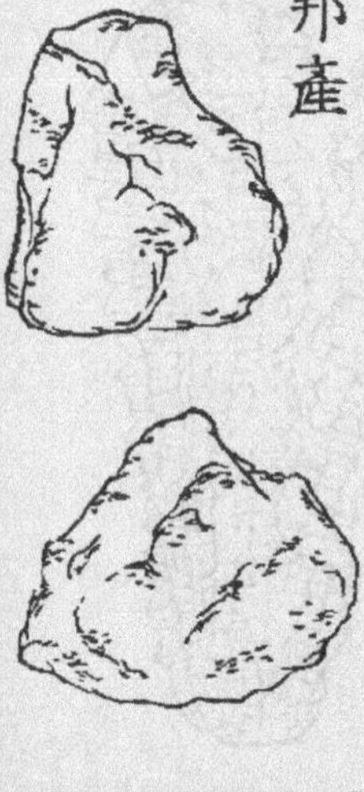

石膏逐熱清胃止渴通名古名

別錄曰石膏味甘大寒除時氣頭痛三焦大熱腸胃中結氣止消渴煩逆喘息案其體重鎮墜性大寒故能逐煩熱清胃中止燥渴或與桂枝同用則逐裏熱而致發表大青龍白虎加桂枝之類是也或無桂枝則唯致下降而無發表麻杏甘石越婢之類是也前人謂石膏解肌發汗者非尚麻杏甘石證可以徵也

大青龍湯太陽中風脈浮緊發熱惡寒身疼痛不汗出而煩燥者

白虎加桂枝湯溫瘧者其脈如平身無

寒但熱骨節疼煩時嘔

越婢湯　風水惡風一身悉腫脈浮不渴續自汗出無大熱

麻杏甘石湯　發汗後不可更行桂枝湯汗出而喘無大熱者○仲景氏用石膏必有粳米或甘草

揀品　石膏有硬軟二品今載來者形色如白蠟透徹一節二三寸有縱文質軟者爲上品邦產亦與此畧同之則可用生越後陸奥石見者爲勝尾州濃州河州等亦有之又其色白縱理直長者爲理石又調密質堅者爲硬石膏不堪入藥

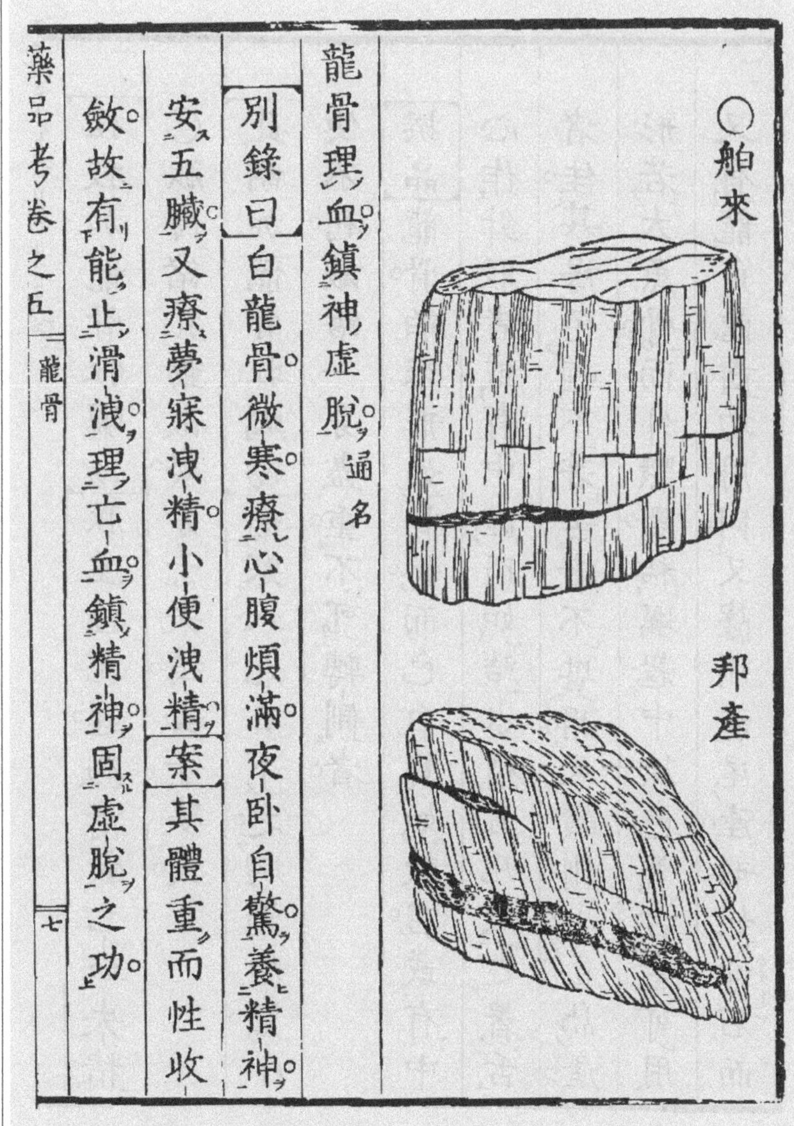

龍骨理血鎮神虛脫。通名

別錄曰白龍骨。微寒。療心腹煩滿。夜卧自驚。養精神。安五臟。又療夢寐洩精。小便洩精。案其體重而性收斂。故有能止滑洩。理亡血。鎮精神。固虛脫之功。

桂枝加龍骨牡蠣湯　脈虛極芤遲爲清穀亡血失精

○脈得諸芤動微緊男子失精女子夢交

茈胡加龍骨牡蠣湯　傷寒八九日下之胸滿煩驚小便不利譫語一身盡重不可轉側者

撰品　龍骨舶來形如骨骼而色白質如軟石或有中心作針眼者或有中虛內如結水精者凡舐之著舌者佳其褐色輕不著舌者不堪用又讚州小豆島產形若大魚骨而外黷黑粘蠣殼中灰色著舌者可用又有龍角龍齒功用同又薩州龍尾產形如浮石而

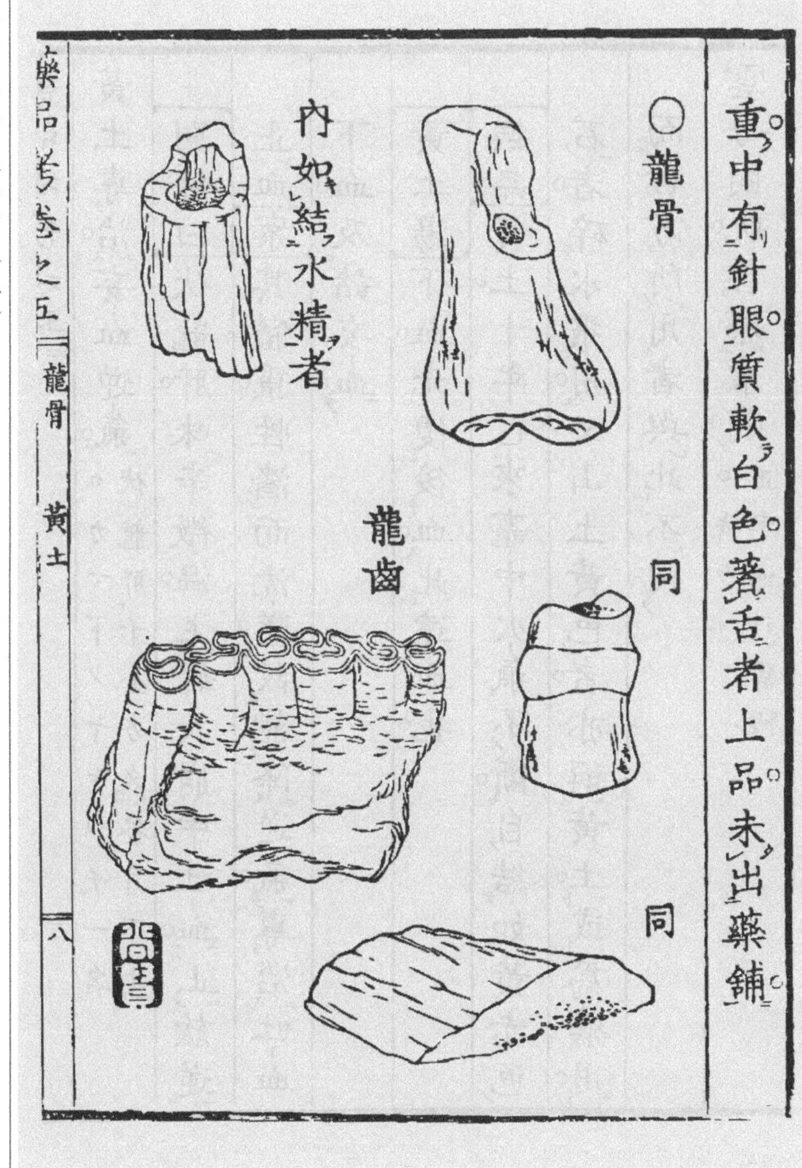

重。中有針眼。質軟白色。著舌者上品。未出藥鋪。

○龍骨

同

同

龍齒

內如結水精者

黃土專治妄血逆氣。カマドノヤケツチ。一名伏龍肝・千金方名釜月下土

別錄曰伏龍肝。味辛微溫。主婦人崩中吐血。止欬逆止血。案其體重。性濇而沈墜。故能降逆氣。專治吐血下血。及諸妄血。

黃土湯 下血。先便後血。此遠血也。

撰品 黃土。十年已來竈中火氣不斷。自結如黃赤色石者。碎水飛用。又山土黃色者。亦稱黃土。或爲藥用。而古方所用者與此不同。

雲母固肌。善療瘧痢。キラヽ・正字通作雲碑・

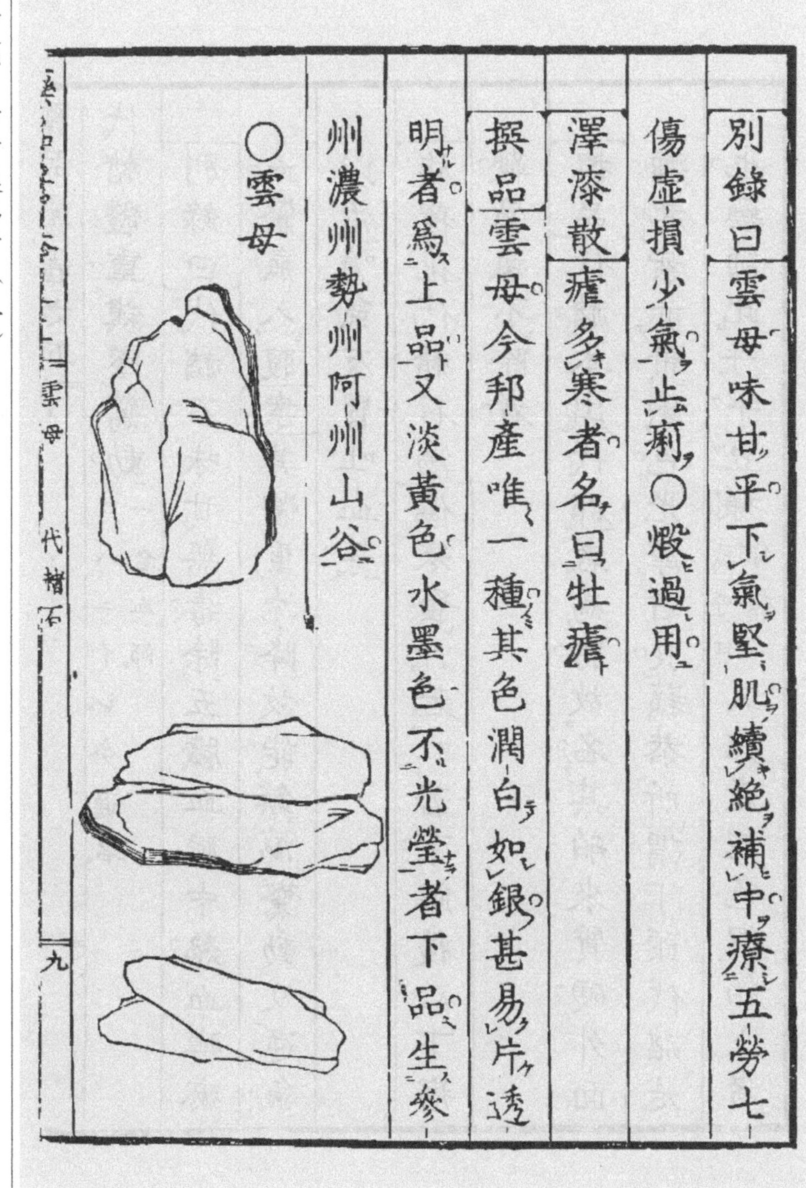

別錄曰雲母味甘平下氣堅肌續絶補中療五勞七傷虛損少氣止痢○煆過用

澤漆散瘧多寒者名曰牡瘧

撰品雲母今邦產唯一種其色潤白如銀甚易片透明者爲上品又淡黃色水墨色不光瑩者下品生參州濃州勢州阿州山谷

○雲母

代赭體重鎮墜驚動。ハニイレ今通名。一名血師。

別錄曰代赭石味甘無毒除五臟血脈中熱血痺瘀血驚氣入腹

案其體重沈降故能鎮瀉驚動及逆氣以治噫氣反胃吐血等

旋覆花代赭石湯傷寒發汗若吐若下解後心下痞鞕噫氣不除者

撰品代赭本出代郡者爲勝故名其舶來質硬外面瘤起紫赤帶鐵色光澤者良蘓恭所謂丁頭代赭是也藥舖此呼宇豆樣（或呼伊附樣）又邦產形色與舶上者

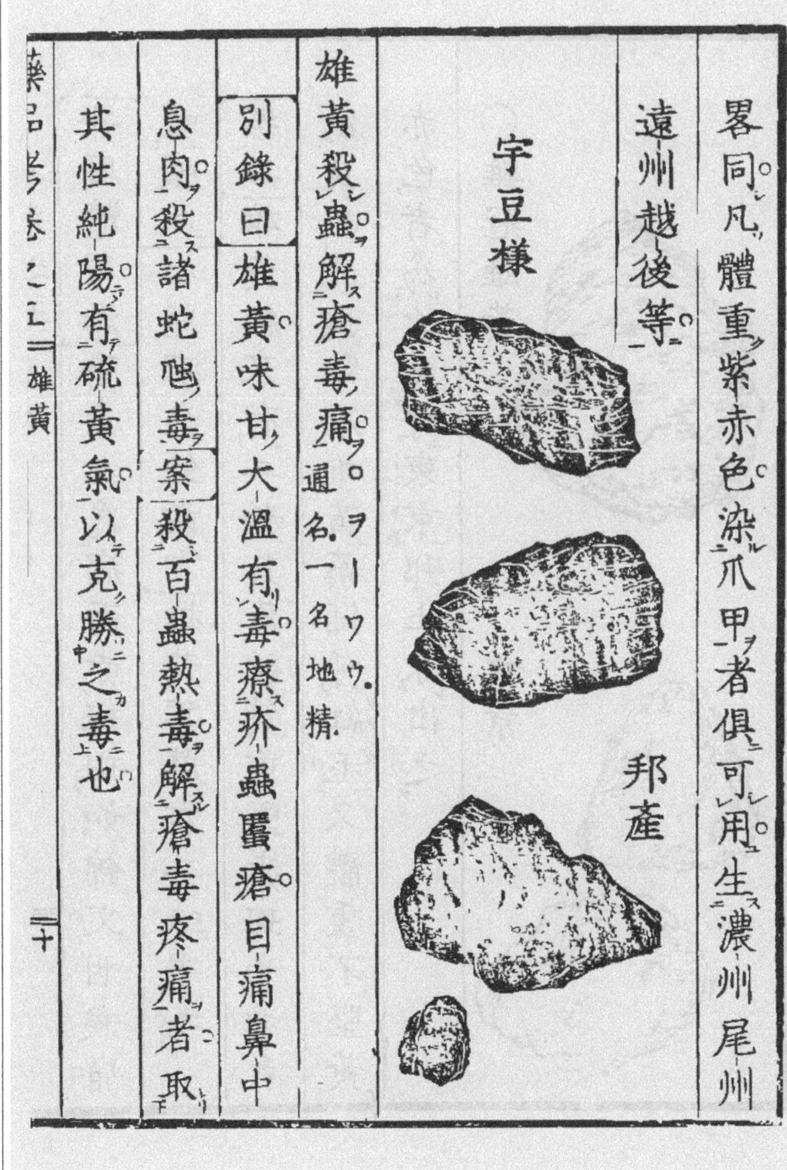

畧同。凡體重紫赤色染爪甲者俱可用。生濃州尾州遠州越後等。

雄黃殺蟲。解瘡毒痛。ヲーワウ。通名。一名地精。

別錄曰雄黃味甘大溫有毒。療疥蟲䘌瘡。目痛鼻中息肉。殺諸蛇虺毒。案殺百蟲熱毒。解瘡毒疼痛者取其性純陽。有硫黃氣。以克勝之毒也。

藥品考卷之三 雄黃 二十

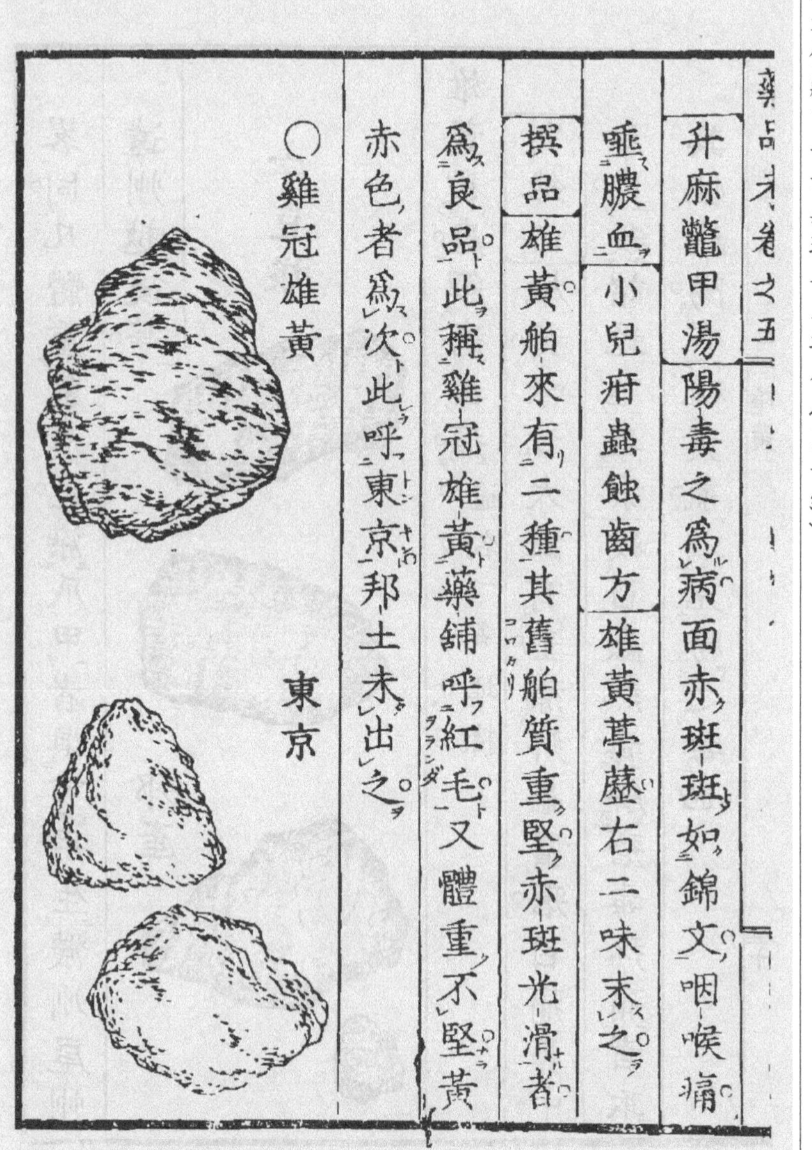

藥品考卷之五

升麻鼈甲湯陽毒之爲病面赤斑斑如錦文咽喉痛唾膿血

小兒疳蟲蝕齒方雄黃葶藶右二味末之

撰品雄黃舶來有二種其舊舶質重堅赤斑光滑者爲良品此稱雞冠雄黃藥舖呼紅毛又體重不堅黃赤色者爲次此呼東京邦土未出之

○雞冠雄黃　東京

赤石脂涼。止血厚腸。通名。唐本。一名桃花石。

本經曰青赤黃白黑。石脂味甘平。主黃疸洩痢腸澼。膿血陰蝕。下血赤白。案其性濇斂涼降。故深入下焦。厚腸調痢。止下血。

赤石脂禹餘糧湯傷寒服湯藥。下利不止。云云此利在下焦。赤石脂禹餘糧湯主之。復利不止者。當利其小便。桃花湯少陰病。下利便膿血者。

白石脂方。功用同上。。通名。

風引湯除熱癱癇。

撰品 赤石脂。有數品。其舊舶者。桃花色光滑者佳。近載來者。如砥粉。水紅色無光澤。不堪藥用。邦產亦有優劣。凡光滑如蠟。不堅。桃花色及白色。嘗之粘舌無土臭者。可最用。生佐州羽州能州攝州等為勝。

○赤石脂

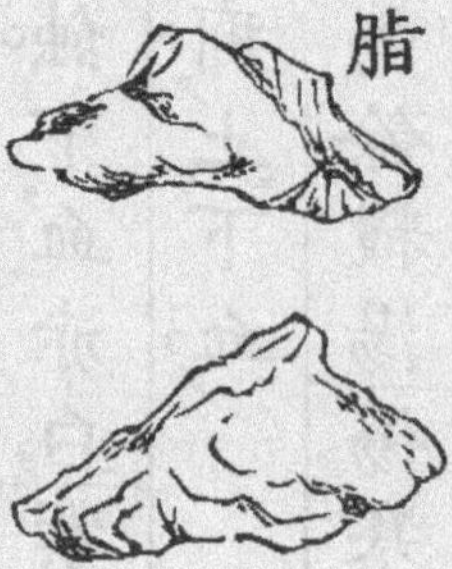

白石脂

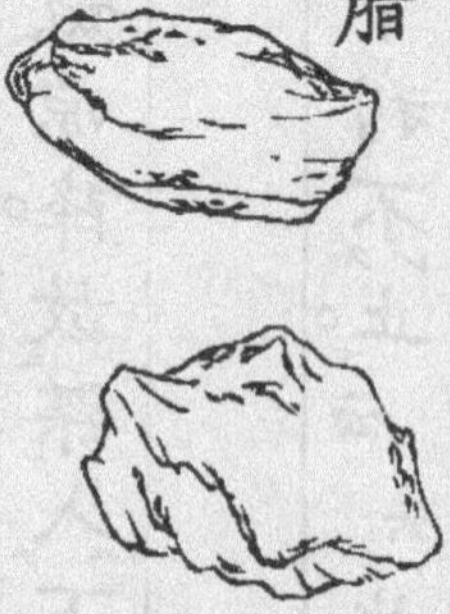

禹餘糧。將利尿固腸。コモチイシ。スズイシ。糧粮同

本經曰 禹餘糧。味甘寒。主欬逆寒熱煩滿。下赤白血

閉。癥瘕大熱。案其性收斂寒降。以能固有大腸。而利尿道。故治怯煩及熱痢等。○水飛用。

赤石脂禹餘糧湯 證見于赤石脂下

撰品 舶上者去其甆來。形如粉塊。黃褐色。濃淡不均。本邦生。但州能州日州諸州山中。視之小石也。外面堅。黃黑色。破之中虛。在粉塊。與舶來不異。俱可用。

太乙餘糧。清利膀胱。イハツボ。

本經曰 太乙餘粮味甘平。主欬逆上氣。癥瘕血閉漏下。除邪氣。案其功用與禹餘糧畧同。○水飛用。

紫石寒食散治傷寒令愈不復。

撰品　太乙餘糧。邦產唯一種。形如土塊。外面堅沙石攢簇。破之裏面作鐵色。中空在粉塊。如禹餘粮。黃褐色細者佳。或灰白粗者次之。出和州生駒及紀州濃州諸州山中。

○禹餘粮

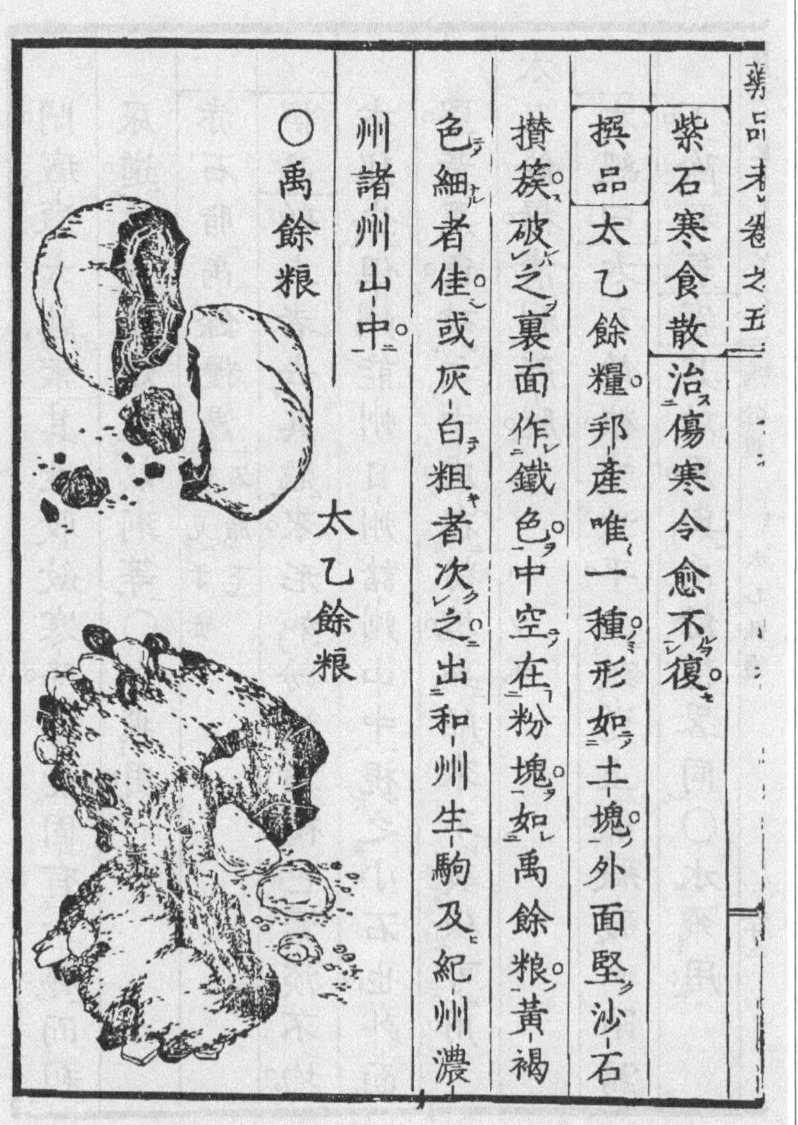

太乙餘粮

鐘乳性順。利竅通筋。○ツラヽイシ

本經曰石鐘乳。味甘溫。主欬逆上氣。明目益精。安五臟。通百節。利九竅。下乳汁。

紫石寒食散治傷寒令愈不復。

撰品鐘乳。邦產多有之。其形如指。而白色或褐色。又如猳管中空。透明輕者。曰鵞管石。俱爲上品。又形長大質粗。中實者下品。藥舖總呼鐘乳石。備中備後紀州勢州濃州信州。諸州有之。

○鐘乳石。生深山洞穴中。乳水滴凝。如冰柱。其大者

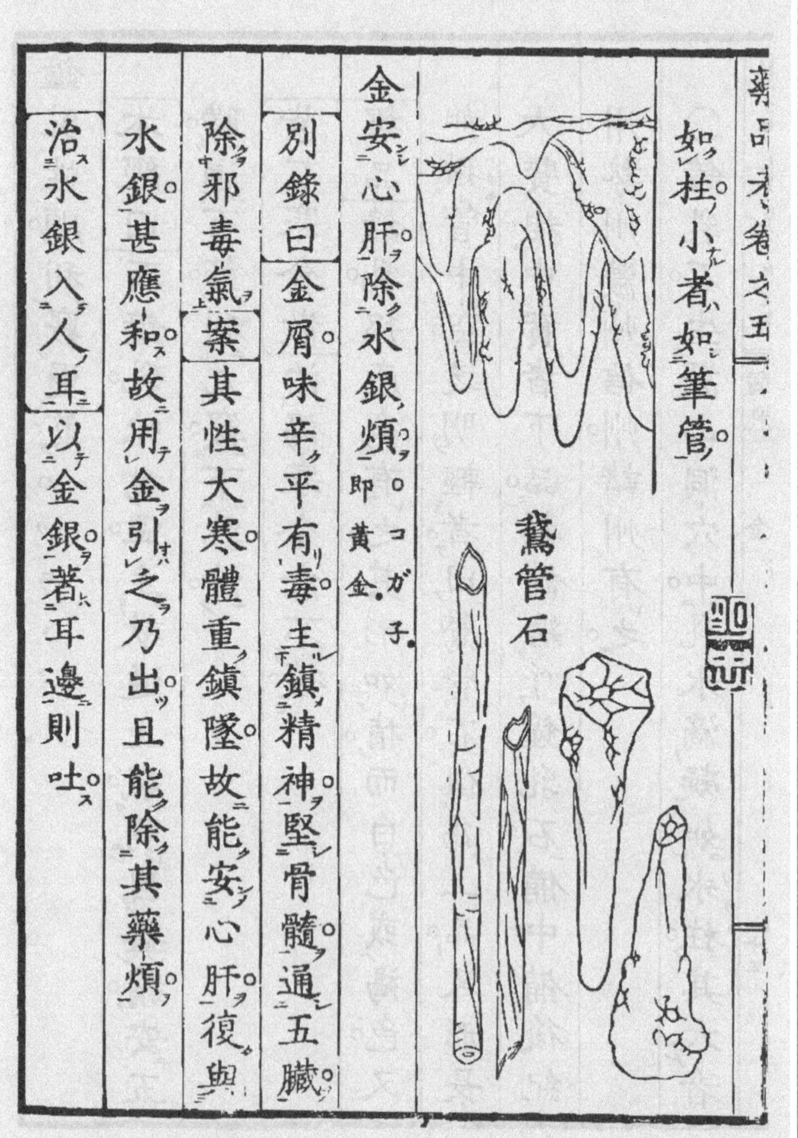

如柱小者如筆管。

鵞管石

金安心肝除水銀煩。即黄金。コガ子。

別錄曰金屑味辛平有毒主鎮精神堅骨髓通五臟。除邪毒氣。案其性大寒體重鎮墜故能安心肝復與水銀甚應和故用金引之乃出且能除其藥煩。治水銀入人耳以金銀著耳邊則吐。

撰品 金。邦產有數品。其經鍛鍊者爲熟金。大抵其色深黃滑澤。質不堅者良。唯好金及金箔稱大燒者。並可入藥。又稱中燒者。及淡黃色者。下品。又生金有毒。不堪藥用。出佐州薩州等。

○金爲五金之長。（金銀銅鐵錫）取者穿金坑至數十丈。而得淡青薰色沙金雜石。搗碎之。水淘去石末。冶鍊而成。餘詳于天工開物。

銀亦鎮神。與金不遠。シロカ子。

別錄曰 銀屑味辛平有毒。主安五臟。定心神。止驚悸。

除邪氣。

撰品 銀。原一種。其色潔白光滑質軟者佳。凡藥用銀箔爲最。今銀器和假鍮者多。故其色不潤白質不軟者。不堪藥用。出攝州石州但州佐州等。

○銀取者。穿山至數十丈。得銀苗。而冶鍊之。如鍊金法。天工開物曰 大抵坤元之精氣。出金之所三百里無銀。出銀之所三百里無金。云云

鉛丹。鎮神定驚止煩。一名黃丹。タン通名。

本經曰 鉛丹。味辛微寒。主吐逆反胃。驚癎癲疾。除熱

下氣。**案**其性大寒。體重鎮墜。故能定驚氣。止心煩。

茈胡加龍骨牡蠣湯傷寒八九日。下之胸滿煩驚。小便不利。讝語一身盡重。不可轉側者。

撰品丹者生於鉛。故曰鉛丹。又其色比辰砂乃色黃。故曰黃丹。藥鋪呼長吉丹者佳。呼光明丹菊丹者次之。泉州堺製之。又方書中單曰丹。曰丹砂者。即辰砂也。不可混用。

天工開物曰鉛丹。用鉛一斤。土硫黃十兩。硝石一兩。鎔鉛成汁。下醋點之。滾沸時。下硫黃一塊。少頃入硝少許沸定再點醋依前漸下硝黃待爲末則成丹矣。

眞朱靖肝以養精神。眞朱此辰砂之古名今通名一名丹砂一名朱砂。

本經曰丹砂。味甘微寒。主心體五臟百病。養精神安魂魄益氣明目。案其體重性寒降故能靖肝火養精神。○須生水飛用。忌火。

赤丸寒氣厥逆。案用烏頭桂細辛之溫熱以散寒濇加眞朱之鎮墜以取速走裏部也

撰品眞朱。即今辰砂也。此原出辰州者爲勝故名其舊舶有數品。馬牙砂箭鏃砂雲母片米砂等今載來者。形如豆粒大。體重鮮朱色者爲上品。藥鋪此呼一番。又如細砂黃

赤色者呼沙利様此混與黄須水飛以去黄取丹砂

○大辰砂　箭鏃砂 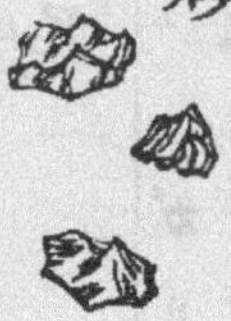　米粒砂

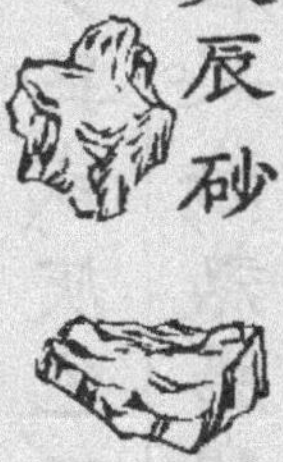

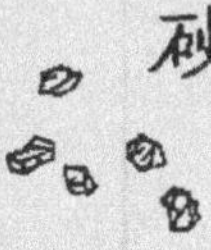

邦産奥州勢州豊前等有之。未出藥舖○方書中單稱朱稱丹者皆指辰砂本邦呼丹者即鉛丹又呼朱者即銀朱是以水銀製之故有毒與朱砂不同又辰砂生用則無毒若煆煉則生水銀有毒故忌火

食鹽善潤殺毒吐滿。

別錄曰食鹽味鹹溫無毒主殺鬼蠱邪疰毒氣吐胸

藥品考卷之五

中痰癖。止心腹卒痛。堅肌骨。【案】其味極鹹。性收斂滋潤。故其能殺百毒。吐腹中滿痛。○欲吐者宜溫飲。貪食食多不消。心腹堅滿痛。治之方。鹽一升。水三升。煮令鹽消。分三服。當吐出食便差。

【撰品】食鹽。凡色白細味極鹹者爲上品。出播州赤穗爲勝。南方海濱皆製之。即取海水以煎煉之。成因海濱少異。或灰色而粗者下品。

寒水石。寒。除熱腸間。一名凝水石。（水ノニガリノ石）

【本經曰】凝水石。辛。寒。主身熱。腹中積聚。邪氣。

案其味苦微鹹性大寒潤降故除積熱平腸間

風引湯除熱癱癇

○寒水石生于積鹽之下鹽膽水凝結成石如氷糖狀白色又藥舖稱寒水石者即方解石與此不同

戎鹽補腎通利小便○アラレホ一名青鹽又名石鹽

逢原曰戎鹽稟至陰之氣凝結而成不經煎煉生涯涘之陰功專走血入腎案其味鹹涼降故能補腎氣通利小便

茯苓戎鹽湯小便不利

撰品 間有番來其大一二分形方稜明瑩而帶青黯色藥鋪呼爲青鹽者是也○戎鹽

紫石英。ムラサキ。スイシヤウ。

本經曰 紫石英味甘溫主心腹欬逆邪氣補不足

紫石寒食散 治傷寒令愈不復風引湯除熱癱癇

撰品 紫石英形六稜明淨深紫色者良出伯州紀州豆州等又舶來者形如馬牙消而淡紫色者非眞

白石英。シロ。スイシヤウ。

本經曰 白石英味甘微溫主消渴陰痿不足欬逆胸

膈間久寒益氣除風溼痹

風引湯除熱癱癇

撰品 白石英六稜如削透明白色者爲上品。又水墨色者即黑石英出江州紀州濃州加州等諸州亦有之。或云從來在土中者爲水精著石生者爲石英。

○紫石英　同舶來　白石英

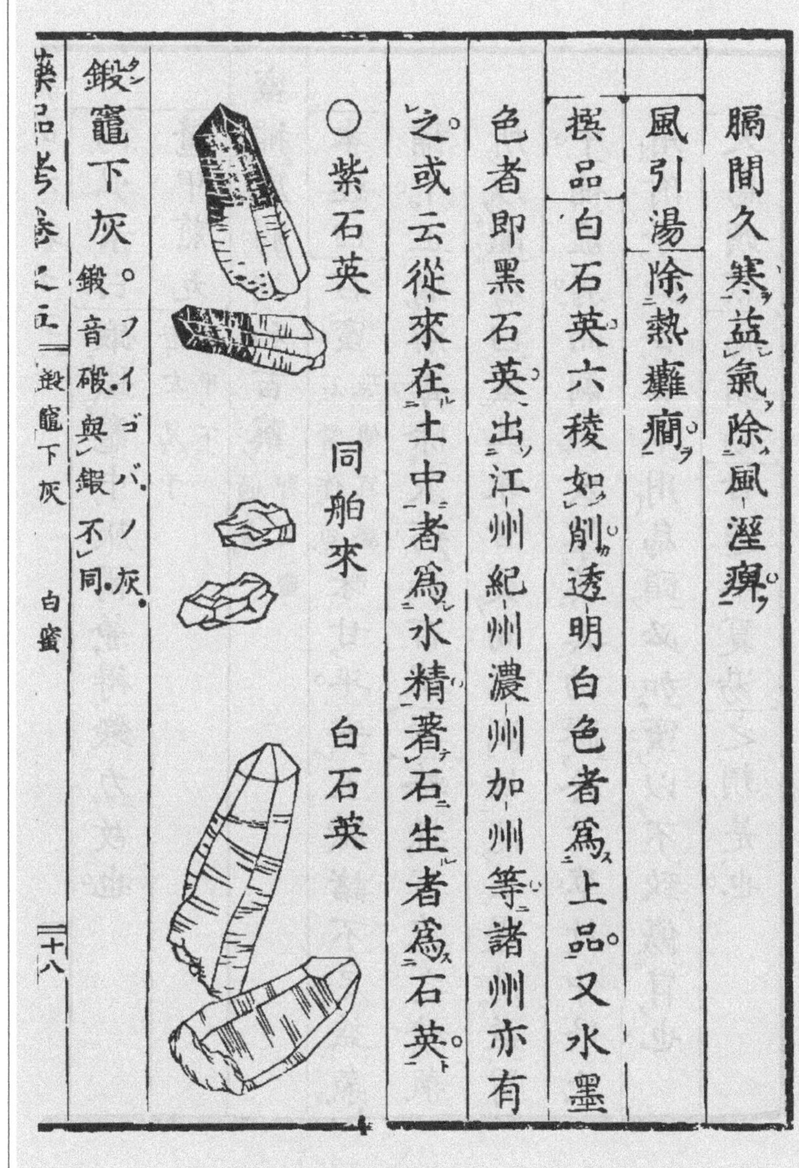

鍛竈下灰。フイゴバノ灰。鍛音碫。與鍛不同。

陶弘景曰：鍛鐵竈中灰爾，兼得鍛力故也。

鼈甲煎丸　證見于左鼈甲下

蜜　補虛弱，調和百藥。通名，即白蜜

本經曰：石蜜，石當作白，恐傳寫誤。味甘平，安五臟諸不足，益氣補中，止痛解毒，除衆病，和百藥。案蜂採百花之精氣所以釀者曰蜜，其味甘美而滋潤，故能止燥渴，益胃中，補虛弱，而調和攻擊藥，其功勝於甘草，故仲景氏用附子必合甘草，用烏頭必加蜜，以不致傷胃也。大烏頭煎、烏頭湯、甘遂半夏湯之類是也。

撰品蜜有數品大抵色白黃透明味甘美者爲良或

矇濁帶酸味者下品藥鋪其未煉者稱生蜜色白性

凉可入清熱藥其濃者稱加多樣可製蜜導其煮者

稱煉蜜性溫可煉補藥出丹州和州紀州阿州土州

筑前豐後西南州郡皆有之又俗煎煉沙糖呼蜜功

用略同又糖水亦呼蜜不入藥用

○煉蜜法上慢火掠去浮沫滴水上成珠爲度煉成

每斤入好酒五夕再熬沸而和藥則能存滋潤助藥

力凡藥鋪煉者上火熬沸和砂糖或和膠飴者次之

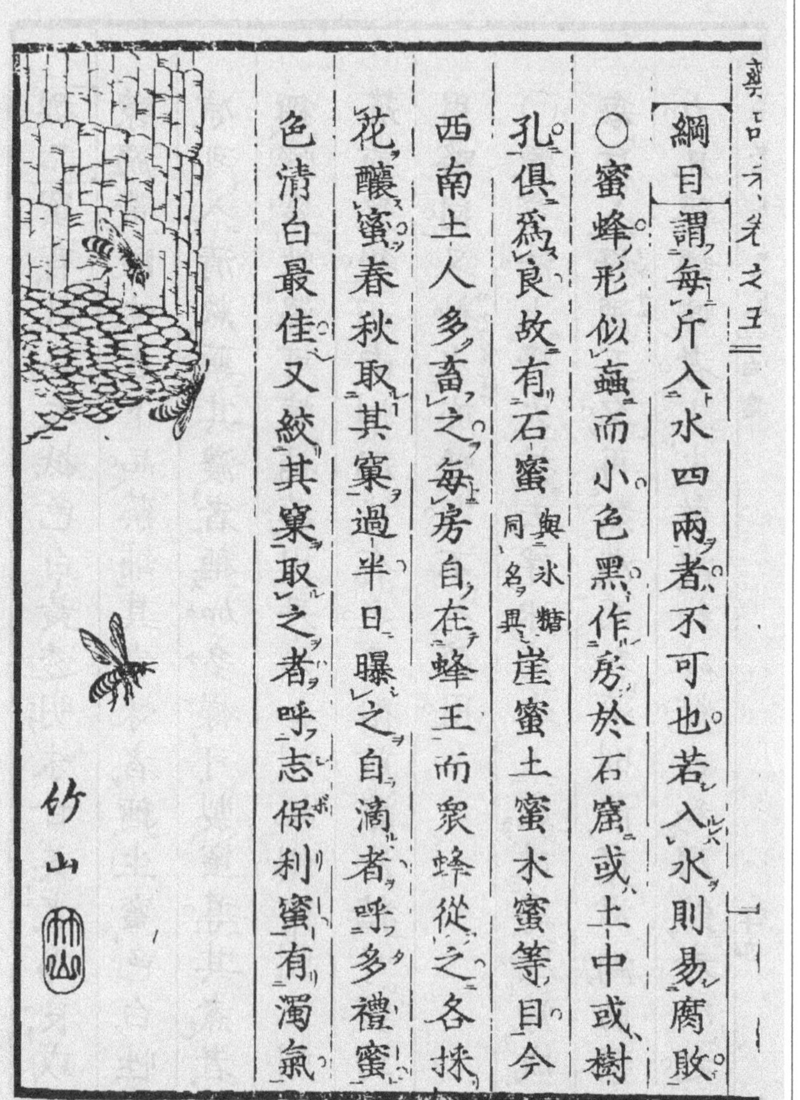

綱目謂每斤入水四兩者不可也若入水則易腐敗

○蜜蜂形似蝱而小色黑作房於石窟或土中或樹孔俱為良故有石蜜（與冰糖同名異）崖蜜土蜜木蜜等目今西南土人多畜之每房自在蜂王而衆蜂從之各採花釀蜜春秋取其窠過半日曝之自滴者呼多禮蜜色清白最佳又絞其窠取之者呼志保利蜜有濁氣

水蛭逐決經閉瘀血。ヒル。蛭音質。決、排塞通流也。

本經曰　水蛭。味鹹平。主逐惡血瘀血月閉破血瘕積聚無子。利水道。

案　其爲物生污池中。能咂牛馬人血。其味腥有毒。故能走血以逐經閉決瘀血也。

抵當湯　其人發狂者。以熱在下焦少腹當鞕滿小便自利者。下血乃愈。○陽明證。其人喜忘者。必有畜血。所以然者。本有久瘀血。故令喜忘。○婦人經水不利下　抵當丸　傷寒有熱少腹滿。應小便不利。今反利者。爲有血也。當下之。不可餘藥。

案　須忌鹽醋等。

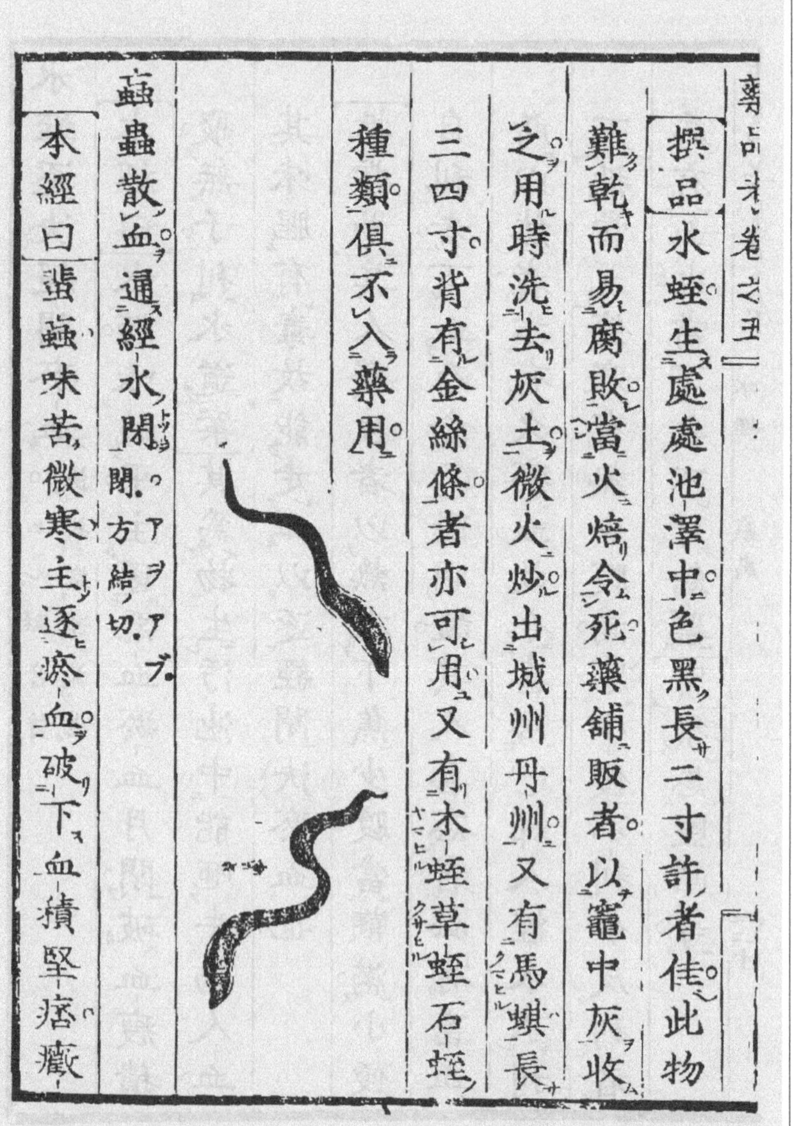

【撰品】水蛭生處處池澤中色黑長二寸許者佳此物難乾而易腐敗當火焙令死藥舖販者以竈中灰收之用時洗去灰土微火炒出城州丹州又有馬蜞長三四寸背有金絲條者亦可用又有木蛭草蛭石蛭種類俱不入藥用

蝱蟲散血通經水閉（閉，方結切）アヲアブ

【本經曰】蜚蝱味苦微寒主逐瘀血破下血積堅痞癥

瘕寒熱通利血脈及九竅　別錄曰　有毒女子月水不通積聚除賊血在胸腹五臓者及喉痹結塞　案　其爲性飛行而不下居噉牛馬血其味微苦有毒故散血在於至高而能通經閉○去頭足翅微火炒用

抵當湯　抵當丸　證ハ並見于水蛭ノ下

大黄䗪蟲丸　證ハ後見于䗪蟲ノ下

撰品　䖟蟲有數種稱蜚䖟者是也其狀如蜜蜂而色黄又有木䖟狀大而淡綠色又有鹿䖟狀小如蠅但嗜牛馬血者俱可用今藥鋪販者有大小二品其大者爲佳皆以松針串之丹州和州及西南州郡有之

其他種類甚多，皆不入藥用。

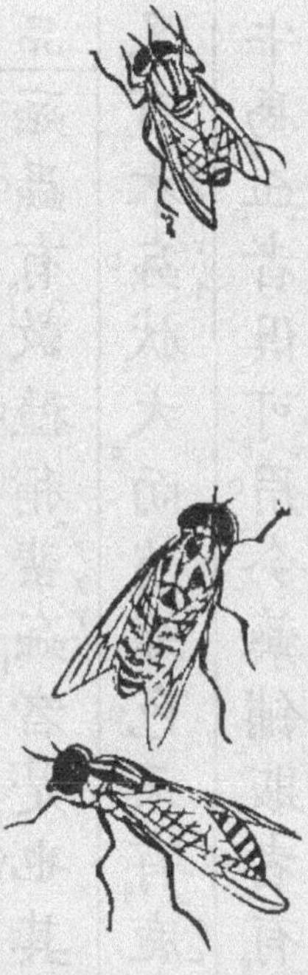

䗪蟲專泄畜血癥結。薩州也久島方言カメノコムシ。一名土鼈。

本經曰：䗪蟲，味鹹寒，有毒，主心腹寒熱洗洗，血積癥瘕，破堅，下血閉，生子。

案：其爲性伏土中而能穿穴隙，其味淡甘而有毒，故專泄畜血，除積結，破血塊。

下瘀血湯：產婦腹痛，法當以枳實芍藥散，假令不愈者。此爲腹中有乾血著臍下。○亦主經水不利。

大黄䗪蟲丸 五勞虚極羸瘦。腹滿不能飲食。食傷憂傷。飲傷房室傷。飢傷勞傷。經絡榮衛氣傷。內有乾血。肌膚甲錯。兩目黯黑。緩中補虛。

撰品 䗪蟲。舶來者形似蜚蠊而短圓。又薩州也久島產。與舶來同而少長。余數試之最有效。俱可用。或市人有以蜚蠊贗之者。不可不辨也。

唐本注 此物好生鼠壤土中及屋壁下。狀似鼠婦而大者寸許。形小似鼈無甲但有鱗。小兒多捕以負物

爲戲又也久島土人捕之於腐草塵中以爲魚餌云

薩州產　　舶來

廣胤

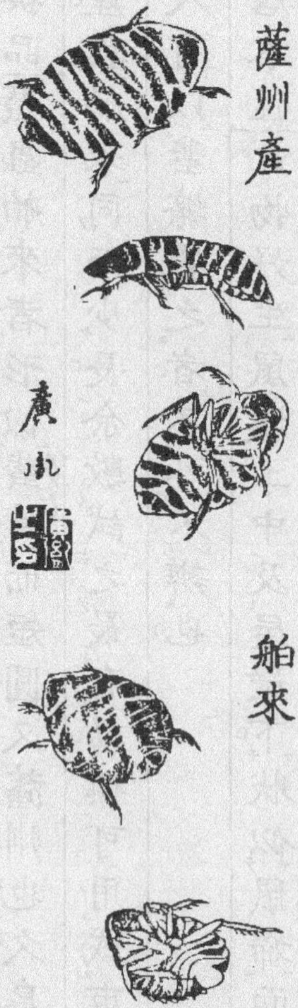

總論　水蛭䖟蟲䗪蟲三物各有一種之氣味而有一種之毒然難能以味辨別是各有天然之性而爲其功用也蓋水蛭者在于澤中而不上行䖟蟲者飛于空上而不下居䗪蟲者伏于土中能穿穴隙各因其

性質以致功用如此。

牡蠣除溢且澀滑洩。カキノカラ。

本經曰牡蠣味鹹平主傷寒寒熱溫瘧洒洒云云

別錄曰除留熱在關節煩滿止汗療洩精喉痹欬嗽心脇下痞熱

案味淡鹹質沈降收肅故除滿溢而濇滑脫所以治胸脇滿宿水及自汗盜汗失精滑瀉

茈胡薑桂湯傷寒五六日已發汗而復下之胸脇滿微結小便不利渴而不嘔但頭汗出往來寒熱心煩云

桂枝加龍骨牡蠣湯失精家小腹弦急陰頭寒云云

牡蠣湯 治牡瘧。

撰品 牡蠣有數種。南海皆出之。其形如拳石。磊磊附石而生者爲佳。此呼伊曾蠣。又有草鞋蠣。形扁而長背有縱道。似魁蛤而淺。不附石。又有黄蠣。形大而厚。俱用炭火燔之。沃水爲末用。或生用者不可。今藥舖販者有二品。其灰色者呼禰豆美様。可用。又白色者呼吉盆様。氣烈。出藝州攝州。○前人拘泥牡字而用左顧者爲真。或爲純雄物。皆妄説。酉陽雜俎曰牡蠣言牡。非謂雄也。**案** 牡不柔順之義。蠣糲也。此獨不美

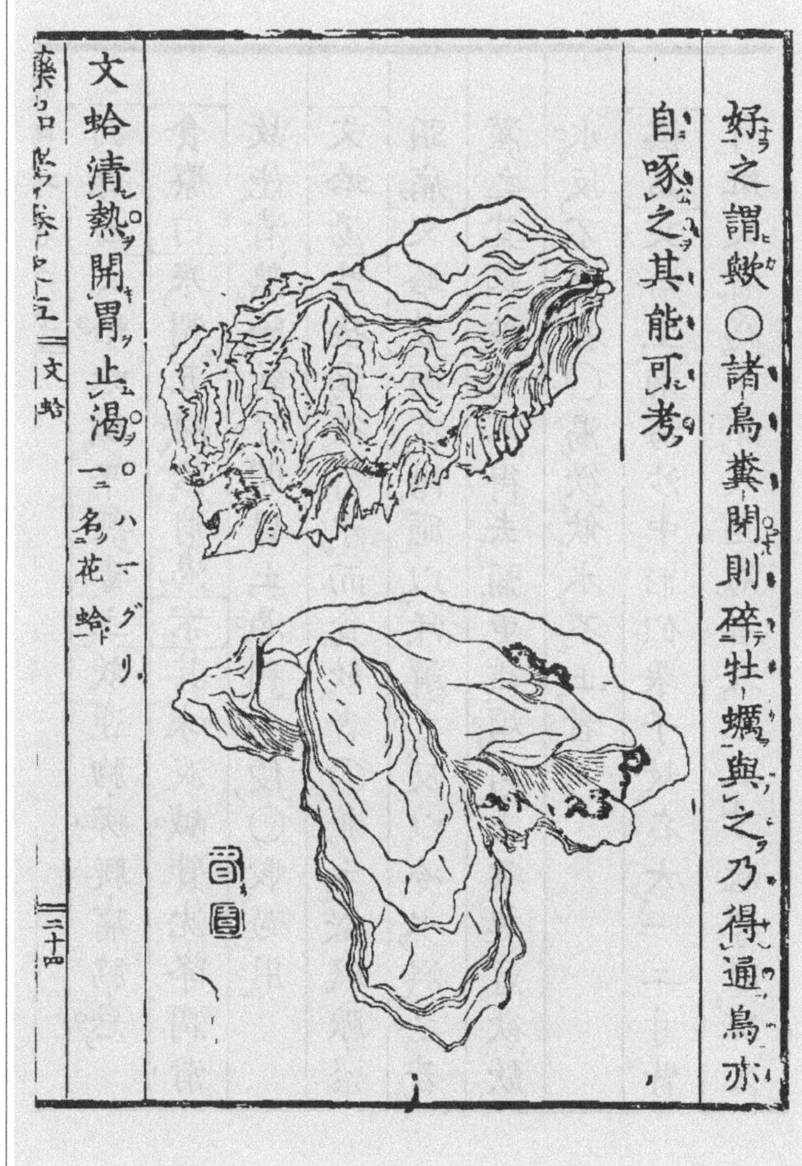

好之謂歟○諸鳥糞開則砕牡蠣與之乃得通鳥亦自啄之其能可考

文蛤清熱開胃止渇。ハマグリ。一名花蛤

藥品考卷之三 文蛤 二十四

別錄曰文蛤味鹹平無毒主欬逆胸痺腰痛脇急

食療曰寒潤五臟治消渴 案 其味淡鹹質沈降潤滑

故能清熱除欬逆開胃止渴利小便○慎過用。

文蛤湯吐後渴欲得水而貪飲者○兼主微風脈緊

頭痛文蛤散病在陽應以汗解之反以冷水潠之若

灌之其熱被劫不得去彌更益煩肉上粟起意欲飲

水反不渴者○渴欲飲水不止者

撰品文蛤生南海沙中形似栗子故名大一二寸背

有斑文者為上品又西海者大三五寸殼厚微斑文

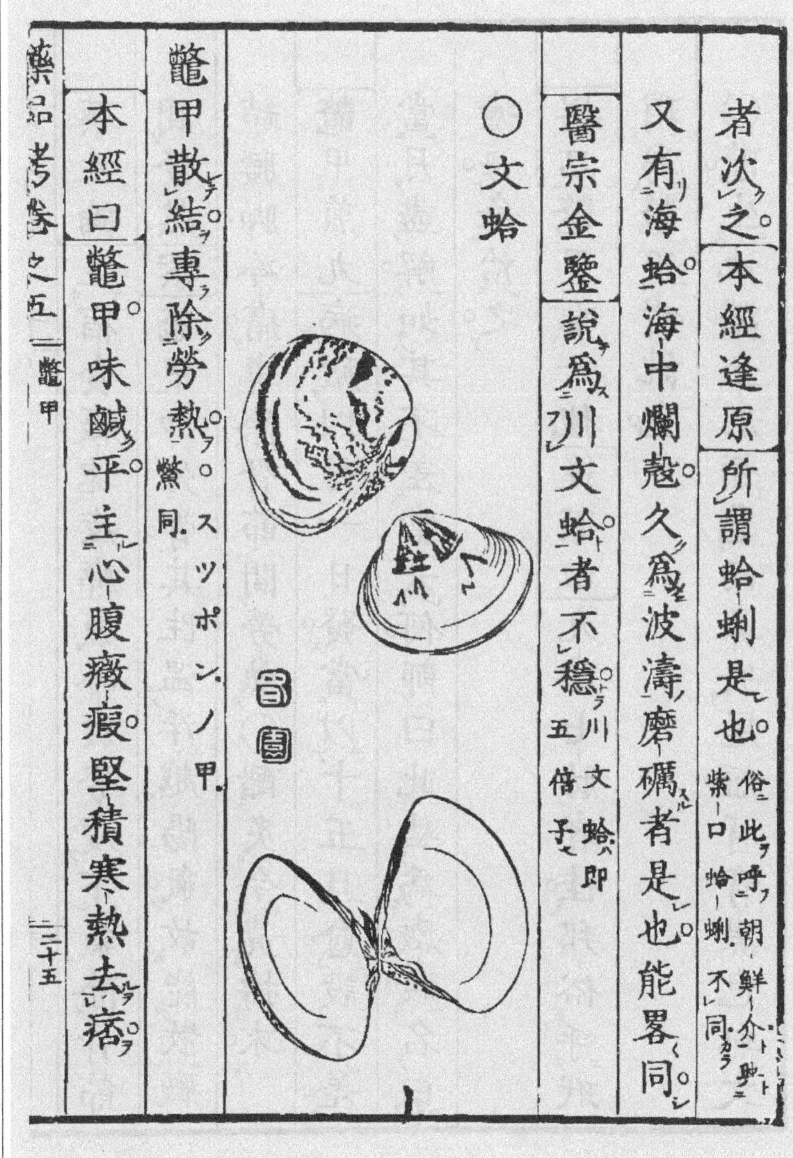

者次之。本經逢原所謂蛤蜊是也。俗此呼朝鮮介 紫口蛤蜊不同

又有海蛤。海中爛殼久爲波濤磨礪者是也能畧同。

醫宗金鑑說爲川文蛤者不穩 川文蛤即五倍子

○文蛤

鼈甲散結專除勞熱。鱉同。スツポンノ甲。

本經曰鼈甲味鹹平。主心腹癥瘕堅積寒熱去痞

藥性論 主宿食癥塊痃癖氣冷瘕勞瘦下氣除骨節間勞熱

案 鼈甲即外骨其性溫浮越陽氣故能散癥結腰脚冷痛專除骨節間勞熱○醋炙令黃擣末

鼈甲煎丸 病瘧以月一日發當以十五日愈設不差當月盡解如其不差當云何師曰此結爲癥瘕名曰瘧母急治之

撰品 鼈甲唯一種

逢原曰 九肋七肋者佳邦俗呼玳瑁爲鼈甲者訛也

○鼈生池澤全形類龜而鼻尖尾短背青黑色無文

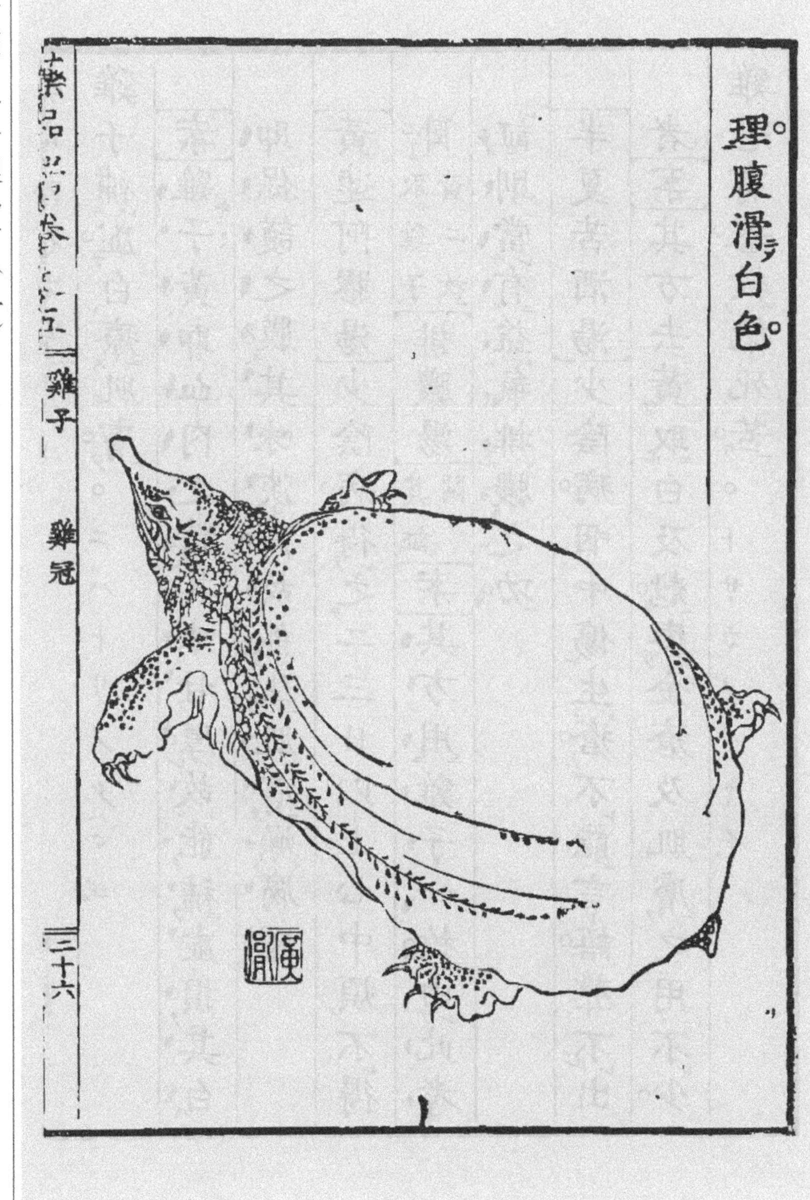
理腹滑ラ白色。

雞子補益白療肌膚。ニハトリノタマゴ。

案雞子黃即血肉之精其味甘厚故能補虛損其白即保護之膜其味淡薄故能生肌膚爍腐爛

黃連阿膠湯少陰病得之二三日以上心中煩不得臥。取雞子黃二枚

排膿湯其証闕

案其方用雞子一枚由此考証則當有益氣排膿之功。

半夏苦酒湯少陰病咽中傷生瘡不能言語聲不出者

案其方去黃取白及殼療金瘡及肌膚之用不少。

雞冠有譽救絕死苦。トサカノイキチ。

案雞冠其氣壯勢熱有上達之性故能救卒死

救卒死方雄雞冠割取血管吹內鼻中

雞肝善蘇眼疾當除。ニハトリノキモ

案雞肝味苦寒能壯心氣救卒死又益肝氣療眼疾

救卒死方雞肝及血塗面上案用雞肝血溫酒送下

最佳又明目除雀目方生雞肝五錢酒煮黄蘗二錢葛粉一錢

辰砂七分龍腦三分右五味爲糊丸白湯送下効尤速

雞屎白主達轉筋處。雄トリノレロフン

別錄曰屎白微寒破石淋及轉筋利小便止遺溺

案其味腥有毒質涼降故能通脈絡達轉筋之處

雞屎白散轉筋之爲病其人臂脚直脈（圖經脉字作麻）上下行微弦轉筋入腹者

肘後方乾末熱酒調下一錢匕

撰品雞種類最多用雞子者家雞及烏骨雞爲佳又用雞冠雞肝屎白者皆雄雞爲佳又有鶤雞鬪雞矮雞又古說別丹雞白雞烏雞以異功用而不相遠

○雞畜于人家其首能昂冠肉銳起赤色羽毛有五色尾黑長垂如蘭葉其心肝甚壯臨川吳澄曰以入伏之身而出聲於天氣重陽之內與地風同其感云

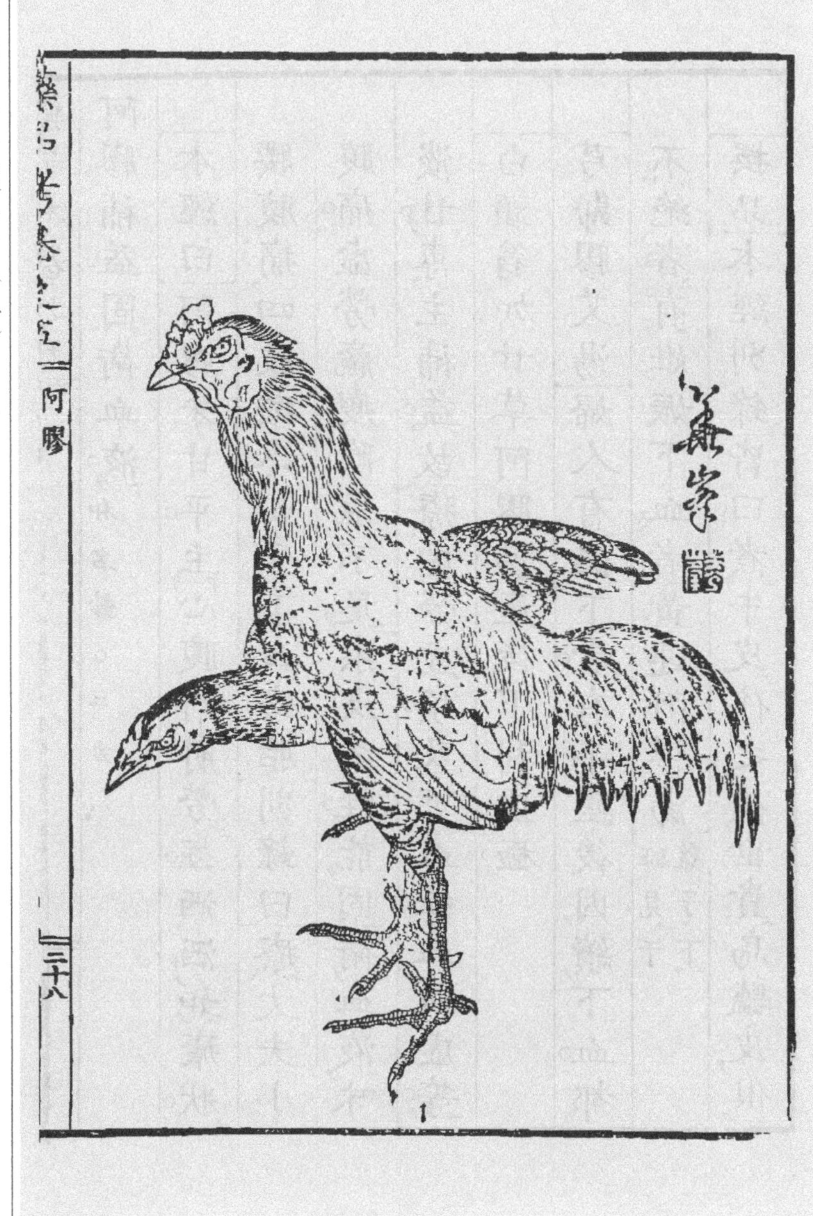
阿膠
三十八

阿膠補益固衛血液。和名鈔。二カ八。

本經曰。阿膠味甘平。主心腹內崩勞極。洒洒如瘧狀。腰腹痛。四肢酸疼。女子下血。安胎。別錄曰。療丈夫小腹痛。虛勞羸瘦。陰氣不足。案。皮之性能固衛血液。味淡甘。專主補益。故療虛勞虛煩。及下血吐血血虛等。

白頭翁加甘草阿膠湯。產後下利虛極。

芎歸膠艾湯。婦人有漏下者。有半產後因續下血都不絕者。有姙娠下血者。

黃連阿膠湯。證見于雞子下。

撰品。本經別錄皆曰。煮牛皮作之。後世貴烏驢皮。俱以東阿井水製之故名今載來者此牛皮膠也有櫛樣算子樣二品其櫛樣爲佳（濶寸餘長三寸餘厚一分透明）算子樣次之（濶方五分長三寸許黃黑色）大抵色黃透明如琥珀或赤黯明徹夏月不溼軟者爲上品或黑色不光澤多皮臭者下品又有舊舶硯樣（長五六寸濶三寸許黑色有銘）覆盆膠（形如龜甲黑色）絲卷樣（方二寸餘黑色有金泥繪）三枚懸（長五寸許濶三寸許色如錫秤三枚一斤）大算子樣（方七八分長六七寸黃赤色透徹）等數品形色各不同復諸本草皆云眞者難得而僞者多漢土猶然而前人妄謂舶來總爲上品者不穩又有邦製櫛樣及算子

樣頗似舶來者不同又黃明膠即牛皮膠也其色黃明淨皮臭少者可擇用又剉炒作細珠者稱多末阿膠下品又白膠此煮鹿角作者又黑色如漆者可膠物

大硯樣

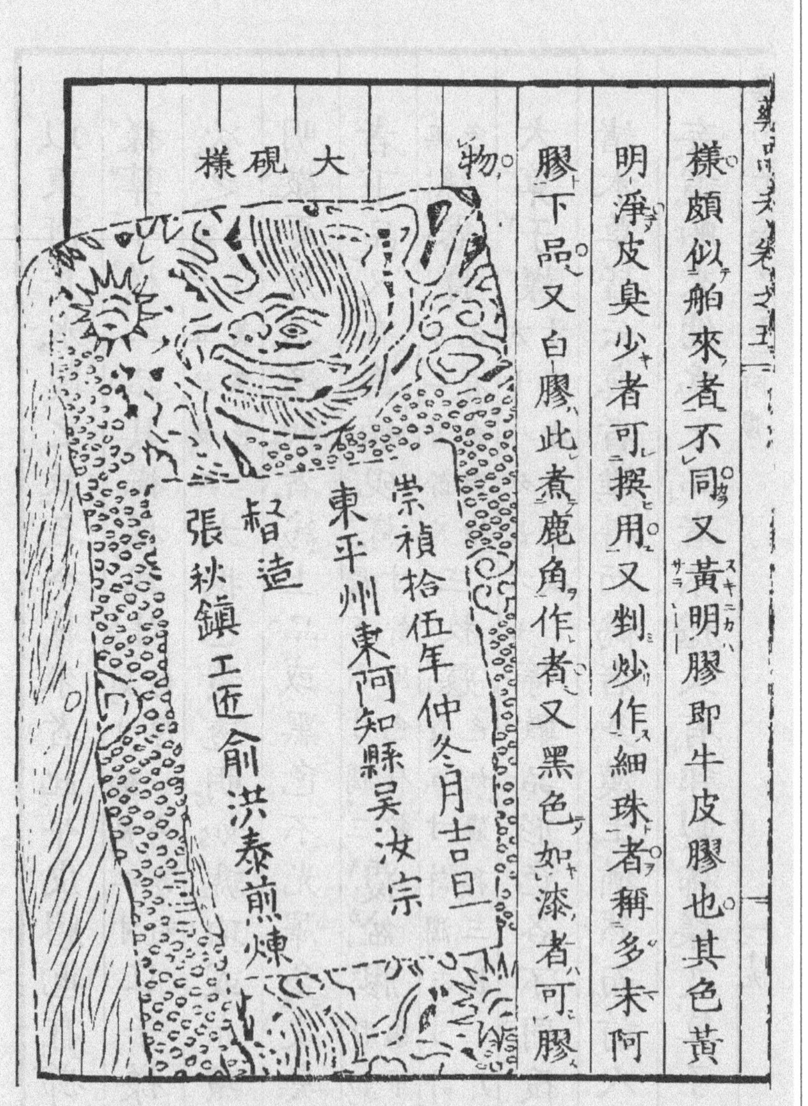

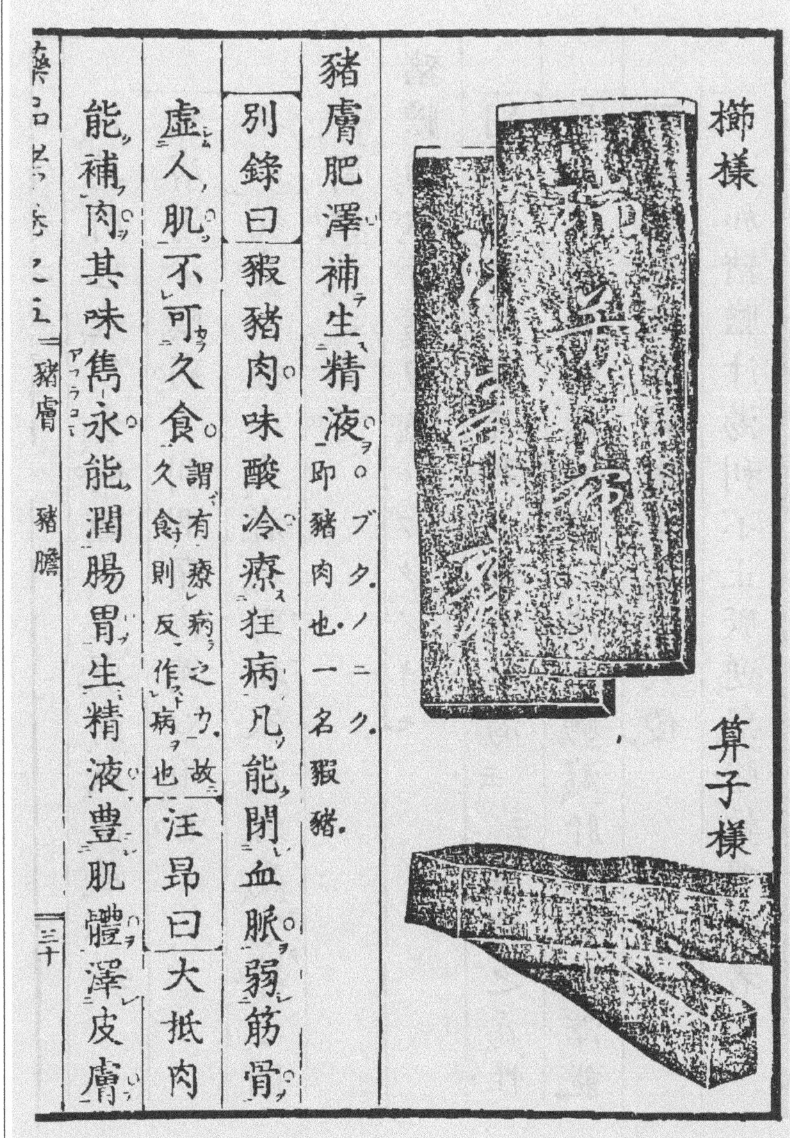

豬膚肥澤補生精液。ブタノニク。即豬肉也一名豭豬。

別錄曰 豭豬肉味酸冷療狂病凡能閉血脈弱筋骨虛人肌不可久食。謂有療病之力故久食則反作病也

汪昂曰 大抵肉能補肉其味雋永能潤腸胃生精液豐肌體澤皮膚

藥品考卷之五 豬膚 豬膽 三十

固其所也唯多食則助火生痰動風作痙云云

豬膚湯　少陰病下利咽痛胸滿心煩者

撰品　豬有二種山生者爲野豬家畜者爲家豬之則以野豬代之亦可

豬膽　通脈清瀉胸膈。ブタノキモ

別錄曰　豬膽味苦寒主傷寒熱渴云云　案　豬之爲性豪直不退其膽味苦凉以清心胸瀉肝火質滑澤能潤燥通脈又灌穀道中能通大便

白通加豬膽汁湯　利不止厥逆無脈乾嘔煩者

通脈四逆加豬膽汁湯吐已下斷汗出而厥四肢拘急不解脈微欲絶者豬膽汁方灌穀道中云云

撰品豬膽即家豬膽形似熊膽皮粗其膽黑褐色味苦腥臭少者佳今藥舖販者多野豬膽形味甚相似可撰用試之粟粒許點盞水運轉類熊膽者眞

豬膏生液令人肥澤 ブタノアブラ 膏即脂之釋者也

豬膏髮煎主諸黄

臘月豬脂純白多益同上 脂ハ即膏之凝ル者也

別錄曰 肪膏主煎諸膏藥解班猫芫青毒

小兒疳蟲蝕齒方 雄黃葶藶右二味末之取臘月豬脂鎔以槐枝綿裹頭四五枚點藥烙之

撰品 豬膏豬脂即同物藥舖此呼末无天伊加多傷雜凡寒中收者鮮白無腐臭故臘月豬脂爲佳

豬骨 如字

食諸果中毒治之方 豬骨燒過 右一味末之水服云云

○豬九州人家多畜備食用形狀類野豬肥大首低

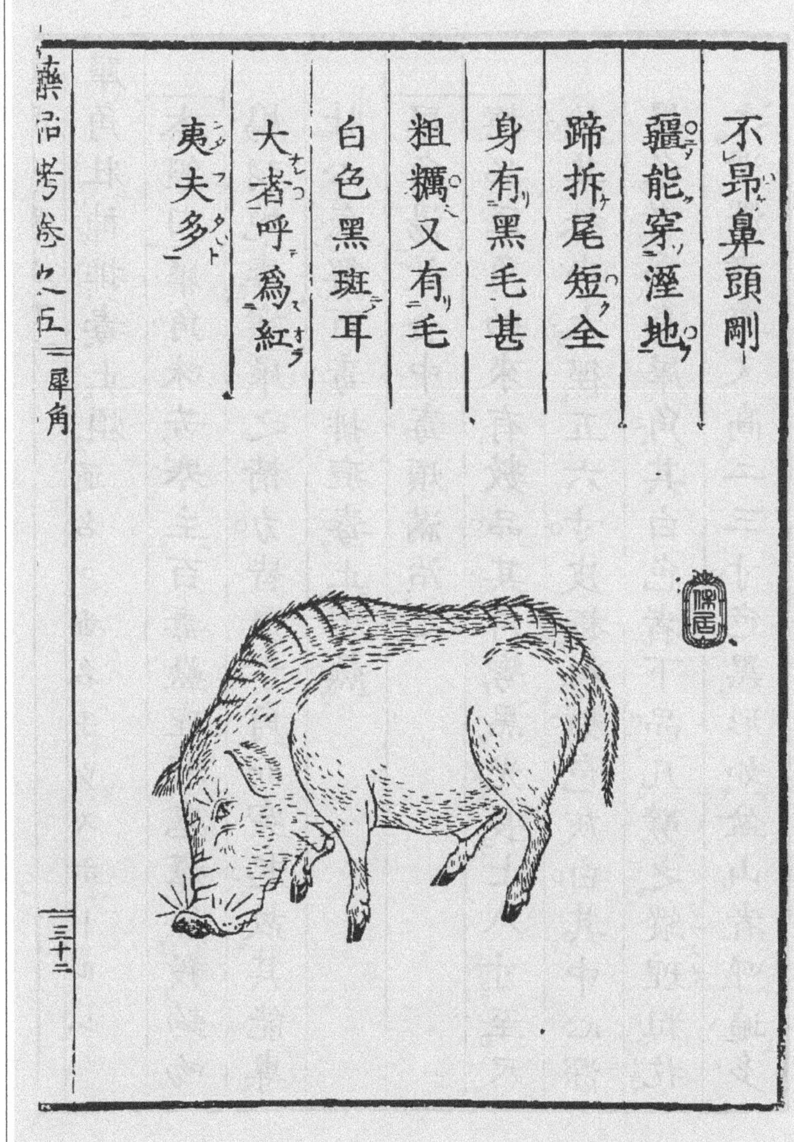
不昂鼻頭剛
彊能穿溼地
蹄拆尾短全
身有黑毛甚
粗糲又有毛
白色黑斑耳
大者呼爲紅
夷夫多
藥品考卷之五 畢角
三十二

犀角壯神排毒止煩 通名○番名子ウスホールン

本經曰犀角味苦寒主百毒蠱疰邪鬼瘴氣殺鉤吻鴆羽蛇毒 案犀之精力皆聚于角而突起故其能專壯心氣解百毒排痘毒止煩熱

犀角湯飲食中毒煩滿治之

撰品犀角舶來有數品其角彎黑光長七八寸至尺餘其株扁大徑五六寸皮極粗糲色灰白其中心深黑色者爲烏犀角其白色者下品凡劈之縱理粗扢之滑澤者眞又高二三寸色黑形如盆山者呼遍多

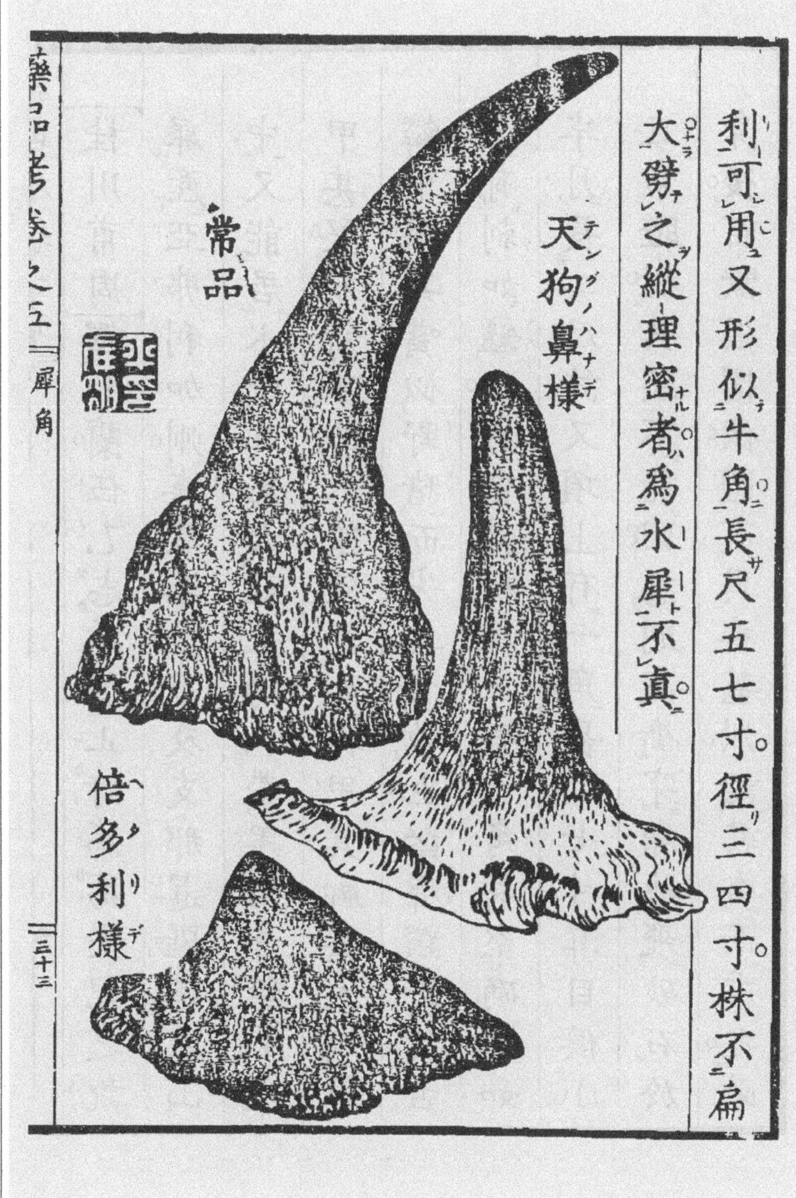
利可用。又形似牛角。長尺五七寸。徑三四寸。株不扁

大劈之縱理密者。爲水犀不真。

藥品考卷之五　犀角　三十三

桂川甫周譯和蘭伍乙志所著止訶篤葛墨兒之說

犀產亞弗利加州喜望峯地方及支那暹羅諸處山中又能居水中其形大亞象褐色帶黑全身無毛皮甲甚堅刀箭不能入遠望之如擐甲其脚甚大如著鱗甲韈其嘴似野猪而尖其食物也齝聲類野猪舌上有刺如鑢狀好食棘刺鼻上有一角甚堅确形如半月長二尺許又項上有一角長六七寸耳目俱小且常瞪視其頸不能回怒則直衝穿燥地飛砂石於身後百獸俱慴伏體有異香甚烈認其香而求之必

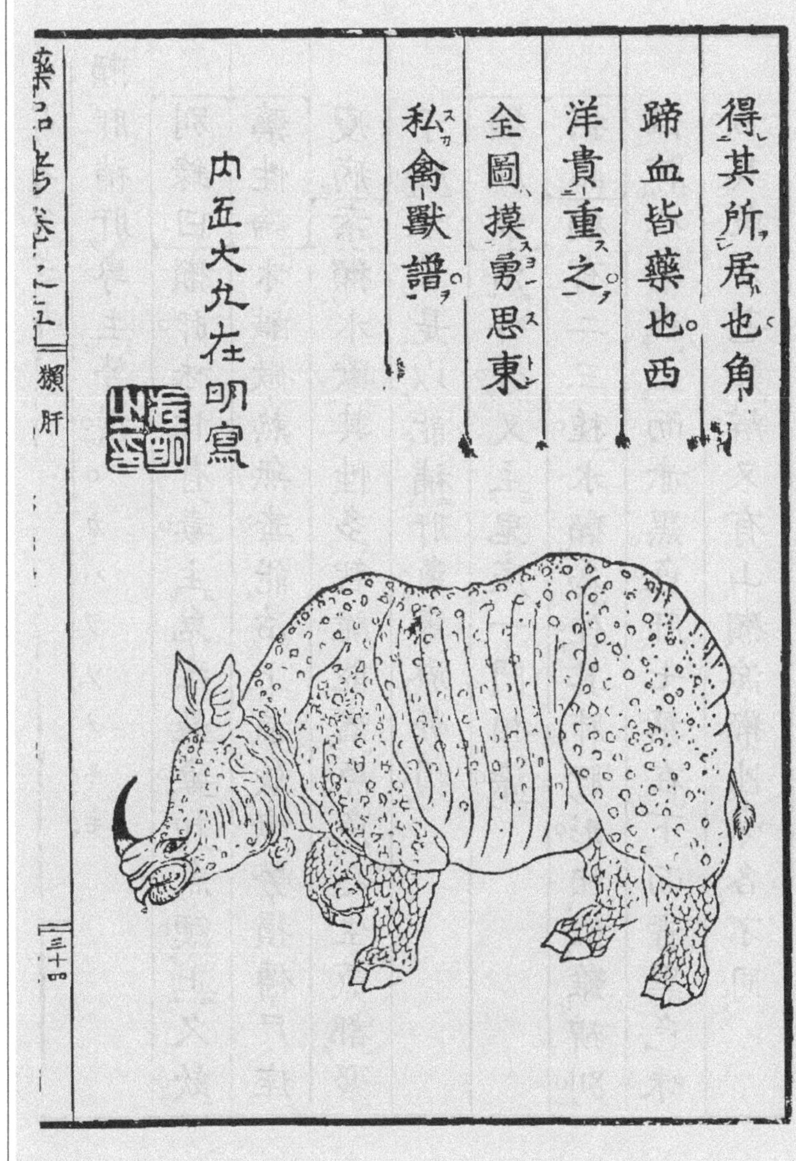

得其所居也角蹄血皆藥也西洋貴重之全圖摸勇思東私禽獸譜

内五大丸在明寫

藥品考卷之五　獺肝　三十四

獺肝補肝專主勞損。カハヲソノキモ

別録曰獺肝味甘有毒主鬼疰蠱毒却魚鯁止久欬

藥性論味鹹微熱無毒能治上氣欬嗽勞損傳尸疰

瘦病案獺水獸其性多智詭能嗜魚魚之生氣都聚

于肝味苦是以能補肝氣專療勞損

獺肝散治冷勞又主鬼疰一門相染

撰品獺有二三種水獺爲佳其肺肝形相似難辨别

但肺八葉在上而赤黑色肝七葉在下而青黑色味

苦其乾者甚難辨又有山獺海獺性味各不同

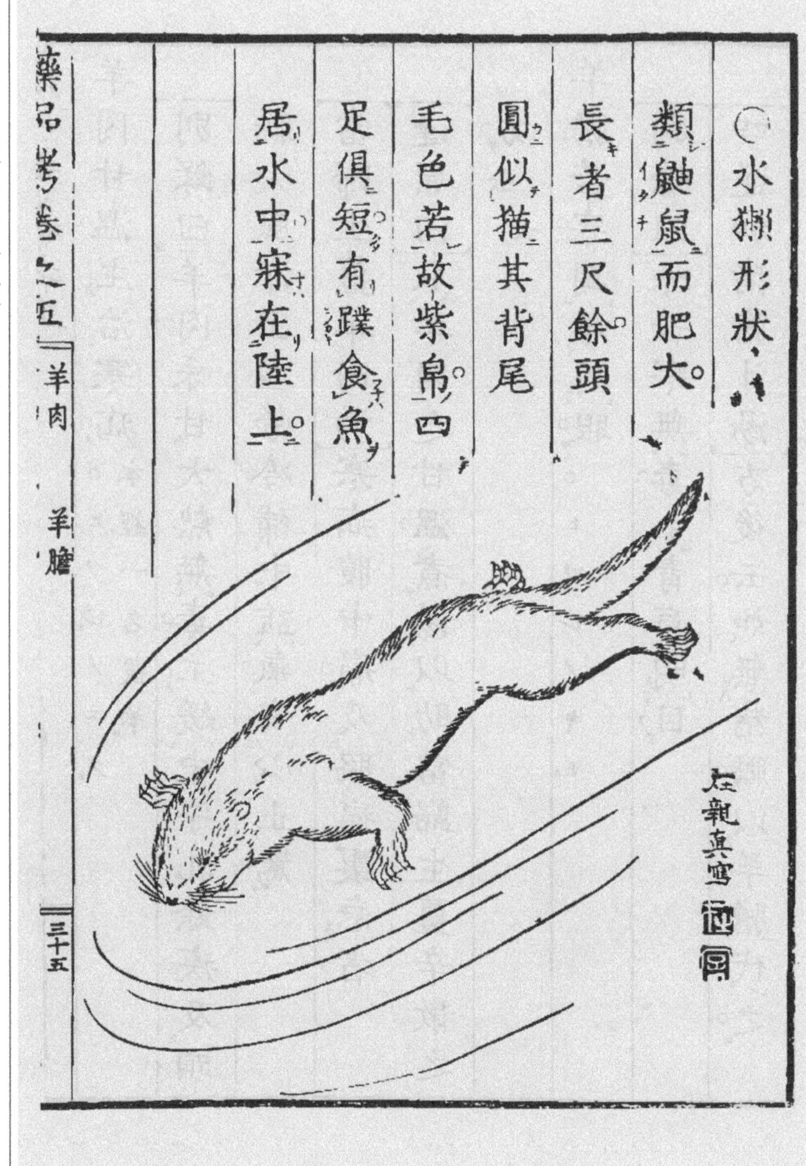
○水獺形狀

類鼬鼠而肥大。長者三尺餘頭圓似貓其背尾毛色若故紫帛四足俱短有蹼食魚居水中寐在陸上。

羊肉甘溫主治寒疝。ヒツジノニク。本經。一名羖羊。

別錄曰羊肉。味甘大熱無毒。主緩中字乳餘疾及頭腦大風汗出虛勞冷。補中益氣。安心止驚。

當歸生薑羊肉湯寒疝腹中痛及脇痛裏急者。

逢原曰取羊肉之甘溫。煮湯以助當歸生薑辛散之力云云

羊膽苦寒。潤燥明眼。ヒツジノキモ。

別錄曰味苦寒無毒。主青盲明目。

四逆加猪膽汁湯方後云。如無猪膽。以羊膽代之。

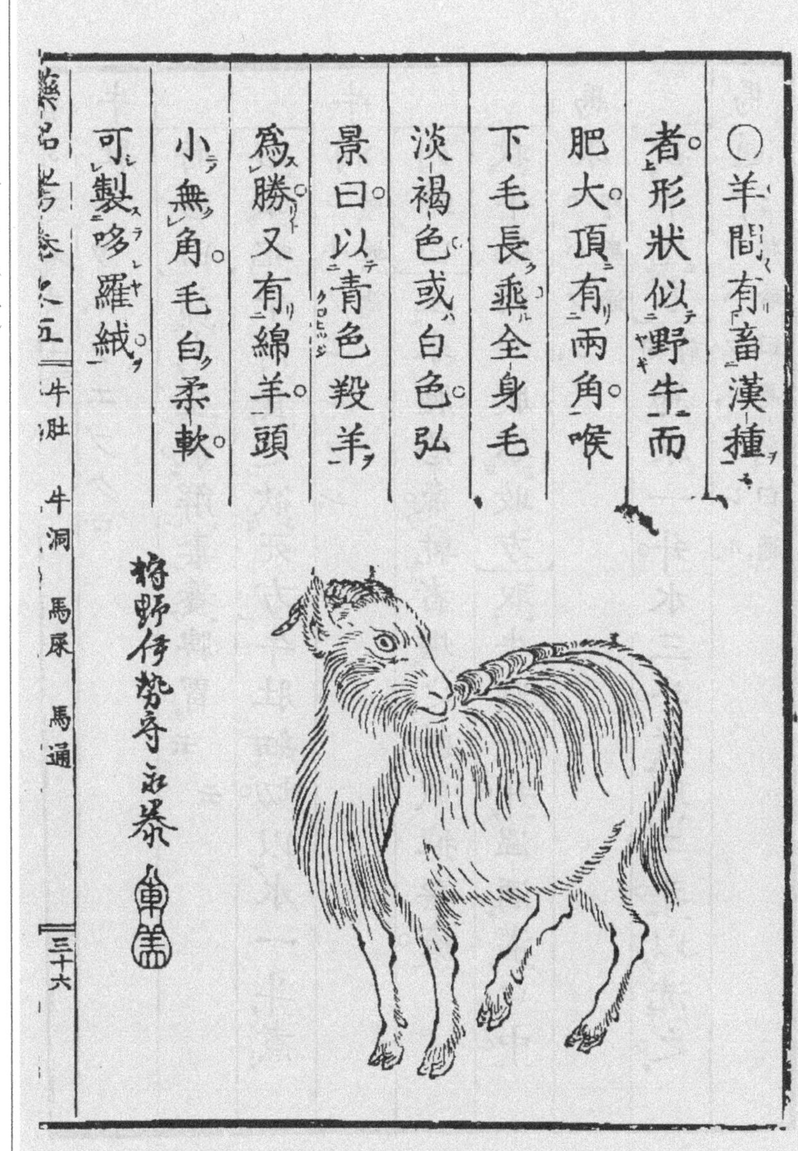

○羊間有畜漢種者形狀似野牛而肥大頂有兩角喉下毛長垂全身毛淡褐色或白色弘景曰以青色羖羊爲勝又有綿羊頭小無角毛白柔軟可製哆羅絨

牛肚。ウシノエブクロ

時珍曰補中益氣解毒養脾胃云云

治噉蛇牛肉食之欲死方 牛肚細切以水一斗煮云

牛洞。牛ノジルフン 洞ハ通渣

別錄曰主水腫惡氣乾者燔之敷鼠瘻惡瘡

救卒死而四肢不收方 取牛洞一升溫酒灌口中

馬屎。バフン 即馬通

救卒死方 同前 馬屎一升水三斗煮取二斗以洗之

馬通汁。バフンノシル 時珍曰馬屎曰通

別錄曰白馬通止吐血下血鼻衄金瘡出血

柏葉湯吐血不止者

犬屎。如字

別錄曰狗屎主寒熱小兒驚癇

治食鬱肉漏脯中毒方注詳于金匱燒犬屎酒服方寸匕

案馬牛犬屎俱能救卒死凡毒氣迫心則神氣爲之閉塞忽焉欲死臭氣能通氣故卒死者服之則毒退神回氣得因通矣

雄鼠屎。ヲ子ズミノフン注兩頭尖者是也

治馬肝毒中人未死方 雄鼠屎二七粒末之水和服。

白魚性滑利尿通窒。○シミ。○本經一名衣魚又蟫衣

本經曰 衣魚。味鹹溫無毒。主婦人疝瘕。小便不利。

滑石白魚散 小便不利。

撰品 白魚小蟲也。生於久積書中。形似魚而有白粉。如雲母。○

逢原 充鯉魚者非。鯉魚亦名白魚。此亦有利水之能。而可散服者。必衣魚也。

蜂窠開鬱。專療癩疾。○ヤマバチノス。即露蜂房。

本經曰 露蜂房。味苦平。主驚癇瘈瘲。寒熱邪氣。癲疾。

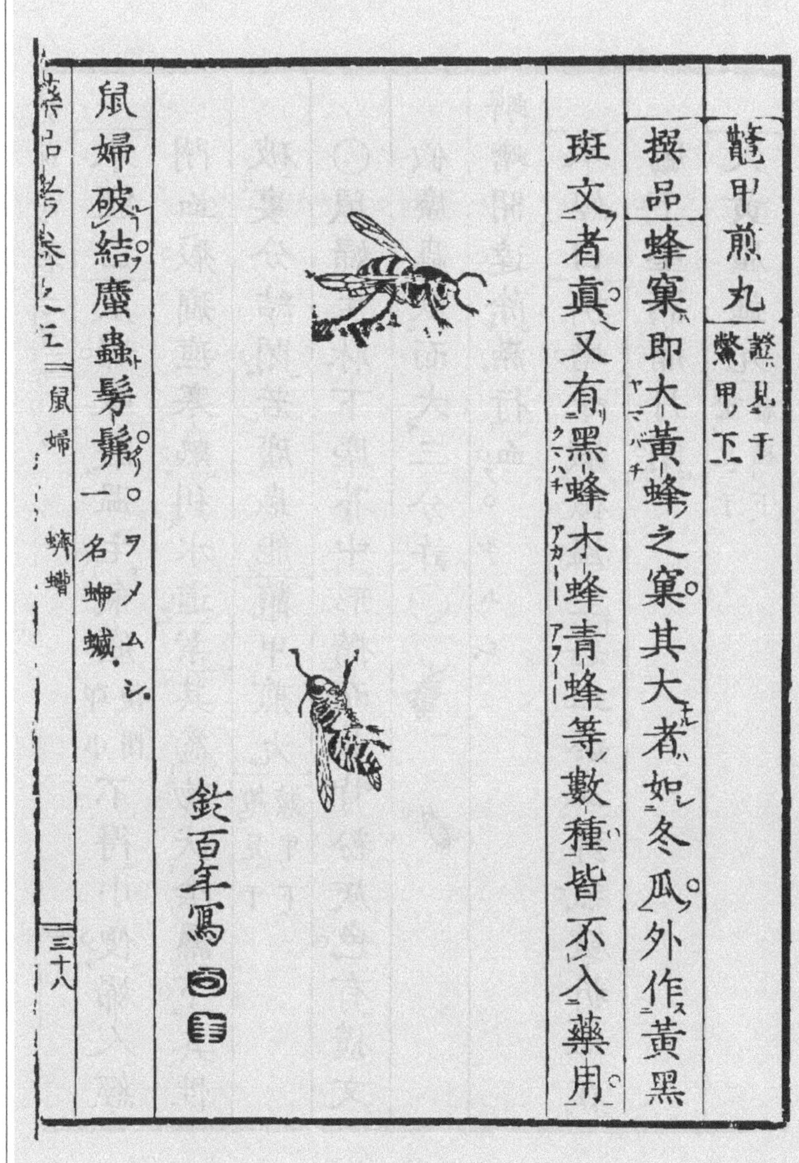
鼈甲煎丸 證見于鱉甲下

撰品 蜂窠即大黄蜂之窠。其大者如冬瓜。外作黄黑斑文者眞。又有黑蜂木蜂青蜂等數種。皆不入藥用。

欽百年寫

鼠婦破結。䗪蟲。髮髲。ヲメムシ。一名蛜蝛。

藥品考卷之三 鼠婦 蠐螬 三十八

本經曰鼠婦味酸溫主氣㿗即小便閉不得小便婦人經閉血瘕癇痙寒熱利水道

案其爲物伏陰濕下其性破裏分結閉若䗪蟲能

鼈甲煎丸證見于鼈甲下

○鼠婦生牀下塵芥中形橢而菲背粉灰色有橫文似䗪蟲狀而大三分許○

蠐螬開達除滿行血。ヂムシ

本經曰蠐螬味鹹微溫主惡血瘀血痹氣破折血在脇下堅滿痛月閉

大黃䗪蟲丸證見于䗪蟲下

○蠐螬生糞土中食草木根其形似烏蠋イモムシ而身肥滿色白首赤能背行反者是也前人以腐柳及桑中蠹蟲充之者非

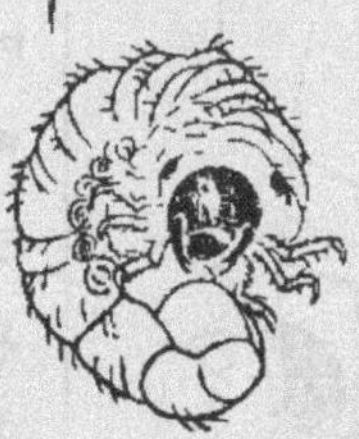

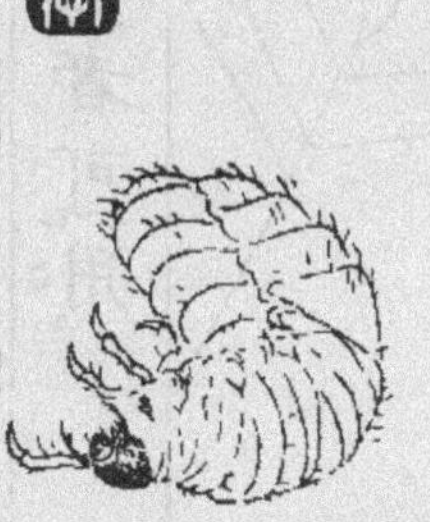

蜣蜋寒質能散毒結。クソコガ子。一名蛣蜣。

本經曰蜣蜋味鹹寒主小兒驚癇瘈瘲腹脹寒熱大人癲疾狂易案其爲質晝伏糞土夜飛行其性寒陰有毒故能解熱毒也鼈甲煎丸證見于鱉甲下。

撰品蜣蜋有數種長四五分形類金龜子コガ子ムシ黑光者稱

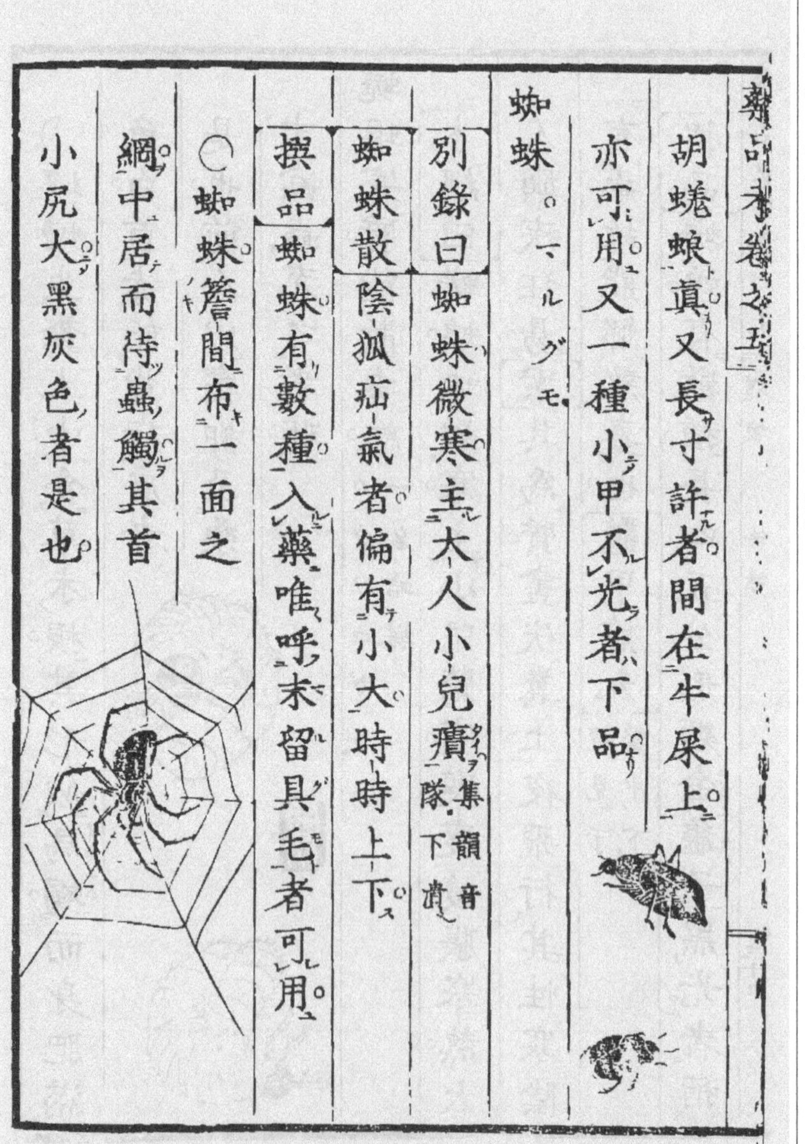

藥品考卷之五

胡蜣蜋眞又長寸許者間在牛屎上亦可用又一種小甲不光者下品

蜘蛛。マルグモ

別錄曰蜘蛛微寒主大人小兒㿗（集韻音隊下潰）

蜘蛛散陰狐疝氣者偏有小大時時上下

撰品蜘蛛有數種入藥唯呼末留具毛者可用

○蜘蛛簷間布一面之網中居而待蟲觸其首小尻大黑灰色者是也

又絡新婦蠅虎壁錢蠨蛸刺毛蜘蛛草蜘蛛土蜘蛛蝗蟷等種類甚多。

人乳汁育補中消毒。チヽ。

別錄曰人乳汁主補五臟令人肥白悅澤

治嗽蛇牛肉食之欲死方飲人乳汁一升立愈。

撰品無病婦人乳汁味甘平色白淡者尤育小兒能滑二腸補脾胃以消中毒也又新產者及帶黃赤或粘而不淡者不堪用。

亂髮止衄利尿淋濁。ヌケガミ。

藥品考卷之五　人乳汁　亂髮　左角髮　人垢　四十

別錄曰亂髮主欬嗽五淋大小便不通小兒驚癎止血鼻衄燒之吹內立已案髮者血之餘故能消瘀血止鼻衄療小便閉淋瀝等症。

滑石白魚散小便不利治馬墜及一切筋骨損方

左角髮擺于其日角日角左ヒタイノカミ左左額上

救卒死方剔取左角髮方寸燒末酒和灌令入喉。

人垢亦復亂髮之屬。アタマノアカ

別錄曰頭垢主淋閉不通

治馬肝毒中人未死方人垢取方寸匕服之佳。

人糞汁逐瘀熱百毒如字即糞清一名金汁

別錄曰人屎寒療時行大熱狂走解諸毒

案用棉布上鋪黃土淋糞汁入甕覆碗埋陰地經久者最佳

食諸菌中毒悶亂欲死治之方人糞汁飲一升

童便明目降火逆速如字

別錄曰人溺療寒熱頭疼溫氣童男者尤良

汪昂曰取十二歲以下童子不食葷腥酸鹹者佳去頭尾取中間一節清徹如水者用當熱飲熱則真氣尚存其行自速入薑汁韭汁更好

人尿和肉能療打撲。如字。飲自己溺。名輪廻酒。

治馬墜及一切筋骨損方

○禽獸蟲魚及菓實菜穀品目

鴨○アヒル。即家鴨也。○鴨卵。即其タマゴナリ

雉○キジ。

燕○ツバメ。一名胡燕。即巣于人家者。

驢馬○ウサギウマ。其形似馬而小。耳長立者。

猴○サル。

青牛○クロウシ。

鸕鷀○ウ○ウノトリ。

山雞○ヤマトリ。

駿馬○スグレタルウマ。即良馬ナリ。

豘○井ノコ。豚同。豕ノ子也。

山羊○綿羊ノ一種下品ノ者。詳于天工開物

麢脂○オホシカノアブラ。

麞○ノロ。鹿之屬ナリ。甲雅曰如小鹿而美。

蛟龍○ミツチ○竜之屬。埤雅曰蛟其狀似蛇而四足。細頸。頸有白嬰。大者數圍卵生。眉交。故謂之蛟

水雞○カハズ。即蛙ノ別名。或秧雞ニ充ハ俗ナリ

蝦○エビ。與鰕通

鯷魚○オホナマヅ。又サンシヤウ魚。衍義曰鮧魚。形少類獺有四足。腹重墜如囊。身微紫色云々鯷鮧同

鯸鮧○フグ。河豚ノ別名ナリ

鰌○ドヂヤウ。即泥鰌ナリ。

青魚鮓○青魚ハニシンニ充レ氏。不穩。圖經曰似鯉而背青色。南人多以作鮓。與鯖同。

鱠○ナマス。細切肉也。膾同

蜥蜴○アヲトカゲ。

蝌○カニ。蟹同

鱔○ウツボ○アナゴニ似テ大ナル者。蟬同

鯽魚○フナ。

鯉魚鮓○コイノスシ。鮓以監米釀之者

小豆藿○アヅキノワカバ

古方藥品考卷之五　禽獸蟲魚　四十二

林檎（キン）○リンゴ．

生棗○ナツメ．

櫻桃（アウタウ）○ユスラウメ．

茱萸（シユユ）○ヤマグミ．即山茱萸也．今通名．

梧桐子○アヲギリ．大サ◯◯

楓樹○カエデ．ノ類ニ〆一葉三尖ノ者．無ニ邦產．

木耳○キクラゲ．

小蒜（サン）○コビル．

獨顆蒜（ドククハサン）○ニンニク．ノ一（ト）ツナリ．

李子（リ）○スモヽ．

胡桃○クルミ．

安石榴（リウ）○ザクロ．

苦楝（レン）○センダン．

楮木（チヨ）○カウゾ．擣（テ）以（テ）爲（ル）紙（ニ）者．

菌（キン）○クサビラ．

胡荽（コスイ）○コエンドロ．

胡蒜○ニンニク．即大蒜ナリ．

莧菜（ケン）○ヒユ．

葵。フユアフヒ。

蓼。タデ。

黄瓜。キウリ。即胡瓜。與栝蔞實。同名異物。

芥菜。カラシナ。

黄花菜。ニガナ。即黄瓜菜ナリ。

芋。サトイモ。經三年者。生花有毒。

鉤吻。オホゼリ。苗葉類芹菜而大。味辛有大毒。其小者。易混芹菜。

水莨菪。タガラシ。即石龍芮ナリ。

蒼耳。ヲナモミ。形状豨薟ニ似互生ノ者

葵心。フユアフヒノ芽

蕪菁根。カブラ。

白苣。シロチシヤ。

野苣。ノゲシ。苦菜ノ別名ナリ

野芋。クハズイモ。形状似芋。而不可食。

芹菜。セリ。

蓴。ヌナハ。今通名。即蓴菜ナリ。

苦瓠。ニガキフクベ

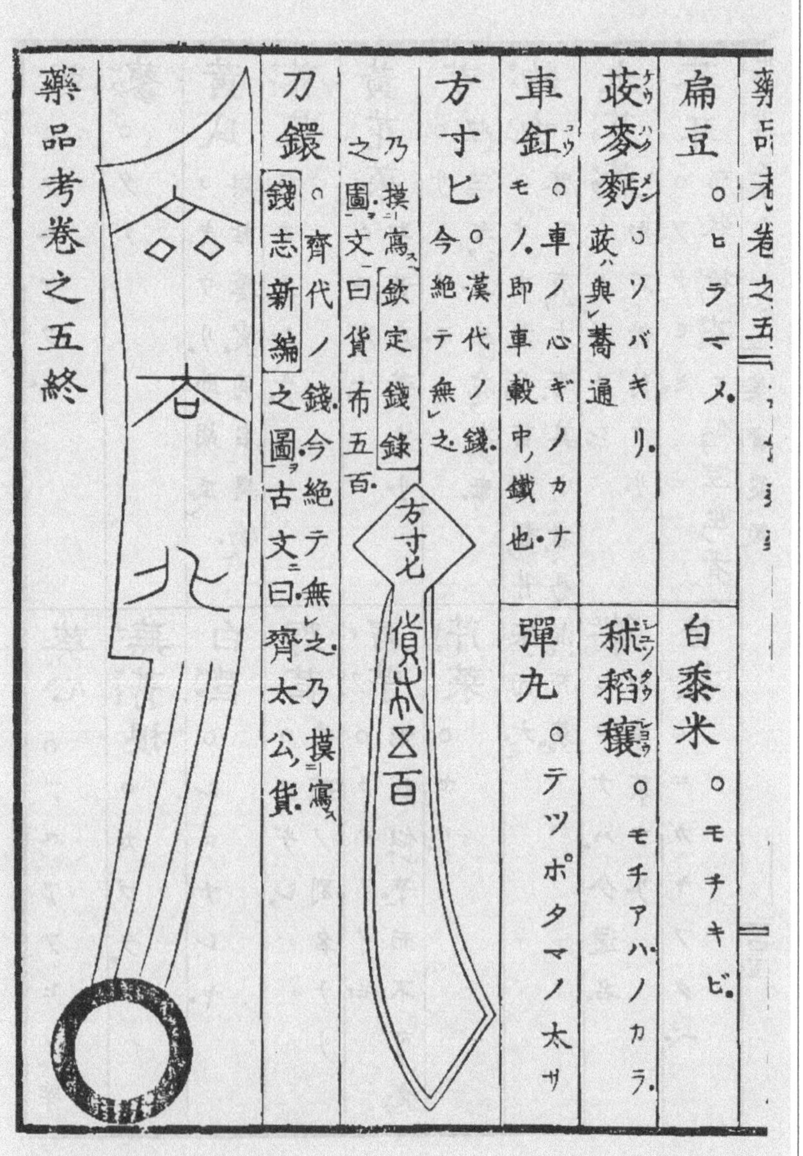

藥品考卷之五

扁豆。ヒラマメ。

白黍米。モチキビ。

莜麥麪。ソバキリ。莜ハ與レ蕎通

秫稻穰。モチアハノカラ。

車缸。車ノ心ギノカナモノ。卽車轂中ノ鐵也。

彈丸。テツポタマノ太サ

方寸匕。漢代ノ錢。今絶テ無レ之。乃摸二寫欽定錢錄之圖一。文ニ曰貨布五百。

刀鐶。齊代ノ錢。今絶テ無レ之。乃摸二寫錢志新編之圖一。古文ニ曰齊太公貨。

藥品考卷之五終

天保十三壬寅歲十一月新鐫

平安 朱蕉園藏版

加圖章

爲真本

東武日本橋通一町目 須原屋茂兵衛

大阪心齋橋北久太郎町 河内屋喜兵衛

京都寺町通二條南 林權兵衛

同 林芳兵衛

醫方類

和蘭醫方纂要（一）

卷一—二

〔日〕江馬元弘 譯 好蘭堂藏板 文化十四年刻本

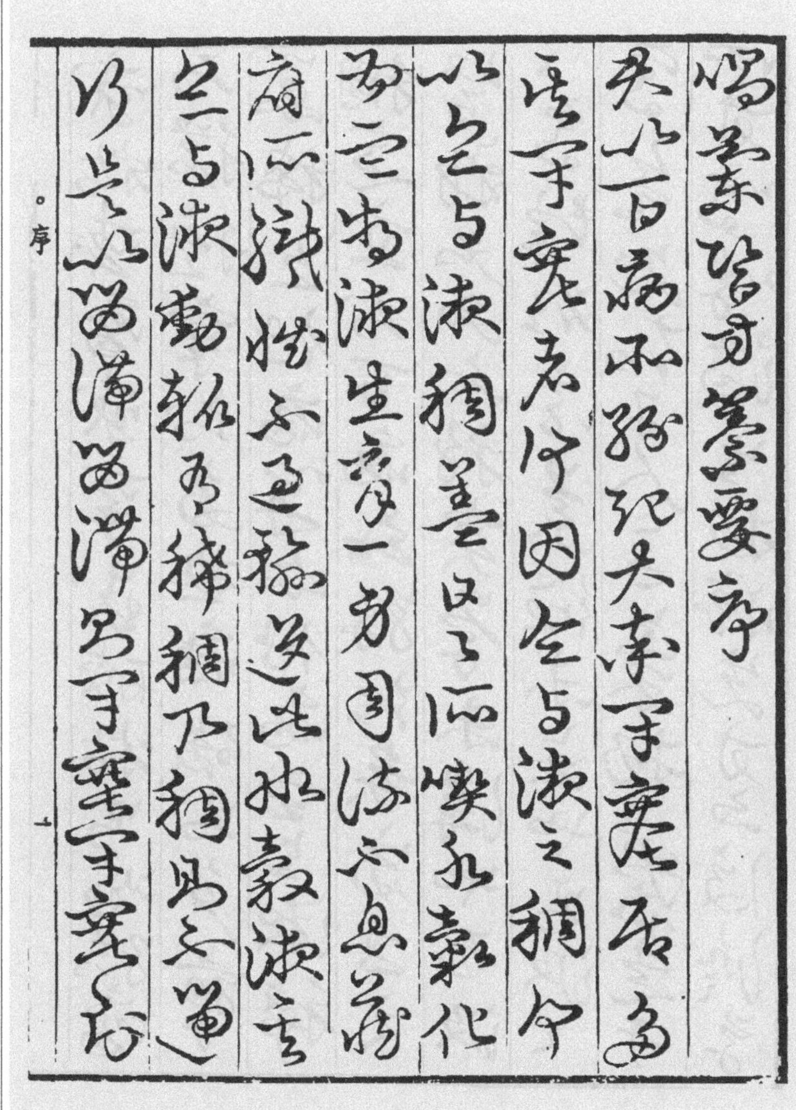

喎蘭醫方纂要序

夫人之百病不離於大本乎寒熱爲主乎寒熱者何因血與脈之調否以血與脈調善以之而煖和熱化爲之者脈生養一身周流不息焉府而識性不通稱逆比水穀脈之血與脈動能乃稀調乃調爲之道以是人爲滯爲滯不乎寒乎寒熱

或壯或弱或寒或熱或痠壯者灑淅寒
不得經寒而為熱病後者多聲
是稱之他病每亦他病之上淋稱
稠周為之言者百病之始緣起矣當戒之
醫務者多不務實學未講也不波
之為肆雅言業從未之也者波之
為其究知其人之宗揚之藝者乎
何其虛浮焉是技術且其為彼流其學

家業投湯不知然乎漢醫者擇方

而不擇證擇擇論而不志去術以

疑實作理證學者術而世論異家

家不解執誤錯證證渾詳患無方診

家家不解托病證與方而主而症

病可療爰是以元弘錄治家藉之

書路擇疑困之方將利以弘其學

君沮而病之要但在究遠淺稀稍

○序

二

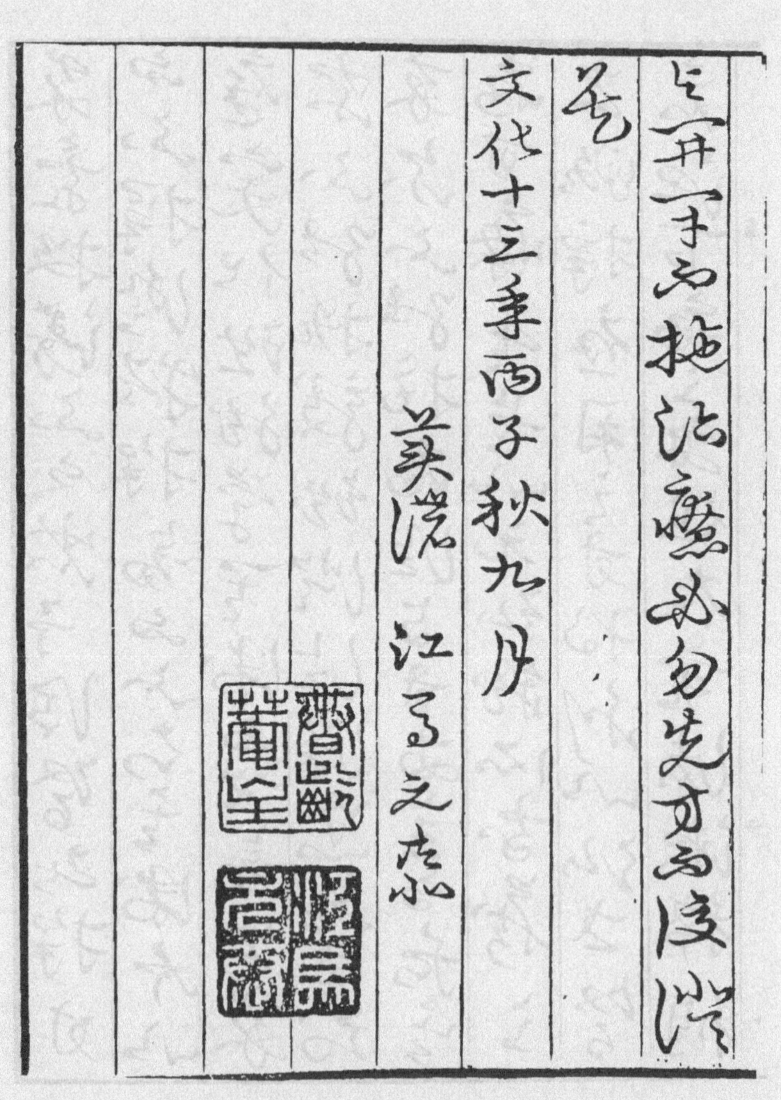

文化十三年丙子秋九月

英浩 江馬之恭

和蘭醫方纂要序

將欲善戰。先料其敵情。〻之不料。而能制勝者。未之有也。醫欲善治。先詳其證因。證之不詳。而能至治者。未之有也。詳證之法。有寒熱。有虛實。有開閉。有寒中之熱。有熱中之寒。虛實閭閻之中。而復如之。詳見於新治。乃可言也。兵家有言。百聞不如一見。漢人之論治。際皆貴耳賤目者耳。豈如和蘭。則不然。其見的確。其說精詳。不好僞飾。不屑浮談。皆據實物而為言。以明徵而為論。自非建諸天地。

質諸鬼神。則不敢纂之書。不敢傳之人。是世之所普知。固不俟予辯喙。吾邦昇平日久。衆技日精。唱蘭學者繼起。譯本上梓。非不多矣。讀其書。攷其方。欲驗之事實。則有論而無方者。有方而無論者。即有論有方。

而方中物品。有所不齎來者。有製法不審者。於是乎。或者。依論於和蘭。取方於漢土。亦出於不得已。故至其對患人也。雖見其證。而不能適其治。誤復失機。往往取敗。是無他。坐論方不並備皆然。譬之是猶善者料敵。

而不能鍊兵。其何以戰哉。予居恒深慨歎之。輯所藏諸書之方。採其物品製法。全備可供用者。分門舉類。諸證說約。目曰和蘭醫方纂要。同學之士。授論於彼。以詳其證。求方於是。以處其治。庶幾知

序　三

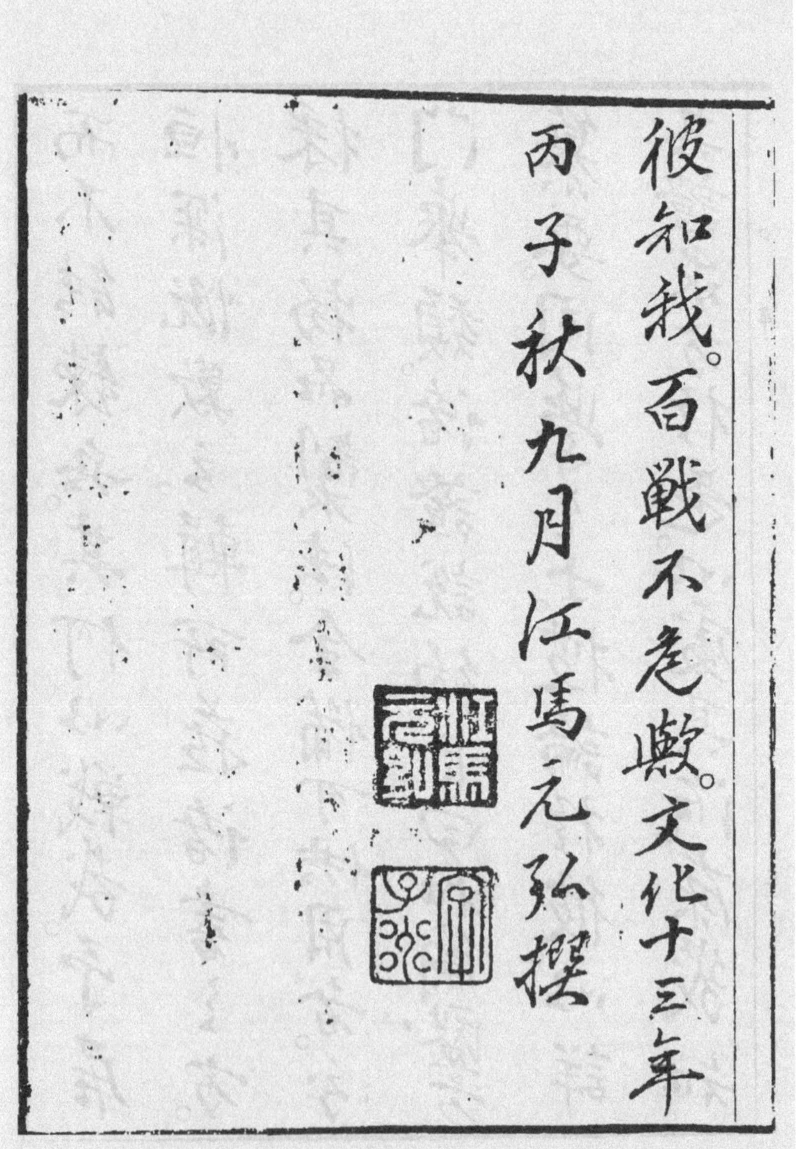

彼知我。百戰不危歟。文化十三年丙子秋九月江馬元弘撰

凡例

一斯書搜索所藏諸書采其方全備者總爲四卷以類分之各門之始略載證候次以看法後列藥方

一藏書所引爲僕乙先東迷律佛剛佛浪各律回斯篤律失葛篤各蔑律麻篤嫪斯離撾律失吉的拔撾亞亞律栗斯委律都砭崛亞陪底吉拔律瞥的芬遊面篤到麻斯撾送突失葛篤別律煴拔等蔑姪力吉亞亞律突撾活先突突奴斯凡二十種

一凡病門倣僕乙先之目例至彼所缺漏則掄括衆書以類次之

一方中多係製藥者如其製法詳載附録

一凡丸散白湯送下雖和蘭書中無之然欲令人便服用故姑倣漢土之例爲耳不用白湯亦無妨

一譯文中恐有難解者余不嫺乎文辭或不得無顛倒錯置之失姑達其意而已觀者勿以文害意

和蘭醫方纂要卷之一

病門目次

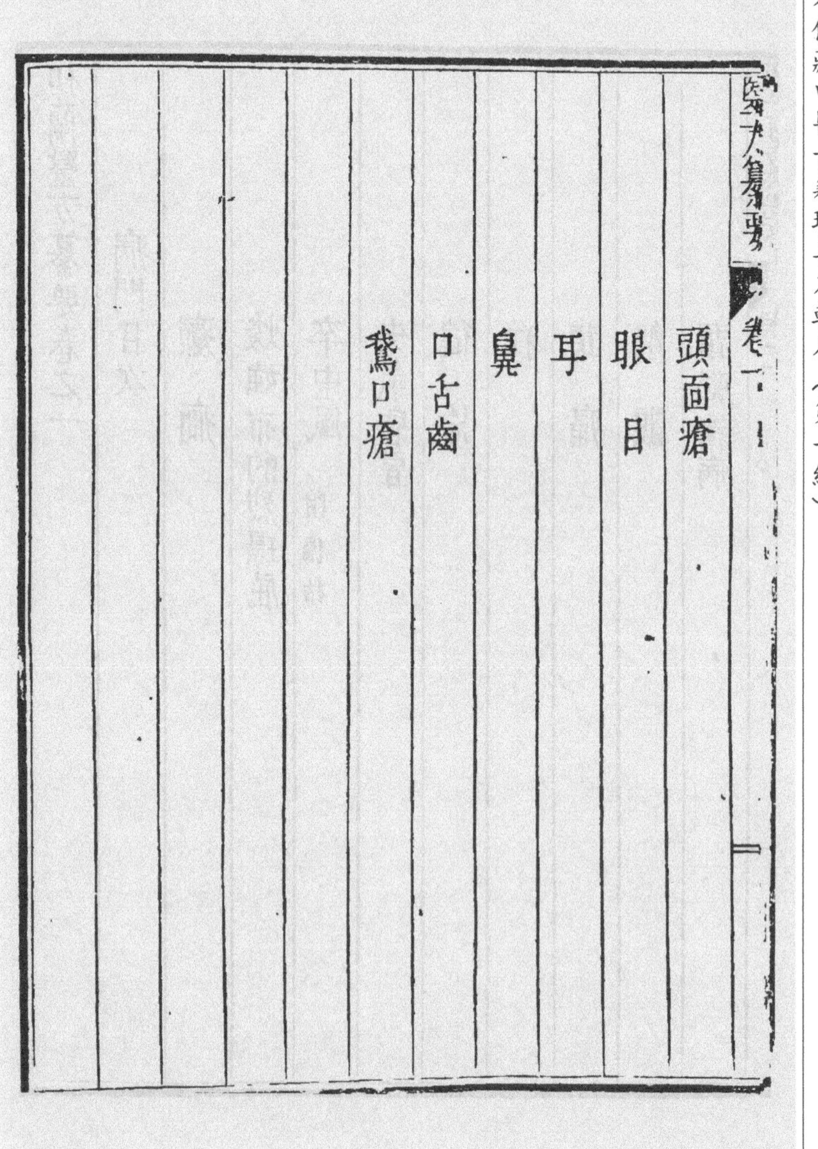

頭面瘡

眼目

耳

鼻

口舌齒

鵞口瘡

和蘭醫方纂要卷之一

美濃　大垣　春齡庵江馬元弘　譯

癲癇

夫癲癇之爲病也卒倒昏迷不省人事掉頭開眼直視上竄口目瞤引咬牙軀軟殆如死人或手足躁擾口吐涎沫叫吼不已或四肢厥冷十指鉤曲大小便自利或洩精又有婦人發於子宮者是因子宮生粘液風氣及辛峻液或經閉妊娠而子宮衝逆來發癲癇也

癲癇大率自新月至滿月多易發

歷二十五歲之後發癲癇者可知終身不能斷根矣

飲食飽滿則易發癲癇

患間日瘧而發癲癇者大率死候也又癲癇發間日瘧者不日可治之兆也

頭眩暈掉或夜間眼視多色者癲癇或頭病之候也

患癥毒石淋蚘蟲之人多易發癲癇

孕婦發癲癇則多致墮胎加之發險證遂至危急

處女發癲癇者求嫁則復故

小兒頭瘡爲早瘥者必發癲癇

小兒哺乳驚悸啼叫不止或大便秘結者多發癲癇

小便綠色見青冠緣者癲癇或頭病之候也

小便白色見鉛色冠緣者癲癇或頭眩之候也

冠緣狀詳見于家父所著五液診法

治癲癇卒倒昏迷直視上竄

珍珠六分六厘　辰砂　珊瑚各一錢五分

決君栗噴吉栗四錢

右搗篩爲散白湯送下

又方

芍藥根十錢　琥珀　麒麟竭各五錢

辰砂二錢

右搗篩爲散白湯送下

又方

焰硝　鹿角屑各五錢　辰砂二錢

右爲散每服一錢白湯送下

治癲癇搐搦頭眩昏冒

焰硝錠四錢　牡蠣二錢　龍腦一錢

右爲散白湯送下

又方

石鹼二錢　芎藭根一錢五分　辰砂一錢

右爲散和人乳汁白湯送下日五六次

又方

山慈姑　蚯蚓各四錢　敗醬根二錢

右爲散以芸香菩提樹花露水飲下ス

又方

辰砂　洎夫藍各一錢　珊瑚　珍珠各五分

右爲散白湯點服ス

又方

山歸來十錢　敗醬根五錢

右爲散白湯送下

又方

芍藥根　孔雀屎各八錢

右擣羅爲散白湯送下ス

又方

芍藥根并花葉作舍利別白湯嚥下

又方

取綠蝦蟇肝洗淨陰乾爲散白湯送下

治癲癇發狂熱頭眩暈掉

阿片五分　龍腦三分　泊夫藍二分

右爲散溫酒點服

又方

三七草根十六錢　鹿角屑八錢　枸櫞皮四錢

右三味以水二百六十四錢煎去滓加阿片三分二厘焰硝

錠二錢攪勻飲服

又方

枸櫞皮細剉三十錢水二百二十四錢煎至百六十錢

布漉去滓以鹿角精十五滴和勻飲下

治癲癇發作有時久不交睫就寢則多夢驚愕頭痛眩暈

阿片　焰硝錠各二錢　龍腦五分

葡萄酒五十二錢若無則以燒酒代之

右調和飲下

治癲癇便秘

辰砂　大黃各三錢

右擣篩為散糊丸每服十丸冷水送下

癲癇卒倒不省人事因稟賦虛怯者此方主之

鐵粉十六錢　丁香　肉豆蔻　良薑各四錢

右爲粗末入壺内以燒酒百六十四錢浸一宿濾過去滓飲服

癩癧因污液滿溢頭腦或神機經衰弱者此方主之

吉納吉納　我邦無產代以柳木皮　効用全同　鐵粉各十錢

右搗篩爲散白湯送下

癩癧無脖臟閉塞者此方主之

芍藥根四錢　鹿角屑二錢　洎夫藍

辰砂各五分

右爲散白湯送下

又方

鹿角屑五錢　辰砂二錢

右爲散以芍藥根煎汁飲下

癲癇兼子宮病者此方主之

阿魏一味爲粗末以燒酒浸置一宿布濾去滓飲下

癲癇因癰腫浸淫瘡疥癬之毒内陷侵腦者發泡膏呼膿法又

甘索箏栗麻篤劑主之 發泡膏呼膿法見附録

治癲癇卒倒外用方

龍腦一錢　阿片七分　燒酒二十四錢

右攪匀塗顳顬

又方

焰硝錠八錢　龍腦二錢　燒酒三十二錢

右攪和浸布敷首頭顳顬顋門

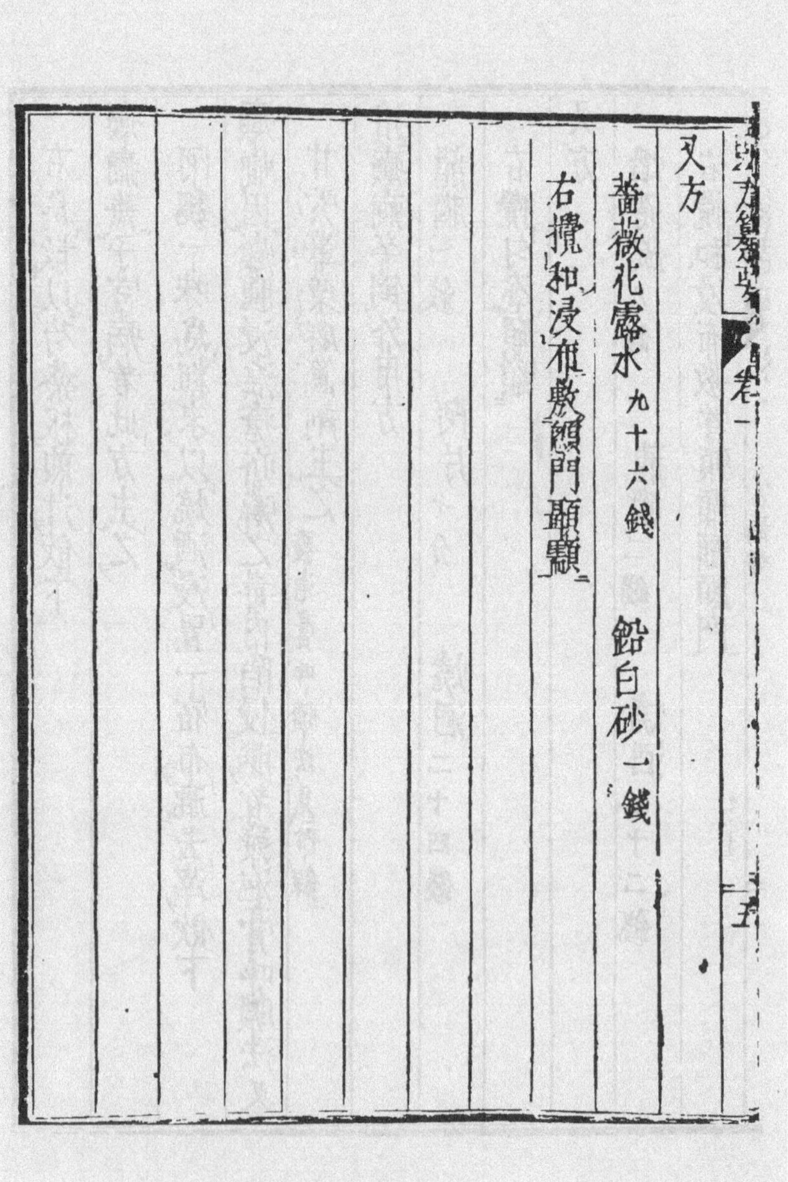

又方

薔薇花露水九十六錢　鉛白砂一錢

右攪和浸布敷顖門頭顯

焌孅布的烈璟屈

焌孅布的烈璟屈也者，謂搐搦掣引也。其所因，酸收液帶辛峻味而流注諸部之神機經及細絡支別，是以失常度，為攣縮，為弛縱。甚則至諸骨筋根，亦其機關失常度。益有身體屈折于前面者，有反張于後背者，又有身直如椽，牽引于前後者。

酷烈諸病發咬牙搐搦者，可知至危急也。

諸病日夜不得睡者，多發搐搦，為惡候。

熱病呼吸短促者，必發搐搦。

熱病發搐搦者，惡兆也。又搐搦掣引變成熱病者，吉兆也。

漏泄諸證及疼痛不可忍者，發搐搦掣引，則可知至危急也。

諸失血口目瞤引者，惡候也。

失血過多發搐搦者命在頃刻矣

胃中酷烈毒或子宮諸病或腐壞液諸病必發搐搦掣引

瘡腫其毒未盡為自瘡者易發搐搦

金創出血發咬牙搐搦者瀕死

小兒蚘蟲腹滿或胃生酸液或齒牙將芽出之時多發搐搦掣引

小兒大便不通過七日者多易發搐搦

小兒大便綠色者發搐搦掣引之兆也

勞力作強之人小便黑色者發搐搦掣引之兆也

熱病解散緣尿通利者發搐搦掣引之兆也

治搐搦掣引小兒驚搐

芸香　百合根并花　各百錢　水一升

右以蘭引露鑵取露水飲服

又方

芍藥根　菫菫菜　各三十錢

右作舍利別白湯飲下

又方

菩提樹花　百錢　水一升

右浸一宿以蘭引露鑵取露水飲服

又方

芍藥根　六錢　芸香　三錢

右水煎一二沸去滓和硇砂末一錢沃君栗曠吉栗末一錢

五分飲服

搐搦掣引因汚液酸液者此方主之

鹿角屑　琥珀　芍藥根各八錢　辰砂二錢

沃君藥曠吉栗四錢

右搗篩爲散白湯送下

又方

龍腦爲末一錢　鹿角精二十滴

右和勻以芍藥根煎汁飲下

搐搦掣引因暴怒者此方主之

焰硝八錢　辰砂三錢

右爲散冷水送下

搭私製列熱壯熱蚘蟲者此方主之

吉納吉納八錢　敗醬根　錫粉各六錢

右搗羅爲末白湯嚥下

靨搦製列顔色赤其脈堅實者此方主之

芸香露滴油　琥珀油各三分　肉豆蔻油一錢三厘

右和勻塗顳顬鼻下及唇吻手掌尤效

卒中風　附偏枯

卒中風之爲病也忽然失知識活動之機昏睡不覺四肢厥冷其脈微弱無熱又偏枯者半身不遂口眼喎斜語言蹇澁精神錯亂筋攣掣痛其脈堅實大便多秘

卒中風有初重漸向輕者其證多變成偏枯又有初輕漸加重者其證大率不過十日而死

男子則痔血閉塞婦人則月水留滯者多易發卒中風

卒中風發熱吐出粘痰者良候也

卒中風壯年之人易治年高者難治

卒中風淹纏歷日則變成偏枯

歷四十五歲之後多發卒中風年高者愈劇

黑濁液過多之人手足多毛迄年高必發卒中風

寒粘液過多之人患瘧疾則多發卒中風

飲食言語不異常但嗜眠者不日發卒中風之兆也

睡中愕然驚怖如人將捕之者發卒中風或偏枯之兆也

兩脚刺痛覺如鍼刺者發卒中風之兆也

卒中風呼吸安靜者良候也又施刺絡而後呼吸短促者死

卒中風諸證漸退雖畧似快爽然眼不得視者遂至不救也

卒中風腹內膨脹者挾發癲癇之候也

數月旱燥或累日雨濕之時必發卒中風

卒中風口流涎沫者死候又呼吸促迫津々冷汗出者死在旦夕矣

卒中風面色赤且浮絡爲滿脹雖爲躰膧不至熟其脈堅實者可知其證因血之滿溢也

卒中風面色灰白昏膧不覺其脈微弱者可知其證因粘液過多也

卒中風其脈初微小後洪大者命在旦夕矣

卒中風遺尿者死期不遠矣

漩面浮泡沫且沉濁沈壺底見鉛色冠緣移動者不日發卒中風之兆也

漩面見冠緣徐沈壺底者卒中風之候也

治卒中風暈倒不省人事

龍腦爲末一錢　鹿角精二十滴

右調和白湯點服

又方

白芥子製如食用　薔薇花舍利別各八錢

生姜公設律弗自然汁亦可四錢

右件調和白湯送下

又方

鹿角精二十滴　泊夫藍四錢燒酒浸

右和勻飲下

治卒中風偏枯

莱菔根　白芥子各四錢　香橙皮二錢

右水煎一二沸濾過去滓飲服

治卒中風偏枯昏睡病

白芷根　良薑各三錢　芸香　紫蘓葉各半握

香橙皮二錢　益智　肉桂　丁香各一錢

燒酒二百二十四錢

右件入硝子壺內密封浸置布漉去滓飲服

治卒中風偏枯癲癇神機經病或子宮病遺精白帶下

琥珀十六錢　石灰八錢

右搗羅爲散入硝子壺內投燒酒六十四錢固封浸置每時攪轉至赤色爲度布漉和酒右鹽末四錢飲下每服自三十滴至五十滴酒右塩若無則代以匹硝

卒中風牙關緊急不識人事者先以匕（匙）開其口取食鹽令滿

亡則鹽氣自滲透神機經而得醒也

治食後卒然暈倒不省人事

煙草 惣形八錢

右一味水煎去滓和砂糖四錢飲下令吐爲佳

卒中風暈倒因污液者此方主之

大黄 四錢　茴香 三錢　旋奈葉 二錢我邦無産代品未詳

右水煎一二沸漉過和酒石鹽二錢飲下

卒中風偏枯癱瘓因寒粘液者此方主之

櫻草 惣形八錢

右剉水煎温服

治卒中風外用方

胡桃油二十滴　丁香油　琥珀油各十滴

右攪匀塗顳顬項窩脊推又貼發泡膏尤効

又方

杜松木油十五滴　琥珀油十滴　石腦油七滴

右攪匀塗顳顬脊推

又方

篤耨香四錢　石鹼二錢　龍腦爲末一錢

右熔化如膏和殺律亞律沒牟亞失精二錢攤綿布貼顳顬

脊推又白湯送下亦可

又方

殺律亞律沒牟亞失五分　石灰水四錢

右和勻使藥氣透徹鼻孔

治卒倒牙關緊急水銃方

煙草綠葉若乾葉八錢　水九十六錢

右煎取六十四錢以水銃射直腸

又方

紫蕪葉　芸香葉各半握　水煎漉過取六十四錢

石鹼二錢　白蜜十錢　膽八樹油二十錢

食鹽五錢

右攪勻以水銃射直腸

卒倒牙關緊急上竄直視者此方主之

將焰硝末鋪足心燒之尤効

治半身不遂麻痺

香橙公設律弗 四錢　薔薇花舍利別 十錢

肉桂露水 三十二錢

右件攪勻飲下

治半身不遂四肢抽掣且強頭腦

焯菜葉 六錢　生姜　良姜　肉桂

香橙皮 各四錢　沃君栗曠吉栗 二錢

右搗篩爲散和白蜜慢火煮稀稠得所白湯送下

又方

杜松木 三十二錢　鐵粉 十六錢　良姜

石菖蒲根 各四錢　紫蘇葉　迷迭香 各二握

益智　胡荽子 各三錢

右件入壺內投燒酒八百錢固封浸置去滓飲服

治半身不遂口眼喎斜

茸草　茴香 各八錢　香橙皮 四錢

芍藥根 十錢　肉豆蔻 二錢　胡桃 一錢

右為粗末燒酒浸置濾過去滓飲服

治半身不遂手足無力口眼喎斜且癲癇

大麥煎汁 二百三十二錢　燒酒　肉桂露水 各百錢

薔薇花露水 六十四錢

右攪勻再以蒸露罐取露水和砂糖少許飲下

治半身不遂四肢顫動頭痛眩暈

芍藥根　孔雀屎各六錢　鹿角屑三錢

右爲散白湯送下

治偏枯癱瘓失氣昏冒

枸櫞皮八錢　良姜　芸香　白芷各三錢

右剉燒酒二百錢浸一宿以蒸露鑵取露水和龍腦末二錢

飲服

治半身不遂去腦中污液

石菖蒲根　茼蒿根　良姜　益智各四錢

石長生三錢

右爲散和白蜜入鍋内文火徐々煮稀稠得所白湯飲下

治半身不遂麻木言語蹇澁

白芥子杵搗十二錢入磁器內投滾湯三百錢煻灰上置引出藥氣布漉去滓飲下又加砂糖少許亦可

又方

茼蒿根細剉八錢以上好酒六十錢煎至三十四錢濾過飲服

偏枯頭痛眩暈因粘稠液黑濁液者此方主之

紅藍子六錢　山慈姑三錢　生姜　肉桂各一錢五分

甘草一錢

右水煎漉過和牽牛子末四錢飲服

麻痺半身不遂因寒粘液者此方主之

紫藤花一味水煎溫服又加肉桂露水等分亦可

半身不遂因辛峻液及粘液閉塞者此方主之

芍藥根 十二錢　鹿角屑　鐵粉 各四錢

石榴皮　琥珀 各二錢　辰砂　珊瑚 各七分

右擣羅爲散白湯送下

又方

牽牛子　鬼茉莉根 各二錢　焰硝 一錢

右爲末白湯送下

又方

鬼茉莉根　噎福栗酷　琥珀 各四錢

蘆薈 二錢　藿香 一錢

右爲末温酒送下

半身不遂因酸收液及血熱者此方主之

沃君栗　賸舌栗　四錢　蜈蚣　一錢

右爲散白湯送下

半身不遂頭痛眩暈因頭腦虚弱及胃虚者此方主之

蘆薈　四錢　肉桂　三錢　耳松香　乳香　各二錢

右搗羅爲散和砂糖蜜文火徐々煮作舍利別白湯嚥下

偏枯昏睡病且臨産難分娩者此方主之

沒藥杵搗二十錢入硝子壺内投燒酒二百六十四錢固封

温處置每時攪轉得所和焰硝末少許飲下

治半身不遂外用方

石腦油　月桂實油　各四錢

右攪和塗患部

又方

煙草 三十二錢 番椒 十六錢 龍腦

阿魏 各四錢 燒酒 三百錢

右納磁器內浸置引出藥氣布漉和殺律亜律沒卑亜失精

二錢塗患處日數回

又方

燒酒 百錢 阿魏 五十錢 良姜 石菖根 各三十二錢

番椒 十六錢 篤耨香 八錢

右六味以蘭露罐取露水每時洗濕患部

又方

月桂實油每時塗患部

又方

杜松木油塗患部

又方

燒酒糟隨宜布包入鍋內蒸之乘温熨蒸患處

又方

石鹼一味和燒酒塗患部又加杜松木油等分亦可

治四肢麻木疼痛歷節痛

蚯蚓精和燒酒每時塗之

又方

班猫十六錢　燒酒百二十四錢

右納壺內浸置石臼內杵爛摩擦患處覺剌痛爲佳

又方

龍腦八錢　燒酒百錢

右納硝子壺固封每時攪轉龍腦化爲度塗之

治半身不遂或頭痛歷節痛

白芥子製如食用　大蒜杵搗如泥各二錢

醋二十四錢人乳汁亦可

右和勻如膏貼足心

又方

白芥子製如食用　麥餅中心各二錢

右二味和醋貼足心發赤疹疼痛爲佳

治半身不遂麻木痿弱浴藥方

月桂木皮　硫黄各六錢　龍膽　土青木香各三錢

右四味以石灰水數升煎每々洗浴之

陰萎無勃起之力者肉桂露滴油或丁香油塗陰莖會陰尤効

失氣昏冒

失氣昏冒之爲證也忽然暈倒不識人事面色灰白其脈微小手足厥冷冷汗淋漓殆如死人其因多端或因精力衰憊或因失血過多或因金創出血或因淫欲過度或愕然恐怖或爲狐狸妖怪所驚或施刺絡截斷之術或自高墜下等大率易發此證又有婦人發於子宮病者

治失氣昏冒

鹿角精 十滴　龍腦 二分　爲末

布調和白湯點服

治眩暈旋轉失氣昏冒

胡荽子　良姜　蓽茇　生姜 各二錢

迷迭香一錢

右擣篩爲散，白湯送下。

又方

蘆薈　牽牛子　鐵粉各四錢

右爲末，糊丸，白湯嚥下。

又方

良姜爲末，白湯送下。

治頭痛眩暈失氣。

大麥煎汁二十四錢　枸櫞自然汁

石榴自然汁各十二錢

右攪和飲服。

又方

石榴皮 十二錢　砂糖 六錢

右水煎一二沸濾過飲服

因中毒而失氣昏冒者黑泥灼的里亜加和人乳汁或牛酪白湯送下

因多汗而暈倒者宜灌冷水于面部次用揮發劑

因暴怒驚駭而暈倒者刺絡瀉血爲要

因刺絡或服下劑而暈倒者肉桂露水或阿片劑尤効

因斷食而昏倒者使與酒又薰煙草尤良

凡失氣昏冒之證浴脚法爲要 浴脚法見附録

健忘

健忘者因腦後衰弱或因腦蓋損傷蓋有三證其一觸事易遺忘其二以前所見聞之事今已忘之其三言語顚倒事理無序殆似癡獃

老人衄血過多或色欲過度或勞心不寐等易發此證

諸病瘥後發健忘者易治

因腦蓋損傷發健忘者難治須施外術治之

治健忘

土青木香　萆薢　生姜各四錢　龍膽

丁香各二錢

右件擣篩爲散和白蜜白湯送下

又方

牽牛子二分六厘爲末 諳室瞌闇卜烈窒翟一分

丁子油五滴

右和匀白湯點服

又方

乳香五錢 胡枡二錢

右爲散白湯送下

又方

迷迭香半握 生姜二錢 龍腦一錢 燒酒百錢

右納壺内浸置布漉飲下

狂

狂者精神錯亂無熱飲食如故悲憂啼泣獨語睨人或沈思默々愛閑居暗室或忿怒怨恨欲走出戶外或破衣擲器猛力異常或大音暴響謡歌鼓舞或罵詈叫號不避親疎等證候百端不可舉數矣

凡發狂則其脈堅大與平常異

此證男子則多婦人則少婦人偶發此證則至險重

此證於春秋多易發於夏時三伏則必至險重

此證兼發間日瘧者良候也

此證雖淹纏難治然不至死

漩面見綠泡珠者發狂之兆也

漩面見青冠縁者發狂之兆也

漩面見黑冠縁者腦素脆怯黑胆汁滿溢之候也

漩面見鉛色冠縁者癲癇或發狂之候也

漩面見微雲浮漾者發狂之候必至危急

細砂浮漩面有光者痴獃之候也又其砂高浮漩面者愈向險重之兆也

發狂頭痛不止者其尿狀恰如觕獸尿

發狂或怒或恐猛力異常大便祕結者此方主之

蘆薈　噎福栗酷各八錢

右搗羅爲散白湯送下

又方

訶子　大黄各四錢　梅肉二錢

右水煎一二沸濾過飲服

又方

焰硝　大黄各六錢　辰砂三錢

右爲散白湯送下

治發狂頭痛不止

焰硝　辰砂各二錢　龍腦一錢　阿片五分

右爲散冷水送下

又方

焰硝十錢爲散和冷水飲下又加龍腦末二錢亦可

治狂吐方

綠礬一錢　葡萄酒十二錢

右攪勻飲下

頭痛

頭痛有真假二證所謂眞證也者因腐敗液黑濁液或粘稠液酸收液等留滯于頭腦或因焮痛熱腫搐搦掣引或因抑遏蒸發氣或因破傷腦部而發頭痛是也又假證也者因胃病子宮病其他諸藏不和諸液自爲不熟輸送之于頭腦以發頭痛是也

頭痛淹久不止時吐青綠汁頭眩耳鳴眼昏手足麻痹者將發卒中風之兆也

頭痛耳鳴者易發卒中風徤忘

少壯之人多患頭痛年高者少患之

頭痛發外面者易治又發腦蓋裏面者難治

頭痛徹眼者毒液附着薄腦膜之候也

諸般腐敗液病發頭痛者難治

黴毒發偏頭痛者難治

滿頭劇痛水液或膿血流出於耳口鼻而其痛以漸向輕者不日復故

南風久吹不歇則多發頭痛

諸般酷烈病頭痛劇盛其痛忽爾退散者變發他證將至危急之兆也

頭痛太甚淹久不止頃刻不能眠且肌膚冷者惡候也

頭痛太甚淹久不止其痛不移動者必發惡心嘔吐或身體疲弱或精神迷亂之候也

痘麻疹後食已頭痛者可知其毒未盡也

爲炎夫所照或居濕地或坐燥地或觸汚穢氣芳香氣石灰氣則多發頭痛尋發起險證

頭痛發額上者胃病之兆也又婦人頭痛發腦後者子宮病之兆也（按胃者連八對神機經又子宮者連八膠骨神機經之故也）

頭痛延纒不止每時發熱其脉白色不熱者尋發搐搦掣引向死之兆也

小便渾濁粘稠恰如輙獸尿者頭痛之候也

漩面見冠緣者總是毒氣填滿頭中之候也

熱病輕證漩面見大冠緣者頭痛劇盛之候也又熱病重證漩面見小冠緣者頭痛輕易之候也

漩面見赤冠縁者額上重痛之兆也又見曇色冠縁者腦後重痛之兆也

漩面見白冠縁且粘結者頭痛發於寒凝液之兆也又其冠縁稀薄者寒醒京健之候也

漩面見黄冠縁者頭痛發於膽汁過多之候也

頭痛因腐敗液黒濁液者此方主之

乳香四錢　蘆薈二錢　噎福栗酤二錢

訶子一錢　薔薇花　茵蔯嫩葉各半握

右擣篩爲散白湯送下

又方

山歸來　金剛刺根各十六錢　甘草八錢

右剉水六百四十錢煎至五百錢去滓溫服

頭痛因酸收液粘稠液者此方主之

鬼茉莉根　肉桂各四錢

右爲散以雞子黄一箇葡萄酒十六錢和匀白湯送下

又方

鬼茉莉根脂五分　酒石鹽一錢　焰硝錠三分三厘

右爲散白湯送下

頭痛因血熱者此方主之

大麥煎汁八錢　焰硝三錢　水六錢

右以慢火煮漉過去渣和砂糖八錢醋少許每時飲服

又方

酸模根 八錢　砂糖 四錢

右水煎一二沸濾過飲服

頭痛眩暈因寒粘液者此方主之

迷迭香舍利別 十錢　肉桂 爲末　丁香 爲末

肉豆蔻 爲末各三錢

右攪匀白湯送下

又方

小茴香　鼠尾草 各四錢

右水煎和蜜少許飲服

治頭痛頭瘡歷久不愈之方

琥珀　乳香　蘆薈　噎福栗醋 各二錢

土青木香 一錢

右爲散蜜丸白湯送下

頭痛劇盛不能就寢者此方主之

洨君栗嚥吉栗 一錢 龍腦 阿片 各五分

右爲散白湯點服

又方

阿片 二錢 泊夫藍 一錢 珊瑚 鮓荅

珍珠 琥珀 各五分

右爲散白湯送下

治頭痛眩暈

兎兒尾根 一味爲散和蜜文火微煮白湯送下

治頭痛因辛液汚液者薰藥方

乳香　琥珀各四錢

右為粗散撒炭火上以紙蓋之無使烟泄引入鼻孔則濁涕自流出漸向快爽

又傳藥方

薔薇花油　蔓枯草油各三錢　醋二錢

右和匀傳額上

又方

燒酒隨宜重湯煮和龍腦末少許浸棉布乘温敷顱顖

治頭痛因血熱者之方

月季花五十錢　醋五百十六錢

布入磁器内温處置引出藥氣布浸縛定頭部

又方

薔薇花露水和龍腦末少許布浸敷額上

又方

醋隨宜煎布浸乘温熨額上冷則更換

治頭痛因酸收液者之方

麒麟竭　赤石脂　各四錢　代赭石　一錢

右爲末以雞子白二箇和匀作膏貼顳顬

又方

白芥子　製如食用　石鹼　爲末各一錢

龍腦　五分爲末　殺律亞律没牟亞失精　六滴

右攪和作膏貼顖顬

頭痛因粘稠液或頭腦脆怯者施嚏藥為要

解顱

解顱者小兒自初生迄四五歲多患之歷六七歲之後少患之蓋有内外二證所謂内也者謂水液留豬于腦蓋薄膜與腔間也其證頭顱皮膜爲緊脹腦蓋骨縫爲弛緩按之堅勁面部膨腫眼自深陷或昏暗不分遠近呼吸短促身體瘦削其脈微小小便淡白而通利少又外也者謂水液留豬于頭外皮膜間也其證頭外皮爲膨滿其腫透亮爲黄色以指按之陷塌隨手眼胞腫脹面色灰白黄稀汁自滲泄於頭皮紋理也

解顱因胎中不適宜或臨産難分娩

解顱腹内軟和者惡候也

治解顱内外二證益氣強腦

辰砂爲末二錢　砂糖四錢　肉桂露水六十四錢

右攪勻飲下

又方

芍藥根二錢　琥珀　天靈蓋各一錢　辰砂七分

阿片五分

右爲散白湯送下

又方

麝香三分　砂糖一錢　肉桂露水二十四錢

薔薇花露水十二錢

右攪勻飲下

又方

鬼茉莉根 二錢　辰砂 一錢

右爲散白湯送下

又方

泊夫藍燒酒浸置飲下

又方

山歸來　金剛刺根 各四錢　杜松木 二錢

右水煎一二沸濾過去滓和鮓荅末少許飲服

治解顱外用方

小麥粉和龍腦少許布裹納鍋內蒸之乘温敷顱

又方

燒酒和龍腦末少許每時塗顱

又方

泊夫藍　龍腦各一錢　燒酒四十八錢

右入壺内浸置每時塗顖門

頭腦諸病

強頭腦去粘液驅風氣壯胃氣治眩暈

肉桂八錢　肉豆蔻四錢　泊夫藍二錢

枸櫞皮一錢

右杵搗投上好酒百三十二錢置温處引出藥氣飲下

又方

枸櫞皮切爲小片投燒酒置温處杵爛如泥飲下

強頭腦治眩暈助胃氣止吃逆散風氣

良姜八錢　香橙皮四錢　肉桂　胡荽子各二錢

泊夫藍一錢

右爲粗末入壺内投燒酒九十六錢密封置温處布漉臨服

和膽礬精一二滴飲下

強頭腦壯胃氣温子宫止惡心嘔吐預防易流産

良姜　肉桂各四錢　甘松香　藿香各二錢

薔薇花半握　肉豆蔲一錢

右搗篩爲散白湯送下

強頭腦壯諸藏散風氣

大麥煎汁八百錢　肉桂百錢

右入磁器内浸一宿以蒸露鑵取露水飲服

強頭腦治眩暈益精氣明眼目

沈香一味爲散温酒送下

強頭腦治神機經病子宫病

益智　石菖根各四錢　洎夫藍　没藥各二錢

右擣羅爲散白湯送下

去頭中污液清朗神氣

石菖根　茴蒿根　良姜　益智各四錢

石長生三錢

右爲散白湯送下

老人無故難聽或神氣不足精力虛憊者此方主之

益智　丁香　肉桂　良姜　肉豆蔻各三錢

沈香　白檀　蓽茇　生姜各二錢

甘草一錢　麝香五分

右擣篩爲散作舍利別白湯送下

治腦漏嗽痛不可忍

焰硝十錢　龍腦二錢

右爲散白湯送下

又方

山歸來　金剛刺根各五錢　甘艸一錢

右水煎一二沸濾過飲服

又

貫線呼膿法尤効

治夢魘病夜間耿耿半睡半覺多夢氣短坐卧不安攣急煩悶之證是也

芍藥根　敗醬根各四錢　肉桂二錢

右搗篩爲散白湯送下

又方

芍藥根　敗醬根　土青木香各四錢　沈香

枸櫞皮各二錢　酒石鹽一錢　泊夫藍三分三厘

右爲粗末ト入硝子壺內ニ投燒酒九十六錢ヲ固封シ烈日ニ曝之ヲ布ニテ

漉シ去滓ヲ飲服日ニ六七次

頭面瘡 附禿瘡

小兒患此證者尤多蓋發面部眉間及毛髮部而流出稀水稠膿以至結痂其所因生酸收液于血中以着皮間機裏律隨蒸發氣而自腠理外發也

瘡發毛髮部者難治

瘡勿早瘥易發搔搦掣引或水腫

患此證者勿與黎豆蠶豆及芋之類諸般油脂類炙煿物峻烈氣物或砂糖製物又酸果最害

治頭面瘡浸淫瘡

大麥　香橙皮　石榴皮各三錢

右水煎兩三沸濾過飲服

又方

接骨木花三錢　薔薇花二錢　大黄一錢五分

右水煎濾過飲服

治胎毒頭瘡肌皮鱗起搔痒不可忍

硫黄花　鹿角屑各十錢

右搗羅爲散以蜜和勻白湯送下

又方

茸索筆栗麻篤爲末一分　甘草爲末二錢

白蜜三十錢　水七十錢

右攪勻飲下日五六次每服五錢至十錢

治頭面瘡外用方

綠青爲末　硫黄花爲末各二錢　生姜爲末一錢

牛脂四錢

右和勻塗瘡上

又方

牛酪四錢　番瀝青二錢　明礬爲末

焰硝爲末各一錢

右入砂鍋內慢火煮作膏塗之

又方

乳香　麒麟竭各二錢

右爲散以雞子白二箇和勻塗之

又方

○頭面瘡　禿瘡

猪脂和赤筆烈失筆諸篤少許塗之

又方

蘆葉燒爲灰滚湯浸澄清取灰汁乘温洗溻患處

治頭面瘡清頭熱消赤疱

薔薇花　大麥各六錢

右水煎漉過和醋十錢乘温洗溻患處

又方

椶骨木花露水六十二錢　醋十錢　鉛白砂一錢

右攪匀重湯煎乘温布浸洗患部

治頭面瘡浸淫瘡酒皶鼻

薔薇花軟膏二錢　硫黃花一錢　鉛白砂五分

右和勻作軟膏貼之

又方

水銀八錢

右一味以水六十四錢煎減半爲度候冷取澄汁洗患處

治禿瘡

取鰻鱺脂塗患部

取雞卵油塗患部

取蜜蜂二十箇入壺內乾爲末摻患處又和胡麻油塗之亦可

錦葵葉水煎濾過和雞子黄洗患部

牛旁根細剉以石灰水煮熟杵擣如泥塗患部

○頭瘡　禿瘡

消散汗點

菩提樹花露水和鉛粉少許洗患處

生毛髮

鹿角屑　硫黄花　没藥各四錢　大黄

沃君栗曠吉栗各二錢

右爲散白湯送下又和白蜜服亦得又和甘索筆栗麻篤二

分服尤良

又方

胡桃油每々塗患部

眼目

眼目腫痛有乾有濕腫痛多起於結膜也乾也者謂赤腫火熱疼痛不甚淚不出唯眼胞着眵糊者濕也者謂熱淚流出焮痛不可忍赤爛火熱烏睛生白星翳蓋明不能開者

昏暗者因粘液過多或搐搦攣引或外傷而瞳人神機經及烏眦糾紛爲閉塞爲弛縱爲强硬也

烏睛生白星翳者不可輕忽矣必至膿潰失明

焮痛不可忍羞明不能開者刺絡瀉血尤爲要又發泡膏貼顳顬尤効

頭痛劇盛其痛忽散隨而爲昏暗者多至不治

瞳人散大自發者難治挾發者易治

治眼目焮痛濕爛昏暗及醒京健痛

鵲嶇蔾草　江州伊吹山多生之　野菊花

杜松木　茴香　各三錢

右水煎濾過飲服

治眼目焮痛熱腫

鬼茉莉根　二錢　牽牛子　一錢　酒石鹽　五分

右爲散和穀律亞律沒年亞失精二十滴以地錦苗露水送之

下

又方

薔薇花露水　二十四錢　蘆薈　爲末一錢

龍腦　爲末五分

右攪勻布浸洗眼自

治眼目焮痛羞明不能開

雞子白一箇　泊夫藍爲末七分　人乳汁十六錢

右攪勻點眼中

又方

明礬爲末一錢　雞子白二箇

右二味以匕攪轉以生泡爲度攤布敷眼胞尤效

又方

蘆薈爲末二分　泊夫藍爲末一分　鉛粉一分

人乳汁四錢

右攪勻攤布敷眼胞

治眼目腫痛生紅線結膜赤爛烏睛生白星翳者之方

薔薇花露水三十二錢　白膽礬為末五分

右攪勻點眼中

又方

鉛白砂　殺律亞律沒年亞失精各一分

右二味和水少許點眼中

又方

鵓嚕葭草露水　車前草露水各十六錢

鉛白砂一錢　亞臘鄰藥均為末　鉛粉為末各五分

右攪勻每時洗之

眼目腫痛因臟毒者此方主之

薔薇花露水六十四錢　赤華烈失筆諾篤三分三厘

右攪勻點入眼

治眼目昏暗更無所睹瞳子散大驅出頭腦粘液

牽牛子　蘆薈各一錢

右為散以丁香油三十滴和勻為丸白湯嚥下

又方

鬼茉莉根　牽牛子各七分　酒石鹽三分三厘

丁香油十滴

右和勻白湯送下

又方

山歸來　金剛刺根各十六錢　紫蘊葉

迷迭香 各半握

右水煎服百六十四錢以沃君栗曠吉栗末四錢酒石鹽二十錢攪勻飲下

治瞳子散大不分細字或翳膜遮障失明

茴香露水 二十四錢 蘆薈爲末 二錢

右攪勻點眼

又方

茴香露水 三十二錢 人乳汁 十六錢

右攪勻點眼

又方

鴜嵋戕草 十二錢 茴香 六錢 肉豆蔻 二錢

右擣羅爲散和砂糖八錢温酒送下

又方

茴香一味爲散温酒送下

又方

杜松子一味杵擣酒煮軟硬得宜白湯又温酒送下

又方

益智一味爲散温酒送下

治瞳人犀之昏暗失明

薔薇花露水三十二錢　阿仙藥爲末二錢

右攪匀點眼

治昏暗除翳膜

白膽礬三分　雞子白一箇

右和勻加薔薇花露水車前草露水少許頻々洗之

明眼目強瞳子去惡液

蘆薈八錢　牽牛子四錢　生姜

大黄各二錢　訶子　茵陳艸　堇々菜

薔薇花　乳香　茴香　焰硝各一錢　壹福栗酢

右爲散白湯送下

除赤翳膜

丁香爲末和薔薇花露水點眼

散白星翳

茴香露水十六錢　燒酒二錢

右攪和洗之又發泡膏貼耳後尤効

又方

茴香一味水煎使其蒸氣透徹眼中

治眵淚流出

鵲嵺蔎草露水　薔薇花露水　茴香露水各八錢

右調和洗之

又方

蛩休爲末　明礬爲末各一錢　薔薇花露水

車前草露水各十二錢

右攪匀洗之

生紅線眵淚流出無痛者用嚏藥大効

眼目爲物所刺傷腫痛膿爛者此方主之

薔薇花露水十二錢　鵠崛蔑草露水

白蘆菜露水各八錢　白蜜去浮沫四錢

右攪勻洗之

治眼胞腫脹赤爛

椄骨木花露水　石灰水各十六錢　白芷露水

野菊花露水各八錢　龍腦爲末二錢

右攪勻布浸敷眼胞

耳

耳痛爲火熱皷動頭痛劇甚大渴引飲者發搐搦掣引遂至危急。

聤聹凝結皷膜則必發耳痛。

細蟲生耳內則發耳痛。

勞瘵發耳聾耳鳴者瀕死。

子宮上衝間有耳聾。

咽喉腫痛劇盛者必耳聾。

劇發咬牙皷頷則有其響徹耳而聾。

劇盛熱病忽耳聾眼盲者大率死候也

小兒初生聲啞者必耳聾不治

至老極則耳膜硬結恰如骨是以不能聽遠也

毀傷皷膜則必耳聾此證忽爾無聾以漸至不聞

欲徵皷膜毀傷則先將燈火近耳孔塞鼻口不息令氣至耳則

其火即滅又薰煙草含其煙不息令至耳則煙即漏出於耳孔

治耳痛

柳葉自然汁　石榴果自然汁各四錢

薔薇花油二錢

右攪和入砂鍋內文火微煎乘温送入耳中

又方

薔薇花油和醋少許入耳中

又方

取雞子白和人乳汁薔薇花油少許入耳中

又方

雞子黃一箇　牛酪二錢　泊夫藍爲末一錢

右和勻塗紙撚條送入耳中

又方

雞卵油和龍腦末少許入耳中

又方

薔薇花油四錢　阿片一錢

右和勻入耳中

又方

薔薇花油四錢　雞子白一箇　龍腦爲末一錢

右和匀入耳中

治耳痛耳鳴耳聾

葱一味杵爛絞取汁點入耳中

治耳痛聤耳膿水淋漓

大麥煎汁三十二錢　薔薇花蜜六錢

右攪匀以水銃射耳内若膿臭不可近者沒藥薫香太陽煎

十錢和前藥射耳中

治細蟲生耳内發痛者之方

石鹼　篤耨香各二錢

右和匀塗紙撚插入耳孔

治耳痛耳癰

苦巴旦杏油和龍腦末少許入耳中

又方

龍腦油塗紙撚條送入耳中又攤布帛貼耳後亦可

耳痛耳癰因醒京健或撞刺缺破者此方主之

蘆薈　沒藥各四錢　洎夫藍一錢

右爲末和燒酒白蜜少許塗紙撚條送入耳中

又方

牛膽以釅醋和勻文火溶化入耳中

又方

白蜜八錢　醋六錢

俱入沙鍋內徐々煮浮白沫爲度下火和綠青末一錢送入

耳中。

治眩暈蟬鳴耳痛。

阿片和醋入耳中。

又方

橡樹油十二錢　罌粟仁六錢

右入鍋內文火煎，布漉去滓，送入耳中。

又方

琥珀油十滴　野菊花油七滴

右和勻塗紙撚條，送入耳中。

治耳聾蟬鳴。

茴香三十錢　杜松葉十錢

右二十味酒煎使其蒸氣自筒內透徹耳中

又方

薄荷露滴油入耳中又杵搗絞取汁入之亦可

治耳聾耳鳴聹耳

薔薇花 八錢　蚤休 四錢

右水煎濾過以酒二十四錢攪勻以水銃射耳內

又方

錦葵葉煎汁 三十二錢　人乳汁 十六錢

石鹼 一錢

右攪勻以水銃射耳內

治稠膿乾涸塞耳竅不能聽

大麥煎汁三十二錢　燒酒十六錢

石鹼一錢

右攪勻以水銃射耳内。

又方

石鹼一味水煎去滓以水銃射耳内。

衄

衄血者鼻中之血脈及細絡爲破綻也蓋有因多血滿溢者有因痔血月水閉塞者有因過喫辛熱物者有因勞力作強或打撲鈌損者

諸病將發之前有因衄血免危急者

宿痾有因衄血復故者

衄血迸出其色鮮紅帶泡沫者從動脈支別而來

惡液過多或年高之人衄血不止者易發失氣昏冒搐搦掣引或健忘水腫病

因痔血閉塞或經閉發衄血者病毒解散之兆也勿必施止澁劑

臯痔者軟臈様之瘜肉生臯内也其色赤或白或黑或黯色其形有岐分者有挺出者又有垂下食管而窒塞咽喉者腐敗液過多或患癥瘡之人多生臯痔

臯痔無痛者善有痛者惡

止衂血方

車前草露水 三十二錢　焰硝錠 二錢　阿片 五分

右攪匀飲下又加龍腦末二分亦可

又方

鹿角屑 二錢　諳窒瑶閣卜烈窒霍 三分三厘

龍腦　阿片 各一分七厘

右爲散白湯點服

又方

沃君栗曠吉栗 一錢　泊夫藍 三分三厘

右爲散白湯送下

止衄血諸失血

綠青　明礬 各十二錢　水 二百三十二錢

右文火煎漉過去滓和膽礬精二十滴飲服

止衄血失血經行過多

明礬爲末 二錢　薔薇花舍利別

香橙舍利別 各八錢

右調和白湯送下

又方

明礬　阿仙藥各四錢

右爲散白湯ニテ送下

治衂血諸失血眩暈失氣ヲ

大麥煎汁九十六錢　枸櫞汁十六錢

石榴汁十二錢　肉桂露水八錢　焰硝爲末一錢

右件攪匀飲下

又方

石榴果作舍利別白湯ニテ送下

止衂血

白膽礬和水ニ入鼻中ニ

又方

雞子白二箇　明礬爲末四錢

右和勻攤綿布貼顳顬

又方

没藥六錢　枯礬三錢

右爲散吹入鼻中

又方

赤石脂三錢　白膽礬一錢　明礬七分

緑膽礬　鉛白砂各三分三厘

右爲散吹入鼻中

止衂血失血經行過多

醋或冷水浸布綿敷額上男子則敷陰囊亦可

治鼻痔

石榴果自然汁三十二錢　砂糖二十四錢

醋十六錢

右文火煮作舍利別白湯飲下

又方

梅膠

右一味和薔薇花露水點入鼻中

又方

拔日栗圬軟膏六錢加水銀二錢攪轉星不見爲度塗綿條

揷入鼻中

又方

杉葉二錢　薔薇花　石榴花各一錢

右水煎漉過去滓和緑膽礬末三錢明礬末一錢蘸綿布擁入鼻中

口舌齒

口脣生瘡或齒齦腐爛或齒牙垢或齒牙疎搖者總是因腐敗液辛峻液之過多也

齒牙牢固者身體亦壯健之兆也

齒痛不可忍者易發搐搦掣引

治口瘡腐蝕齒齦膿爛

蘆薈爲末和酒或蜜塗患處

又方

車前草露水和枯礬末少許漱之

又方

薔薇花蜜八錢　醋四錢　枯礬爲末二錢

右和勻漱之

又方

薔薇花蜜十錢 醋五錢 沒藥爲末

明礬爲末各三錢

右和勻含漱之

治口內癰腫

車前草露水 石灰水各二十四錢

耳索筆栗麻篤一分六厘

右攪勻漱之

治口舌齒齦赤爛痛腫妨吞下

接骨木花水煎濾過和枯礬末一錢焇硝末七分漱之

去口內汚臭

肉桂露水 二十四錢　薔薇花蜜 十二錢

右攪勻含嗽任意

治舌疽腐蝕赤爛

臈八樹油　薔薇花蜜 各四錢　没藥 爲末二錢

石蜜 二錢

右和勻以雞翎每々塗患處

舌疽初起流涎膏貼首頸令吐瀉唾爲要 流涎膏見瘰癧門

治舌根不仁言語蹇澁

紫蘇葉并花以蒸露鑵取露水飲服又益智菫蓯胡椒之類

尤効又肉桂油丁香油和砂糖少時在口內次后嚥下又施

噙藥爲要

治齒齦赤爛痛腫

野菊花　椄骨木花 各四錢

右水煎濾過含漱之

又方

焰硝錠　枯礬 各四錢　水 三百十六錢

右攪勻文火徐々煎減半爲度候冷漱之

又方

石榴皮 爲末　枯礬 爲末各二錢　綠青 爲末一錢

白蜜 十六錢　酒 百錢

右入砂鍋內煮減半爲度含漱之

又方

焼酒六十四錢　香橙自然汁三十二錢

膽礬精二十滴

右和匀含漱之

又方

香橙自然汁三十二錢　枯礬爲末二錢

食鹽精二十滴

右和匀含漱之

又方

没藥　亞臘卿藥均各二錢

右爲散搽患部

又方

沒藥二十錢為粗末入壺內投燒酒九十六錢固封烈日曝之七日布漉和砂糖二十二錢塗之含之

治齒齦腐爛膿潰

緑青為末　明礬為末各四錢　蜜六錢

醋三錢

右調和如舍利別每時塗牙縫以漱唾出為佳

又方

明礬為末四錢　緑膽礬為末一錢　丁香油三滴

右調和摩擦齒齦次以紫蘇葉露水漱之

治口舌齒齦焮痛熱腫

薔薇花　車前草　石榴皮各三錢

右剉以水九十六錢煎至五十六錢爲度漉過去滓飲服又

和薔薇花蜜三錢枯礬末二錢合嗽任意

又方

接骨木花露水三十二錢　薔薇花蜜八錢

食鹽精二錢

右調和合嗽之

齒痛因熱者此方主之

焇硝四錢　辰砂二錢

右爲散摩擦齒齦或以冷水每々嗽之

又方

車前草露水九十六錢　枯礬四錢為末

右調和漱之

又方

蜀葵根一味醋煎濾過洗口內

又方

煙草子煎汁　茼蒿根煎汁各十二錢　醋四錢

明礬二錢為末　龍腦一錢為末　阿片五分

鉛白砂二分

右攪匀含漱之以涎唾出為催

齒痛因凝結液者此方主之

地榆根露水三十二錢　琥珀油十滴

右攪勻每時飲下

齒痛因惡血者此方主之

龍腦油 十滴　鹿角精 五滴

右和勻塗顖門顳顬又使其臭氣透徹鼻孔

又方

酒石鹽 八錢　丁香油　茴香油

肉桂油 各二十滴　肉豆蔻 爲末　琥珀 爲末

良姜 爲末各五分

右入壺內投燒酒百錢和穀律亞律没牟亞失三錢固封浸

置一宿以蒸露鑵取露水飲服

治齒痛齲齒痛

乳香爲散和丁香油塗之且擣入孔内

又方

焰硝二錢　胡椒一錢

右爲散入齲齒中

又方

龍腦　阿片各五分

右爲散蜜丸擣入孔内

又方

丁香油十滴　膽礬精五滴

右和匀擣入孔内

齒痛因醒京健毒者此方主之

茴香露水二十四錢　龍腦油六滴　阿片七分

右攪勻每時含之以涎唾出爲佳

治牙齒浮動咀嚼頗艱

檳榔子　枯礬　石榴皮各一錢　阿仙藥

麒麟竭各五分

右擣篩爲散搽齒齦

又方

檳榔子爲末酒煮塗齒齦

卷一
五十四

鵞口瘡

鵝口瘡者唇舌齒齦上顎或食管懸壅生小疱如粟米狀或白腫滿口且粘液周着舌及齒齦壯熱下利咳嗽喘急聲啞不出呼吸不利妨呑下失食味

小泡白色透亮者良候也

小泡粟粒帶黑色者悪候也

小泡有不過三日而消散者又有乍生乍散者

勞瘵熱病痢病等發鵝口瘡者死候也

鵞口瘡毒氣劇盛者身體日衰嘔吐不止遂至殞命

飲食不下咽者必至危急

粟粒黑色深蝕者悪候也

孕婦或產後發鷲口瘡者不可輕忽矣

治鷲口瘡口內赤爛

山歸來　金剛刺根各十六錢

右水煎漉過和蜀葵根舍利別十錢飲下

又方

白磁石二錢　大黃一錢

右爲散和薔薇花舍利別八錢白湯送下

又方

大麥煎汁三十二錢　肉桂露水八錢

黑泥灼的里亞加四錢　焰硝錠三錢　阿片一錢

泊夫藍　諳窒睺閣卜烈窒霍各七分

右攪匀飲服

又方

茵蔯蒿煎汁　薔薇花露水各十二錢

大黄二錢爲末

右攪匀飲下

治鵞口瘡舌腫膿爛言語蹇澁及咽喉焮痛

膽礬二錢　水四十八錢

右文火煎布濾和薔薇花舍利別菫菫菜舍利別各八錢合

噙任意

治鵞口瘡煩躁氣急

紫蘇葉一握　白蜜三十二錢　上好酒百錢

右煎漉過加枯礬末二錢焰硝錠一錢攪勻含漱之

又方

薔薇花蜜二十四錢　沒藥末　枯礬末各三錢

右和勻以雞翎塗患處

治鵝口瘡赤爛腫痛

蜀葵苗一握　麻人四錢　食鹽二錢

右水煎去滓含漱之

又方

薔薇花露水二十四錢　肉桂露水十二錢

雞子黃一箇　焰硝錠一錢　砂糖四錢

右攪勻含漱之

又方

大麥十錢　乾葡萄六錢　甘草四錢

麻仁二錢

右水煎濾過含嗽任意

又方

萊菔自然汁和砂糖含之

又方

大麥煎汁六十四錢　薔薇花露水三十二錢

白蜜八錢　枯礬二錢爲末　白膽礬五分

右攪勻含漱之

又方

燒酒九十六錢　白蜜三十二錢

紫蘓葉露水二十二錢　枯礬四錢爲末

右和匀漱之次以冷水每時洗口舌

又方

大麥煎汁九十六錢　乾葡萄　無花果各八錢

甘草六錢

右煎漉過去滓含嗽任意

和蘭醫方纂要卷之一終

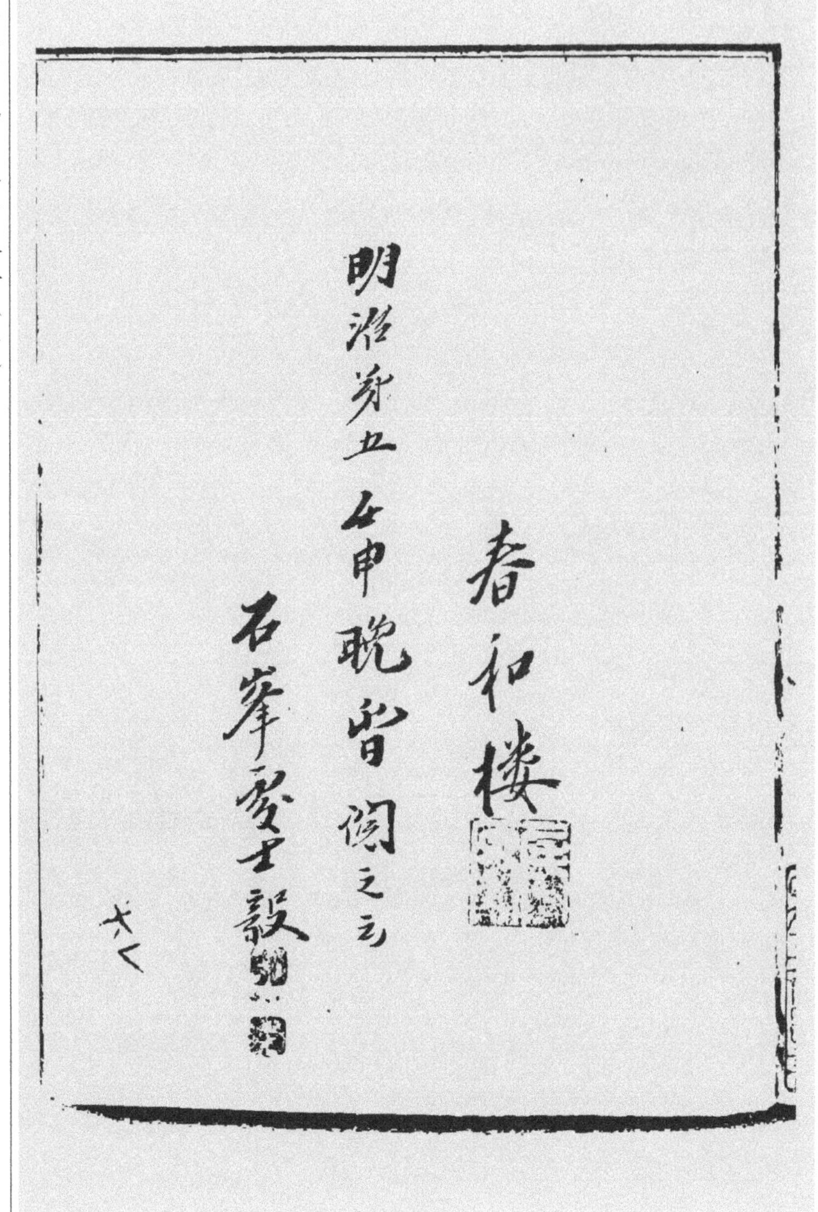
春和樓
石峯處士毅

和蘭醫方纂要卷之二

病門目次

和蘭醫方纂要卷之二

美濃 大垣 春齡菴江馬元弘 譯

咽喉腫痛

咽喉腫痛有二證所謂內與外也內也者謂腫痛發於食管筋者其證嚥痛不可忍呼吸不利妨礙嚥下言語蹇澁粘唾流出壯熱如燒耳中驗鳴其脈沈數且使患人開口則見其赤腫所痛之處也又外也者謂腫痛發於氣管筋者其證呼吸促迫發痛喘鳴妨礙嚥下劇熱煩悶面色赤其脈數不均且使患人開

口視咽喉不見赤爛所痛之處也
腫痛發於食管筋者輕易治又發於氣管筋者重難治
欬痛不可忍呼吸不利視咽喉不見痛處者惡候也
腫發外面且隨腫而痛散者吉兆也
內外腫痛其腫忽散呼吸短促妨飲下者甚危
腫痛漸減胸中煩躁左脇引痛者變成肺癰之候也
血實或膽汁過多之人必發此證婦人則少男子則多
男子則痔血閉塞婦人則月水留滯者多易發咽痛
勞力作強或向烈風步或讀書發音或嗜歌謡音樂等之人多
易發咽喉腫痛
就咽喉腫痛既有發癑之徵則須施刺絡浴脚法或以引降劑

貼足心。引降劑見附錄。

治咽喉腫痛赤爛妨飲下

薔薇花　防風　大麥各三錢

右水煎一二沸濾過飲服

又方

茧茧菜　桔梗各四錢　砂糖二錢

右水煎濾過飲服

又方

甘草八錢

右水煎濾過和白芥子末二錢茧々菜舍利別四錢飲下

又方

白蜜八錢　雞子白二箇

右和匀，投滾湯一茶碗，飲下。

又方

薔薇花露水二十錢　香橙自然汁十錢

明礬二錢，爲末。

右攪匀，含嗽任意。

治咽喉腫痛，呼吸不利，粘唾流出。

車前草露水　薔薇花露水各十二錢

明礬二錢，爲末　茸索箄栗麻篤二分

右攪匀，飲下。

又方

蜀葵根八錢　無花果三顆

右水煎漉過和蜜八錢焰硝末四錢飲服

治咽喉焮痛氣急煩躁妨飲下

鬼茉莉根脂　牽牛脂各六分六厘　酒石鹽三分

右和勻白湯點服若不得下藥汁者須施次水銃方其方

海水六十四錢　白蜜六十四錢　膽八樹油八錢

右件攪勻以水銃射咽中

治咽喉腫痛太渴引飲不欲食

椶骨木花煎汁九十六錢　焰硝錠二錢　白膽礬

鉛白砂各三分三厘

右攪勻含嗽任意

又方

接骨木花舍利別十二錢　焰硝錠二錢

燒酒十六錢

右和匀漱之服之

治咽喉赤爛焮痛熱腫

紫蘇葉一握　接骨木花半握　石榴皮四錢

右水煎去滓取二百四十錢加燒酒三十二錢膽礬精三分五厘薔薇花蜜十六錢攪匀含漱之又施次水銃方其方

接骨木花煎汁十二錢　白蜜八錢　焰硝錠二錢

殺律亞律沒牟亞失精二十滴

右攪匀以水銃射咽喉中

又方

白芥子　製如食用

右一味和大麥煎汁含漱之

又方

薔薇花蜜　十六錢　膽礬精　硫黃精　各五滴

右和匀以雞翎塗患處

又方

土青木香　蚤休　蜀葵根　罌粟殼

接骨木花　各四錢

右水煎濾過和枯礬末二錢焰硝末一錢含漱之

又方

滚湯百二十四錢　燒酒三十二錢　龍腦一錢爲末

殺律亞律没年亞失精二十滴

右件攪勺含漱之

又方

大麥煎汁二十錢　白蜜十錢　醋八錢

右和勺含漱之

又方

焰硝二錢爲末　白蜜八錢　水四十八錢

右攪勺每々含漱之

又方

桜骨木花　月季花各四錢

右水煎一二沸去滓和焰硝末一錢漱之

又方

新汲水和白膽礬末少許每時漱之

治咽喉腫痛懸壅赤爛齒齦生小泡妨呑下

接骨木花煎汁四十八錢　薔薇花蜜八錢

食鹽精三錢

右攪勻漱之

又方

接骨木花煎汁四十八錢　車前草露水十二錢

燒酒八錢　殺律亞律沒年亞失一錢

右攪勻合漱之

又方

接骨木花煎汁二十四錢　薔薇花蜜

燒酒各十二錢

右攪匀含漱之

又方

膽八樹油八錢　鹿角精二錢

右和匀塗首頭

又方

發泡膏貼首頭引降劑貼足心尤妙

醒京健

醒京健外邪ノ一種漢土稱頭瘟之類是也

醒京健有二證所謂熱與寒也熱也者頭面赤色頭痛如裂首頸腫痛耳痛眼痛鼻流濁涕口內腫痛大渴引飲全身煩熱時發赤疹其脈洪數是因鹹液帶辛味流注於細絡支別小機栗律也又寒也者面色灰白口多粘唾頭輕痛重不欲飲水其脈微弱尿色灰白是因鹹液粘稠爲留滯也

治醒京健耳痛眼痛首頸腫痛全身發赤疹者之方

車前草露水　二十四錢　薔薇花露水　十二錢

枸櫞舍利別　六錢　膽礬精　十五滴

右攪和飲服

又方

白芷十二錢　芸香　杜松子各四錢

紫蘇葉　枸櫞皮各二錢

右件剉醋浸一夜以蘭露罐取露水飲服

又方

黑泥炒的里亞加以白芷根煎汁飲下得發汗便安

治寒醒京健口多粘嗌者之方

椄骨木花煎汁十二錢　人乳汁四錢

泊夫藍一錢為末

右調和飲下

又方

椄骨木花露水十六錢　没藥為末　鹿角屑為末

沃君栗　曠吉栗爲末各二錢　椄骨木嫩葉煎汁八錢

右攪匀飲下

治醒京健咳嗽聲啞不出

石長生舍利別四錢　罌粟殼舍利別三錢

蜀葵根舍利別　巴旦杏汁各一錢若無則代以杏仁汁

甘草糕一錢

右和匀白湯送下

又方

苣荬菜花兼葉作舍利別白湯送下

治首頭腫痛或關節痛外用方

龍腦三錢　燒酒三十二錢

右入硝子壺引出藥氣搽患處

又方

發泡膏貼首頭又施誘嚏法尤効

感冒

感冒者惡寒發熱頭痛身體痠疼眼淚流出鼻流清涕而煩強而如附糊咽喉不利咳嗽聲啞口失滋味

治感冒惡寒發熱頭痛身疼

白芷根八錢　罌粟殼四錢　杜松子　紫蘇葉各二錢

右水煎一二沸濾過飲服爾後以衣被蓋罨得發汗而安

治感冒發熱兼咳嗽者之方

白芷根六錢　茴香三錢　生姜　土青木香各二錢

右水煎温服

治惡寒發熱無汗口苦不欲食煩躁心下痞滿

茵蔯嫩莖 香橙皮各四錢 龍膽 良姜各二錢

右剉水煎去滓溫服

治感冒咳嗽

生姜 茴香各八錢 砂糖四錢

右水煎溫服

又方

罌粟殼杵搗絞去滓作舍利別白湯送下

治咳嗽聲啞不出

萱萱菜作舍利別以茴香露水飲下

又方

甘草八錢　酒石鹽四錢

右二味滾湯ニ浸スヿ一宿濾過メ去滓ヲ和ニ罌粟殼舍利別ヲ十錢ヲ一白湯ニテ嚥下ス

醫方纂要
卷二

喘急

喘急有二證所謂自發也来發也自發也者謂血中鹹液爲粘稠凝結于肺藏及氣管以難吐出也来發也者謂因胃府膨脹子宮衝逆及虚寒病風氣病腸間膜閉而發喘急也又有濕與乾之別須察其證以施治矣

濕喘則其證輕易治乾喘則反之

不弁濕與乾自發者可知終身不能斷根矣

濕喘吐痰忽止呼吸促迫者死在旦夕矣

乾喘吐出痰塊者吉兆也

来發證不至積月者易治延纏歷久者難治

豐腴多脂或閑坐安逸之人易發喘急

寒冷多濕之時必發喘急

胸脇痛肺藏欬痛兼發喘急者死在旦夕矣

水腫發喘鳴者惡候也

喘急小便通利過多者不日復故之徵也

小兒喘急氣息不利者死在旦夕矣

小兒初生聲啞不出者是因肺管窒塞及年長必發喘急

小兒胎毒發滿頭者及年長必發喘急

小兒患疥瘡之後多易發喘急

小兒喘急小便不利者將至危急之候也

治喘急咳嗽歷久不止胸間多粘痰

杜松子八錢　大麥煎汁六十四錢

右件煎濾過和白蜜四錢飲下

又方

土青木香　白芷　乳香各四錢　洎夫藍

龍腦各一錢

右擣羅爲散茴香油三十滴耳草煎汁隨宜攪勻作錠白湯

送下咳甚者加阿片少許亦可

又方

甘草八錢　生姜　白芷各四錢　茴香

防風子各三錢　白蜜九十六錢去沫

右入砂鍋内文火煮布濾和茴香油三分三厘白湯送下

又方

安息香花八錢　篤耨香四錢

右入鍋內文火煮至赤色為度下火為丸以葡萄酒化下

又方

麒麟竭　安息香花各二錢　泊夫藍

阿片各一錢　燒酒九十六錢

右件俱入壺內密封浸置去滓飲下每服二十滴

又方

安息香花二十錢　燒酒九十六錢

右入壺內固封烈日中曝之引出藥氣飲下

又方

月桂實一味搗羅為散以款冬葉煎汁飲服

又方

乳香一味爲散和白蜜白湯送下渾身發疹爲良兆

又方

石鹼一味和人乳汁飲下

又方

乾葡萄 三十二錢　生姜 十錢　燒酒 九十六錢

右入磁器内浸置布濾和砂糖飲下小兒則以葡萄酒服之

亦可

又方

椰子油 二十錢　荳荳菜舍利別 十二錢

右和匀白湯送下

治喘急咳嗽氣息不利胸間窒塞

款冬葉　罌粟殼　茴香各三錢　蜀葵根

亞臘必藥均　砂糖各二錢　甘草一錢

右水煎濾過和大麥煎汁三分之一飲服

又方

白蜜　甘草各十六錢　酒石鹽八錢

安息香花　阿片各一錢　龍腦五分

茴香油二十四滴　燒酒九十六錢

先取甘草酒石鹽燒酒半分浸置又龍腦阿片和餘燒酒煎藥俱攪布濾去滓以餘藥和匀入硝子壺內密封每時旋轉得所飲下

又方

蘆薈　噎福栗酢　大黄各四錢

右爲末糊丸白湯送下

又方

大麥煎汁二十八錢　泊夫藍一錢爲末

砂糖四錢

右攪匀飲下

又方

煙草葉　欵冬葉各十錢

右剉水煎濾過加砂糖等分徐々煎熬作舍利別飲下

又方

泊夫藍一味爲散以葡萄酒送下又加麝香一分六厘温酒服之亦可

又方

杜松子　茴香　獨活各四錢

右水煎濾過飲服

又方

石菖根十六錢　甘草八錢

右水煎濾過飲服

又方

蜈蚣上好酒浸置杵爛絞去滓飲下又加阿片少許白湯服之亦可

治喘急水腫小便不利

細辛八錢

右一味細剉以酒四十六錢煎去滓飲服

治喘急乾咳氣息不利

薤白根細截杵爛十六錢　牛酪十二錢　雞子黄三箇

砂糖八錢

右件煮如舍利別飲下肉豆蔻之大

又方

地黄十六錢　精大麥一握　砂糖三十二錢

右件水九十六錢煎減三分之一爲度濾過去滓加白蜜三十二錢硫黄花八錢再上火攪匀和雞子黄三箇作舍利別

白湯嚥下

又方

無花果三顆細剉燒酒浸置去滓飲下

又方

生姜杵爛絞去滓和砂糖又白蜜飲下

咳嗽

咳嗽有二乾濕二證所謂乾也者咳無吐粘痰聲啞不出口燥喉癢無熱飲食如故濕也者咳吐粘痰鼻塞聲重時々發熱喉間常有腥氣又虛勞肺病醒京健病發咳嗽者須於各門求之

治乾咳短氣喉癢胸間窒塞

蜀葵根　薔薇花各八錢　砂糖三十二錢

右水煎濾過去滓以文火煎熬作舍利別白湯送下

又方

蜀葵根　甘草各十六錢　罌粟殼十二錢

右水煎漉過加砂糖九十六錢煎熬作舍利別白湯送下

又方

無花果　蜀葵根各三錢　石長生
甘草各二錢　葡萄　大棗各一錢
砂糖十二錢
右水煎濾過和大麥煎汁等分飲服
又方
蘿蔔杵爛絞去滓和砂糖等分飲下又蔓菁水煮杵搗如泥
和砂糖等分飲下
治濕咳吐粘痰胸間窒塞
款冬葉八錢　蜀葵根六錢　甘草四錢
胡麻人三錢
右水煎漉過飲服

又方

沃君栗曠吉栗　安息香花　没藥各一錢

琥珀七分　阿片七分

右爲散白湯點服

又方

小茴香微炒爲末和砂糖等分飲下

又方

松脂爲末以蜀葵根舍利別和勻白湯送下

又方

菖蒲根爲散以白蜜和勻白湯送下

又方

枸橼細剉水煮候熟杵搗如泥和砂糖等分白湯送下

治咳嗽不止粘痰雜血肩背引痛

蜀葵根　枸杞子　罌粟殼各四錢　甘草

砂糖各二錢

右水煎濾過飲服

又方

茴香四錢　硫黄花　乳香各二錢　甘草一錢

右爲散以白蜜和匀文火煮稀稠得宜以雞卵二箇砂糖八錢攪和白湯飲下

治咳嗽胸間窒塞

無花果八顆　葡萄半握　茴香四錢

耳草三錢　石長生二錢

右水煎減三分之一爲度漉過飲服

又方

生姜　茴香各八錢　砂糖四錢　杏仁三錢

右水煎漉過飲服

又方

生姜四錢　茴香　耳草各三錢　蒔蘿二錢

右件以大麥煎汁六十四錢煎漉過去滓和砂糖八錢飲下

治咳嗽肺病扶除粘痰退淋痛利小水

蜀葵根　天門冬　赤小豆　耳草各八錢

石長生　錦葵葉各一握　地榆四錢

右水煎濾過和砂糖九十六錢文火徐々煮稀稠得所白湯送下

又方

甘草九十六錢　水鹽宜

右煎濾過去滓加亞臘叭藥均末五十錢砂糖百二十四錢攪勻再上火煮和雞卵三四箇飲下

治咳嗽吐血止痛催睡且治疝氣腹痛

罌粟殼　五十顆

右杵擣以水二百二十一錢煎至半分爲度布漉去滓和砂糖百錢文火徐々煎熬作舍利別白湯送下

治咳嗽短氣去粘痰止諸痛

安息香花 八錢 阿片 一錢

右入壺內投燒酒九十六錢固封浸置飲下

咳嗽喘急因多血風氣者此方主之

香橙皮 十二錢 石菖根 土青木香 獨活

茴香 月桂實 各四錢 杜松子 六錢

右件入磁器內燒酒浸置一宿以蘭露罐取露水飲服

咳嗽喘急兼浮腫者此方主之

肉桂露水 十六錢 生姜公設律弗 八錢

博麻沃沒篤根舍利別 十錢

右和匀飲下

博麻沃沒篤根舍利別方 博麻沃沒篤根 八十錢 細剉 醋二千百錢浸置三日布漉加砂糖三千百錢攪匀煎熬作舍利別

咳嗽因飽食者，此方主之。食已忽爾咳而吐食之證是也。是粘液固着喉頭，即得溫而融解故也。

蘆薈　沒藥各四錢　良姜　酒石鹽各二錢

右爲散，以薄荷露水攪勻，飲服。小兒則加砂糖亦可。

治小兒咳嗽久不止

脚法尤効

生姜切爲小片，酒浸一宿，漉過去滓，和砂糖飲下，次後施浴。

又方

治白夫藍二錢

右一味，水煎一二沸，漉過飲下。

又外用方

牛酪四錢　肉豆蔻油一分七厘

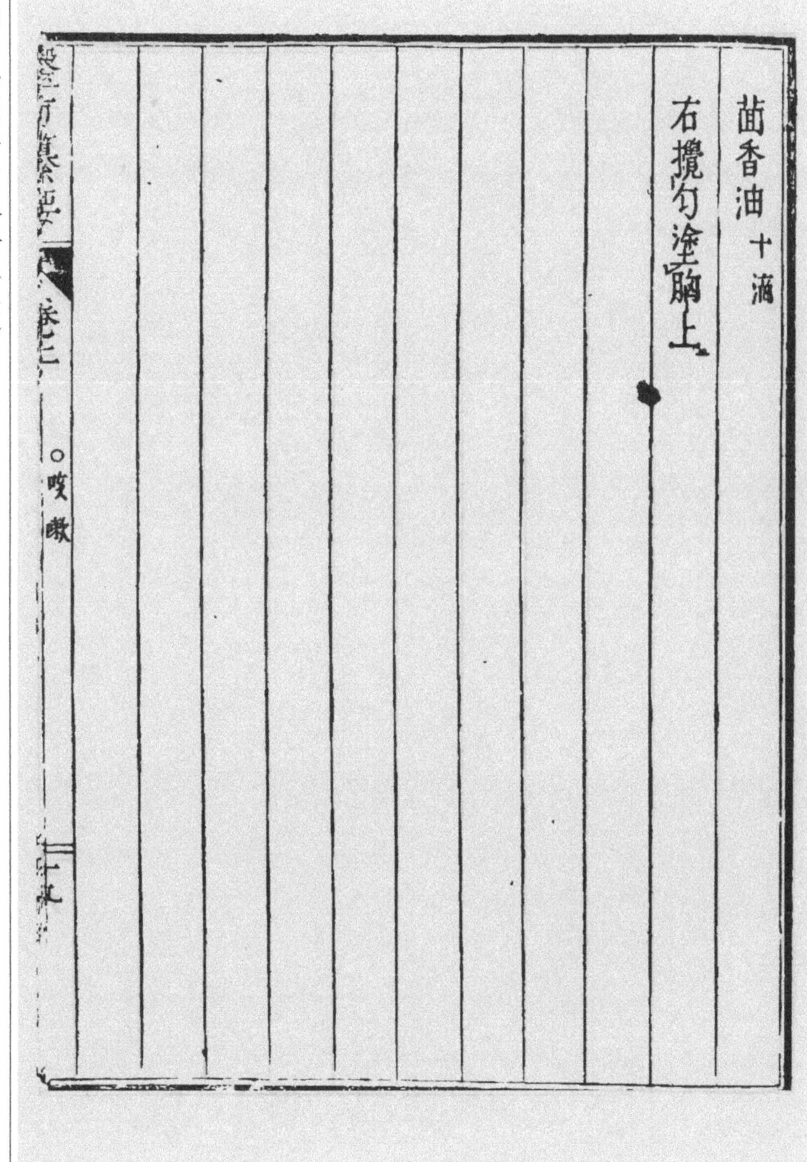

茴香油 十滴

右攪勻塗胸上

胸脇痛　附肺藏焮痛

胸脇痛者脇肋筋膜疼痛引于呼吸其痛有發于左者有發于右者又有刺痛發于一處者有發于數處而移動者其爲證也咳嗽喘鳴惡寒發熱其脉細數氣息奄奄不利又有肺藏焮痛者大率雖不異于胸脇痛然其證左劇呼吸促迫心中懊憹煩躁譫語胸膈滿脹坐臥不安壯熱如燒其痛引于肩胛鈌盆口渴引飲舌燥不能言

胸脇痛呼吸安穩者輕易治呼吸促迫者重難治

胸脇痛晝則輕夜則重

胸脇發痛之後不過四日而吐出痰唾者吉兆也吐出愈早則愈吉

胸脇痛初起發嗽血者吉兆也

胸脇痛其痛散放屁者不日可治之兆也

胸脇痛初有熱而發痛者輕易治又無熱而發痛者重難治

胸脇痛發耳後腫者不日可治之兆也

胸脇痛肺藏欬痛不吐痰嗌者小便通利甚多

胸脇痛惡寒振慄其脉微小津々冷汗出發譫語者死在頃刻矣

胸脇痛乾咳不吐痰嗌者雖必非死證可知險重也

血實强壯或勞力作强之人患胸脇痛或肺藏欬痛則死在旦夕矣虛怯脆弱之人反之免危急

胸脇痛瘥之後再發微熱乾咳者變成虛勞肺癰之候也

胸腸痛肺藏焮痛粘痰窒塞喉間不能吐出澀々有聲淹纏累日者必死

旋刺絡之後間有發胸腸痛及肺藏焮痛者

胸腸痛肺藏焮痛吐痰雜血者勿必施刺絡

刺絡所瀉之血過半時凝結爲片其色赤且上面浮黃汁者是向康復之兆也又反之其血生黴不凝結如沙礫其色淡綠且上面結黃薄皮者以漸向愈之兆也

治胸腸痛壯熱煩渴咳嗽

車前草露水十六錢　薔薇花露水八錢

茔茔茶舍利別　罌粟殼舍利別各二錢

焰硝錠一錢五分

右攪匀飲下每服一匕

又方

大麥十二錢　薔薇花八錢　砂糖四錢

右水煎濾過加焰硝末二錢沃君栗曠吉栗末一錢攪匀飲

下

治胸腸痛咳嗽吐血

蜀葵根舍利別　罌粟殼舍利別各四錢

葶々菜舍利別各二錢

右和匀白湯送下

又方

鹿角屑　没藥　硫黃花各二錢　龍腦

辰砂各七分

右為散白湯送下

治胸脇痛咳嗽喘急壯熱不食

蜀葵根　茴香各四錢　甘草二錢

右水煎濾過加焰硝末亞臘邲藥坋末各二錢攪匀飲下

又方

罌粟殼四錢　砂糖二錢

右水煎二十沸濾過飲服

精大麥八錢　款冬葉二握　月季花三錢

又方

甘草二錢　水百二十四錢

○胸脇痛　肺藏欬痛

右煎去滓和焰硝錠二錢飲服

又方

麻仁二錢杵爛　精大麥二十四錢　砂糖二十四錢

右水煎濾過去滓飲服

治胸脇痛去粘稠液

野羊血　沃君栗臘吉栗爲末各二錢

右和勻飲下

又方

大麥　麻仁各八錢　雞糞　馬糞各二錢

右件水二百三十二錢煎濾過和焰硝末二錢飲下

又方

丼巴旦杏油　堇々菜舍利別

石長生舍利別各四錢

右和匀白湯送下

又方

月季花丼葉三握

右一味水煎取百二十八錢漉過和砂糖五十錢文火再煮

作舍利別飲下

治胸脇痛裏熱如燒煩躁苦悶

甛瓜子　南瓜子　罌粟子各五錢

右水煎漉過去滓加大麥煎汁二十四錢薔薇花露水十二

錢薔薇花舍利別六錢巴旦杏油三錢攪匀飲下日六七次

治胸脇痛口舌乾燥聲啞不出且腎痛小便淋澁

茎々茶嫩葉二十錢　榲桲實　蜀葵子各五錢

砂糖四錢

右四味以大麥煎汁九十六錢煮布漉去滓再上火徐々煎熬作舍利別白湯送下

治胸脇痛便秘腹滿

蜀葵根八錢　蜀葵葉半握　甘草四錢

大黄　旋奈葉各二錢

右水煎漉過和大麥煎汁六十四錢飲服

治胸脇痛肺藏炊痛不可忍氣息困難

阿皃　龍腦各一錢　硇砂二錢

右爲散以茴香露水飲服

又方

野猪牙爲末　鰕魚顋骨陰乾各五分爲末　龍腦七分爲末

阿片五分爲末　鹿角精十滴　葡萄酒二十四錢

右攪匀飲下

又方

亞麻人油三十二錢　野猪牙一錢爲末

右和匀嚥下

治胸脇痛肺藏焮痛咽喉不利咳嗽聲啞不出

大麥煎汁百二十八錢　茔々菜舍利別二十四錢

膽礬精十滴

右攪匀每服一匕

又方

精大麥十六錢　鹿角屑十二錢　乾葡萄八錢

甘草四錢

右水煎漉過去滓飲服

治胸腸痛肺藏欬痛咳嗽煩熱口渴引飲

薔薇花舍利別二十四錢　焰硝錠二錢

右和匀白湯送下

又方

白蜜九十六錢　醋四十八錢

右攪匀慢火徐々煮取去浮沫作舍利別白湯送下

治胸腸痛肺藏焮痛精力日衰飲食不進難治

泊夫藍一錢　阿片七分

右爲散以茴香露水飲下

治胸腸痛肺藏焮痛外用方

蜀葵根一味細剉以蜜煮布漉塗痛處

又方

亞律諾軟膏　甘巴旦杏油各等分

右和匀塗痛處以牛蒡葉或綿布蓋之

又方

月桂實油八錢　篤穉香四錢

右和匀塗痛處以綿蓋之

又方

百合油　巴旦杏油　牛酪　雞油各四錢

右和匀塗痛處

又方

茵蔯莖　野菊花各一握　茴香　月季葉各半握

右件酒煎浸布乘温敷痛處

又方

蜀葵根　百合根各八錢　錦葵葉　煙草葉

胡蘆巴　亞麻仁各四錢

右水煎濾過取百六十錢和泊夫藍末一分七厘浸布乘温

熨消痛處

治胸腸痛肺藏焮痛便秘水銃方

大麥煎汁三十二錢　白蜜十六錢　焰硝二錢爲末

右和匀以水銃射直腸

又方

大麥三十二錢　茴香十六錢

右水煎漉過和食鹽少許以水銃射直腸

凡胸腸痛肺藏焮痛氣息困難者發泡膏貼痛處取去污液尤効

心跳動

心跳動者心藏鼓搏異常短氣不寐行步艱難飲食如故患人固知其跳動傍人亦視其動著于衣表至其甚則跳動之音聞傍人此證有自發者有夾發者有休止間發者

心跳動自發者難治挾發者休止間發者易治

心跳動多因心瘤或動脉腫無呼吸促迫者必變成水腫之候也

心跳動其脉微弱者將發卒中風之候也

少壯之人易發此證年高者患之幾希

心跳動因心瘤動脉腫癰腫及諸般創傷者不治

心跳動雖必非死證不可輕忽焉何則有卒然發變證遂至危

急者

酷烈諸病愈之後發心跳動吐膽汁者可知至危急也

心跳動劇發者勿輕用峻下劑

勞力作強或色慾過度或劇怒暴恚之人必發此證

鎮止心跳動治短氣不寐

香橙皮露水　藿香露水各三十二錢　琥珀油七滴

右攪和飲服

又方

山歸來十六錢　白芷　月桂實各三錢

噎福栗醋四錢　防風　香橙皮各二錢

旋奈葉七錢　爆君貨篤八錢我邦無產代以槐木

右水煎漉過飲服

又方

芍藥根公設律弗　榲桲公設律弗各十六錢

罌粟殼舍利別　薔薇花舍利別各八錢

右和匀白湯飲下

又方

阿片爲最要之劑罌粟殼亦得

鎮止心跳動壯神氣温子宮

肉桂三十二錢　燒酒九十六錢

右入硝子壺内密封置温處引出藥氣去滓飲服

又方

辰砂二錢爲末　肉桂露水九十六錢　砂糖二十錢

右攪勻飲下

心跳動因多血粘液閉塞者此方主之

焰硝十錢　辰砂二錢

右搗羅爲散白湯點服

乳

乳汁稀薄者因血中水液過多或乳脉精力不足此方主之

亞臘郎藥均　芋草　砂糖各四錢

右擣篩爲散白湯送下

減却乳汁過泄之方

車前草一味杵擣絞去滓塗乳及胸

過止乳汁之方

水銀納鵝管須搭乳房

又方

牛酪和燒酒傅乳房以綠紙疊之乾則復塗之

乳汁帶腐壞而利者因酸收液及黑膽汁也内則用沃君栗曠

吉栗鹿角屑之類外則胡麻人水煮杵爛如泥傅乳房

産後乳房焮痛赤腫振寒壯熱口渴引飲者名之謂乳熱用汝

君栗曠吉栗鹿角屑象牙没藥茵蔯鹽之類

治乳房結腫焮痛赤腫

煙草　惣形

右一味杵搗和燒酒如膏塗患處

又方

野菊花　煙草葉　茴香　罌粟殼各四錢

右水煎濾過加酒三分之一攪和乘温蒸洗患處

治乳頭破裂腫痛

亞臘郷藥坊一錢　鉛白砂三分三厘

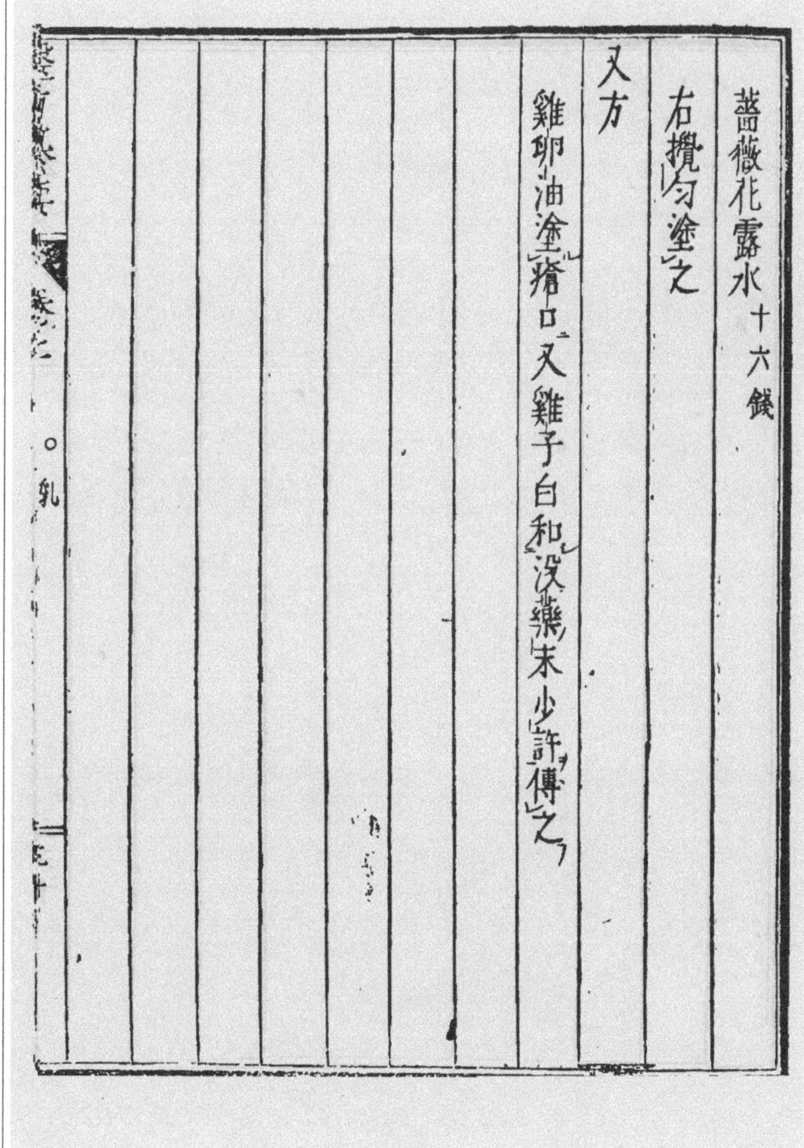

薔薇花露水　十六錢

右攪匀塗之

又方

雞卵油塗瘡口又雞子白和沒藥末少許傅之

醫方纂要 卷之三
三十

勞瘵 附肺病

勞瘵有二因所謂自發也夾發也其因雖異其證也同午前則顏色灰白午後則頰顴赤色寒熱往來肌肉消削頭痛眩暈口燥煩渴津唾粘稠或鹹或苦或苷不斷吐白沫常嗜清凉之物咳嗽短氣心下痞鞕腹滿攣痛大便或下小便赤濁或如油自汗盜汗五心煩熱其脉細數

平旦多吐痰唾投之水中沉底者惡候也

面無滑澤皮無滋潤骨立消削眼自深陷者死期不遠矣

勞瘵初起大便多秘爾後滑利雜泡沫帶惡臭自汗盜汗足蹠浮腫口生小泡者死期不遠矣

咽喉乾燥飲食不進壯熱眩暈昏迷者將至危急之兆也

漩面見鉛色雲漸降中間者勞瘵之候也

小便鉛色者瀕死

小便浮油點者元陽日衰肌肉消削之兆也

嘔沫苦或甘或雜腥且痰沫為鉛色投之火中發惡臭者尋向死之兆也

治勞瘵咳嗽煩熱自汗

硫黃花八錢　薔薇花舍利別二十四錢

右調和白湯送下

又方

山歸來八錢　白檀　蚤休各三錢

右水煎丁二十沸濾過飲服

又方

硫黄精十滴　焇硝錠二錢爲末

沃君栗職吉栗一錢爲末　薔薇花舍利別

蜀葵根舍利別各八錢

右和匀白湯送下

又方

硫黄花二錢爲末　雞卵一箇　砂糖四錢

右和白蜜稀稠得所白湯送下

治勞瘵肺病咳嗽短氣寒熱往來

硫黄精　茴香油各五滴　焇硝一錢爲末

篤縛香二錢

右和匀以酒或蜜水送下每服自十滴至二十滴

又方

硫黄花八錢爲末　茴香露水九十六錢

右件入壺内置温處硫黄花溶化爲度飲服

又方

硫黄花二錢以水二十四錢煮溶化布漉和砂糖六錢再上火作舍利別白湯送下

又方

取牛肺截爲小片加石蜜等分水少許入沙鍋内文火煮布漉去滓白湯送下肉豆蔻之大

又方

兔兒尾二握　連錢草一握　地黄　欵冬葉

蕁麻各半握　土青木香四錢　甘草八錢

右剉水煎濾過飲服

又方

兔兒尾二握　連錢草　欵冬葉　地黄

牛膝各半握　堇々菜花二錢

右件剉水四百錢煎減半爲度布漉去滓加砂糖九十六錢

再上火作舍利別和雞卵四箇白湯送下

治虛勞肺病咳嗽吐血

月季葉百錢

右一味石臼內杵搗如泥和砂糖二百錢文火徐々煮稀稠

淂所白湯送下

又方

耳巴且杏油 八錢　石長生舍利別

萱々莱舍利別 各四錢　砂糖 二錢

右和勻白湯飲下

又方

篤耨香 四錢　拔律殺沒酷把乚巴 一錢

耳草 二錢爲末

右攪勻爲丸以太麥煎汁嚥下

又方

胭脂草油 九十六錢　篤耨香 二十四錢

麒麟竭十二錢爲末　赤石脂八錢爲末

泊夫藍二錢爲末

右件先將篤耨香麒麟竭二味俱和微火煮次入胭脂草油

赤石脂溶化下火候冷和泊夫藍白湯送下

又方

牛酪和砂糖微火煮白湯送下又雞卵和砂糖嚥下亦得

治勞瘵肺病肌肉消削盜汗不止

山歸來　三七草根　蒲公英　地楡各三錢

款冬葉一握　野菊花半握　土青木香二錢

右水煎濾過飲服

又方

薔薇花舍利別 二十錢　香橙舍利別 十錢

山歸來 八錢爲末

右調和白湯送下

又方

馬鞭草 一味爲散白湯送下每服一錢

又方

山歸來 十錢　牛旁根 五錢　乾葡萄 二錢

甘草 一錢

右水煎濾過飲服

治勞瘵肺病止咳嗽去粘液

石長生 四十八錢　甘草 十六錢

右件水三百五十錢煎減半為度布漉去滓加砂糖九十六
錢再上火作舍利別白湯飲下

又方

薔薇花露水九十六錢　焰硝三錢為末
硫黃花二錢為末
右攪勻飲下

又方

欵冬葉　錦葵葉各一握　蜀葵根　茸草各八錢
右四味水二百四十八錢煎漉過去滓飲服

又方

蜀葵根舍利別四錢　沃君栗曠吉栗二錢為末

焇硝為末　硫黃花各一錢　薔薇花公設律弗六錢

右攪匀白湯送下

治勞瘵寒熱往來自汗盜汗下利

石灰百錢以水八百錢浸置取灰汁紙漉壺内貯每服三十錢日五六次又加砂糖少許亦可

治勞瘵肺病咳嗽

拔律殺没酷把乙巴和雞卵嚥下

治勞瘵肺癰吐血吐膿去粘液止咳嗽

沃君栗曠吉栗為末　酒石鹽各二錢為末

香橙自然汁四十八錢

右和匀白湯飲下

又方

鹿角屑　象牙屑各三十錢

右二味以水二百二十四錢煎減半為度布濾去滓再上火

徐々煎熬稀稠得所白湯送下

又方

菖蒲根搗羅為散以砂糖調和白湯送下

又方

篤耨香（テレメンテイナ）四錢　乳香為末　没藥為末

琥珀各二錢為末　地黄三錢為末

右為丸以茸草末為衣白湯化下

又方

乳香　没藥　地黄　鹿角屑各三錢

蘇合香一錢

右爲散，白湯送下

勞瘵肺癰，因癥毒疥癬者，此方主之

山歸來　地楡各四錢　地錦苗　土青木香各二錢

右水煎，丁二沸，濾過，飲服

又方

燕麥煎汁十錢　萵苣汁五錢　焰硝精三滴

右攪匀飲下

治勞瘵肺病，取馬乳汁，嚥下大效

吐血

吐血之證其因多端有因肺管血脉之破綻而來者又有因胃中絡脉之破綻而來者又有因頭腦創傷而來者又有婦人因經閉而來者須究其所由也

吐血自肺管而來者其血浮泡沫其色鮮紅咳嗽短氣心中懊憹間日多吐出

吐血自胃中而來者無咳發嘔其所出之血過多其色恰如刺絡所瀉之血又有胃絡破綻其血久留胃中爲凝結者其色黑或黯色也

吐血自頭腦創傷而來者是頭中汚血下陷而注胃以吐出

惡露留滯或經水不來者多吐血是妄行錯經注胃以吐出

吐血因肺管破綻者此方主之

罌粟殼舍利別 十錢　蜀葵根舍利別 五錢

甘草 三錢 為末

右調和白湯送下

又方

乳香 二錢　洎夫藍 一錢　龍腦　阿片 各七分

右為散白湯點服

又方

亞臘必藥均為散以車前草露水或薔薇花露水飲下

又方

月季葉 八錢　膽礬精 二十滴　滾湯 二百錢

右入磁器内浸置絞去滓和砂糖十六錢飲下

又方

月季葉杵擣絞去滓九十六錢加砂糖四十八錢作舍利別

白湯送下

吐血因胃絡破綻而來者此方主之

赤石脂　沃君栗曠吉栗　石榴皮

鹿角屑各二錢　阿片一錢

右爲散冷水和醋少許攪匀飲下

又方

明礬二錢爲末　薔薇花舍利別十六錢

香橙皮舍利別八錢

右和匀白湯飲下

又方

車前草葉并根 二握

右剉以太麥煎汁或酒煎取百二十錢和砂糖飲下

又方

明礬 阿仙藥 砂糖 各四錢

右爲散白湯送下

又方

吉納吉納一味水煎濾過飲服又加大黃末少許服亦得

又方

地黃 罌粟殼 各二錢 麒麟竭 一錢

龍腦五分　赤珊瑚三分

右搗篩爲散，以車前草薔薇花露水飲下，每服七分。

吐血因頭腦創傷而來者，此方主之。

乳香　沒藥　沃君栗　曠吉栗各二錢

右爲散，白湯送下，每服一錢。

又方

篤穪香油　琥珀油各十滴

右和勻，以車前草露水飲下。

又方

車前草露水　薔薇花露水各三十二錢

麒麟竭爲末　赤石脂各二錢，爲末　阿片一錢

罌粟殼舍利別十二錢

右攪和飲下

吐血因經閉而來者此方主之

鐵粉八錢　鹿角屑　麒麟竭各四錢

右爲散以車前草薔薇花露水飲下

又方

大麥煎汁九十六錢　薔薇花舍利別四十八錢

赤石脂十二錢爲末　茴香露水二十四錢

右攪勻飲下日六七次

又方

琥珀三十二錢　龍腦二錢

右二味入壺內投燒酒九十六錢固封置溫處引出藥氣布漉去滓飲下

又方

榅桲一味作舍利別白湯送下

吐血因經水痔血閉塞或勞力作強或撞刺打撲者此方主之

車前草露水　萍蓬花露水各三十二錢

鹿角屑三錢爲末　鉛白砂一錢　枸櫞舍利別十錢

右攪勻飲下

又方

地黃　精大麥各八錢　月季花一握　水百錢

右煎沸濾過飲服

醫方集要　卷三

不食 附胃虛

不食者因自食管機栗律及胃機栗律而所滲泌之諸液爲腐敗或有由過飡飲食者或有由過峻烈諸飲者

不食於老人則甚爲惡候

勞瘵不食者死期不遠矣

過酒則必不食

諸病淹纏累日不食者惡候也

下利不食發壯熱者惡候也

過峻烈諸飲而不食者早且必吐酸汁

小兒忽斷食必發險證

不食者其尿白色不熟而粘濁

進飲食和胃氣治心下痞鞕

鬼茉莉根脂 二分　丁香油 三滴　燒酒 二十四錢

右攪和飲下

又方

茵蔯蒿　龍膽　香橙皮 各六錢

右水煎濾過和砂糖四錢飲服又燒酒浸置一宿去滓服亦可

又方

龍膽 三十二錢　香橙皮 二十四錢　肉桂 十六錢

右剉燒酒浸置一宿布濾去滓飲下

又方

大黃八錢　蘆薈六錢　草豆蔻四錢

燒酒二百六十四錢

右入壺內浸置一宿去滓飲下每服八錢

又方

石菖根百錢　砂糖二百錢

先取石菖根入水一升煎減半爲度布漉去滓次和砂糖再上火煎熬作舍利別白湯送下

治粘液塡滿胃中飲食不進心下痞鞕

龍膽　茵蔯蒿各四錢　肉桂　土青木香

胡荽子　茴香各二錢　香橙皮三錢

右件燒酒浸一宿布漉去滓飲下

又方

龍膽　枸櫞皮各八錢　蓽茇二錢　燒酒百錢

右入壺內密封引出藥氣去滓飲服

又方

良姜　茴香　枸櫞皮各四錢　肉桂三錢

酒石鹽二錢　旋奈葉六錢

右搗篩爲散白湯送下又以薔薇花露水送下亦可

又方

旋奈葉十二錢　杜松子六錢　生姜

酒石鹽各三錢

右爲散白湯送下

進飲食和胃氣助消化治惡寒發熱

茵陳蒿六十四錢　龍膽　草豆蔻各八錢

香橙皮十六錢　胡荽子四錢　燒酒適宜

右浸置以蒸露鑵取露水飲服

又方

肉桂八錢　草豆蔻四錢　生姜二錢

右爲散和白蜜白湯送下

本方加鐵粉四錢治黄疸

本方加蘆薈末三錢有下利之功

本方加阿片二分龍腦一分鹿角精十五滴發汗之功與的

里亞加不異

又方

肉豆蔻八錢　肉桂四錢　砂糖三錢

右擣羅爲散白湯送下

又方

肉桂　生姜　肉豆蔻各四錢　胡荽子

茴香　乳香各二錢　砂糖三錢

右擣羅爲散溫酒又白湯送下

治胃虛不食頭旋眩暈驅散痰涎風氣

肉桂八錢　肉豆蔻四錢　丁香　香橙皮各二錢

泊夫藍一錢

右爲粗末入壺內投燒酒百二十四錢固封置熱灰上引出

藥氣濾過去滓飲服

又方

蘆薈　良姜各二錢　没藥一錢五分　茵陳鹽七分

右為散以藿香露水飲下

又方

石鹼二錢　没藥一錢　乳香　旋花子各五分

右為散糊丸以藿香露水化下毎服十丸

進飲食和胃氣散風氣治子宮上衝脾病

胡荽子十二錢　生姜　茴香各八錢

肉豆蔻四錢　砂糖六錢

右搗羅為散温酒送下小兒以乳汁送下

治胃虛飲食難化通月水殺蚘蟲方名娑婆筆君婆慄烈伞

細辛　沉香　肉桂　茸松香　乳香

泊夫藍各六錢　蘆薈八錢

右搗羅爲散除泊夫藍之外和蜜末火微煮候冷加泊夫藍

攪匀白湯送下

因酸收液不熟液而胃氣不和者此方主之

沃君栗曠吉栗　牡蠣各二錢　肉豆蔻一錢五分

右爲散白湯送下

又方

良姜　茴香　枸櫞皮　沃君栗曠吉栗各二錢

右搗篩爲末白湯點服

又方

諳窒膃閉卜烈窒霍　珊瑚　沃君栗壙吉栗

牡蠣　辰砂各三分三厘　阿片二分　鐵粉二錢

右爲散白湯點服

因膽汁腐敗而胃氣不和者此方主之

茵陳舍利別　月季花舍利別各八錢

膽礬精五滴　榅桲舍利別四錢

右調和白湯送下

又方

酸模自然汁　枸櫞自然汁各十二錢

右攪勻和砂糖十錢飲下

治胃諸病

取茵蔯莖百錢以水五百錢浸置煎漉過去滓再上火作膏

利別每服十錢

胃痛

胃痛者心下當胃緊滿痞塞疼痛不可忍兼頭眩昏冒嘔吐惡心口燥引飲

胃痛發熱者惡候也

患痛風其痛退散尋發胃痛者惡候也

患蛕蟲石淋者有劇發胃痛

因嘈敗液而有劇發胃痛

因風氣痞滯而有劇發胃痛多兼頭眩昏冒

胃痛兼頭眩昏冒者將至危急之候也

胃痛太甚搐搦昏冒四支厥冷者命在頃刻矣

胃痛右脚膨腫者死候也

小便緑色微雲懸壺底者胃痛發於呑毒之徵也

澱面術籠烟霧徐々降壺底者胃痛之候也

治胃痛嘔吐呑酸去腐敗液散風氣殺蟲

茵蔯莖一握　藿香半握　良姜　菖蒲根

月桂實各三錢　蘆薈二錢　没藥一錢

泊夫藍七分　燒酒三百二十四錢

右入磁器内浸置布漉飲服

因風氣痞滯或飲食不化而發胃痛者此方主之

龍膽十錢　香橙皮五錢　土青木香二錢五分

燒酒二百二十四錢

右入磁器内浸置布漉去滓飲下冷温任意

因酸收液酷烈液而發胃痛者此方主之

鹿角屑 六十四錢　水 六百錢

右入鍋内煎至三分之一爲度布漉去滓加肉桂露水十二錢砂糖八錢攪匀飲下

醫方集要 卷二 四十七

胃癰

胃癰者其因多端多因忿怒暴甚或因喫太熱物之後過飲冷水或因過喫冷物或因喫腐壞物或因服吐下峻劑也其證心痛懊憹呑酸口渇裏熱外寒煩躁苦悶

治胃癰焮痛熱腫

萵苣根八錢　酸模根四錢　罌粟殼四顆

右剉水煎至三分之一爲度漉過去滓和砂糖四錢飲服

又方

焰硝爲散以太麥煎汁飲下

又方

焰硝一錢爲末　龍脳五分爲末　膽礬精十五滴

右和勻以酸模根煎汁送下

又方

精大麥 無花果各五錢 葡萄二錢

甘草一錢 砂糖三錢

右水煎濾過飲服

又方

大麥半握 萵苣根七錢 龍芽菜

蜀葵根各三錢

右水煎濾過和砂糖六錢飲服

又方

金剛刺根八錢 大麥 蜀葵葉各四錢

苷草二錢

右水煎漉過飲服

又方

椑骨木花露水九十六錢　焇硝一錢爲末

沃彤栗曠吉栗七分爲末　龍腦五分爲末

右攪匀飲下

又方

罌粟仁煎汁　大麥煎汁各三十二錢

砂糖十六錢

右攪匀和焇硝末二錢飲下

消渴

消渴有二證所謂犬飢也牛飢也名犬飢者過飡飲食次后嘔吐下利是也名牛飢者過飡飲食精力日衰肌肉消削眩暈昏冒是也

犬飢者輕易治牛飢者重難治

消渴連綿累月則必變成勞瘵水腫

消渴多無蚘蟲

犬飢者其脉緊數多結促牛飢者其脉沉微少結促

消渴小便稀薄不熟其色白帶酸臭惡臭

治消渴犬牛二證

沃君栗曠吉栗 六錢　砂糖 三錢

右爲散白湯送下

又方

枸櫞皮 十錢　薄荷 五錢

右二味剉酒浸一宿濾過去滓飲服

又方

焰硝一味爲散冷水點服

又方

肉桂露水　砂糖 各六十四錢　新汲水 三十二錢

右攪勻飲下

又方

醋 六十四錢　薔薇花露水 三十二錢

右攪匀和砂糖六十四錢以慢火徐々熬作舍利別白湯送下

又方

焰硝　肉桂　茴香　枸櫞皮各四錢

砂糖二十四錢

右搗羅爲散冷水送下

又方

地黄十六錢　亞臘必藥埒八錢

右水煎去滓取百六十四錢和沃君栗曠吉栗末四錢飲下

治消渴和胃氣去酸液

沃君栗曠吉栗八錢　鐵粉四錢　肉豆蔻二錢

右爲散白湯送下

又方

蘆薈　沒藥　鐵粉各四錢　洎夫藍

龍腦各一錢

右爲散入壺內投燒酒九十六錢固封置溫處引出藥氣去淬飲下

又方

枸櫞汁三十二錢　砂糖十二錢

右以文火煎熬作舍利別白湯送下

又方

肉桂露水　薄荷露水各三十二錢　枸櫞汁八錢

香橙皮舍利別六錢　乳香四錢爲末

膽礬精十滴

右攪匀飲下

又方

月季花舍利別　薄荷露水各八錢　枸櫞舍利別

榅桲舍利別各四錢　香橙皮公設律弗三錢

益智二錢爲末

右攪和飲下

又方

枸櫞粗剉水煮候熟杵搗如泥百四十錢和月季花露水十錢砂糖二千錢飲下

又方

枸櫞自然汁十二錢　肉桂露水八錢

覆盆子舍利別六錢　新汲水六十四錢

右攪勻和砂糖二十四錢飲下

嘔吐　惡心　吃逆　吐糞

嘔吐之證有自發者有來發者其所因胃及食管之支別細絡失下行之度爲繚戾牽引故也甚則至腹筋膈膜筋及諸支別亦爲繚戾爲牽引吐逆飲食亂糜液粘液膽汁酸汁也

嘔吐自發者大下利則必止

肩胛疼痛者吐膽汁則其痛隨而退散

不雜諸物唯吐單物者惡候也若無吃逆搐搦者尤爲惡候

吐物純清無雜鉛色帶惡臭者死候也

吐物雜諸色者惡候也

熱病初起吐膽汁雜粘液者吉兆也又吐黑膽汁者死候也

耳聾之人吐黑膽汁則不日復故之兆也

向食惡心膨脹食已即吐者粘液填滿胃中之候也

吐物其色赤兼疼痛者將至危急之候也

嘔吐惡心目發昏花且聲音異常者不日發腦漏之候也

吐物帶惡臭目赤如鳩眼且發搐搦者惡候也

吐膽汁綠汁黑汁口苦者膽汁失下流之度逆濫于胃中之候也

吐酸汁者因大機栗律汁腐壞而來

嘔吐喉中時作聲者由風氣而來

貪喫飲食即吐者由胃氣衰弱而來

外傷發嘔吐者惡候也

劍傷頭腦則必吐膽汁發熱

惡心不能聽者發耳後腫之候也

姙娠之初必發惡心嘔吐

婦人非姙數日吐膽汁者圓蚘巢結于胃之兆也

吐糞者因腸痛病及結糞或大腸損傷也

吐糞病之初雜吐膽汁粘液者死候也

冬時必勿用吐劑

胸癰經閉及子宮上逆勞瘵等必不可用吐劑反有大害

治惡心嘔吐吃逆下利去心痛強胃氣

搵桲汁　石榴汁　薔薇花露水各三十二錢

砂糖二百二十四錢

右件入沙鍋内煎熬稀稠得所下火候冷加藿香露水五十

錢攪勻再上火徐々煮作舍利別白湯送下

又方

石榴皮一味作舍利別白湯送下

治嘔吐不止

茵蔯舍利別四錢　香橙皮舍利別二錢

藿香露水三十二錢

右和勻白湯送下

由粘液風氣而發嘔吐者此方主之

藿香露水三十二錢　阿片三分

右和勻飲下

又方

藿香舍利別　黑泥灼的里亜加各二錢

肉桂露水二十錢　阿片五分

拔律殺没噆律匪坑三分

右調和白湯送下

又外用方

肉豆蔻油一錢　藿香油三分

右和勻塗心下胃上

又方

黑泥灼的里亜加二錢　赤石脂一錢爲末

藿香露水二十四錢

右攪勻攤布帛貼胃上

○嘔吐　惡心　吃逆　吐糞

又方

肉豆蔻三錢　肉桂　丁香　生姜各二錢

右爲粗末，燒酒浸置，去滓，乘温塗心下。

由胃氣衰弱，發嘔吐惡心者，此方主之。

甘松香爲末　良姜各二錢爲末　肉桂露水十六錢

生姜自然汁八錢

右和匀飲下。

治吃逆不止

茴香露水十六錢　藿香露水八錢　肉豆蔻油十滴

右攪匀飲下。

又方

婓捋筆君捋愕烈年一錢白湯送下　方見不食門

又方

藿香露水三十六錢　石榴自然汁十六錢

右攪勻飲下

又方

生姜自然汁四錢　砂糖二錢　滾湯隨宜

右和勻飲下

又方

硫黃　乳香各四錢　質汗一錢

右為末酒煮使其蒸氣透徹鼻孔

又方

土青木香一味爲末和燒酒白湯送下

吃逆因胃焮痛熱腫者此方主之

焰硝二錢　龍腦三分三厘

右爲散冷水送下又以龍腦精塗胃上

治吐糞嘔逆

黑泥灼的里亞加一錢　肉豆蔻油十滴

右和勻白湯送下

又方

藿香露水八錢　肉桂露水四錢　阿片三分

黑泥灼的里亞加一錢

右攪勻飲下

吐糞因燥屎者此方主之

鬼茉莉根 二錢　酒石鹽 三錢

右爲散白湯送下

吐糞無痛者此方主之

酸模根　精大麥 各八錢　罌粟殼 二顆

水 百三十二錢

右煎漉過去滓和白蜜十錢焰硝末三錢以水銃射腸中

治小兒嘔吐不止

肉豆蔻　丁香　沃君栗曠吉栗 各一錢

右爲散以人乳汁飲下

又方

丁香一錢　乳香五分

右爲散白湯點服又以酒煎服亦可

又方

草豆蔻　良姜各三錢　丁香二錢

泊夫藍一錢　藿香一握　茴香露水百六十四錢

右入壺內固封置溫處攪轉浮所飲下乳婦服之亦可

又方

茴香露水四十八錢　藿香露水十六錢

泊夫藍二錢燒酒浸　鹿角精十五滴

右攪勻飲下

小兒嘔吐因酸收液者此方主之

乳香一錢　赤珊瑚五分

右爲散以大麥煎汁送下

又方

藿香露水十六錢　阿片五分　葡萄酒二十滴

右和勻飲下

又方

藿香露水和洎夫藍末少許飲下

和蘭醫方纂要卷之二終

壽和樓

于時明治五壬申晚春

閲竟

石峯雲士錄